Frank Kinslow
Quantenheilung erleben

Reihe *Quantum Entrainment*®

Bücher:
- Dr. Frank Kinslow: *Quantenheilung*
- Dr. Frank Kinslow: *Quantenheilung erleben*
- Dr. Frank Kinslow: *Suche nichts – finde alles!*

Taschenkalender:
- Dr. Frank Kinslow: *Quantenheilung Taschenkalender 2011*

Audio-CDs:
- Dr. Frank Kinslow: *Quantenheilung – Das Hörbuch*
- Dr. Frank Kinslow: *Quantenheilung – Meditationen und Übungen*
- Dr. Frank Kinslow: *Quantenheilung im Alltag 1*
- Dr. Frank Kinslow: *Quantenheilung im Alltag 2*

Dr. Frank Kinslow

Quantenheilung erleben

Wie die Methode konkret funktioniert – in jeder Situation

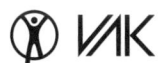

VAK Verlags GmbH
Kirchzarten bei Freiburg

Titel der amerikanischen Originalausgabe:
The Secret of Quantum Living
© Frank Kinslow, 2009

Quantum Entrainment® ist als Wortmarke international registriert.
Aus Gründen der Lesbarkeit wurde jedoch im Fließtext auf die Darstellung
des ® verzichtet.

Bibliografische Information der Deutschen Nationalbibliothek
Die Deutsche Nationalbibliothek verzeichnet diese Publikation in der
Deutschen Nationalbibliografie; detaillierte bibliografische Daten
sind im Internet über http://dnb.d-nb.de abrufbar.

VAK Verlags GmbH
Eschbachstraße 5
79199 Kirchzarten
Deutschland
www.vakverlag.de

5. Auflage: 2010
© VAK Verlags GmbH, Kirchzarten bei Freiburg 2010
Illustrationen: Martina Kinslow
Übersetzung: Isolde Seidel
Lektorat: Norbert Gehlen
Layout: Karl-Heinz Mundinger, VAK
Umschlag: Andrea Barth, Agentur Guter Punkt, München
Gesamtherstellung: Friedrich Pustet KG, Regensburg
Printed in Germany
ISBN: 978-3-86731-058-1

Inhaltsverzeichnis

Vorbemerkungen des Verlags

Dieses Buch dient der Information über eine Methode der Selbsthilfe und Bewusstseinsentwicklung. Wer sie anwendet, tut dies in eigener Verantwortung. Autor und Verlag beabsichtigen nicht, Diagnosen zu stellen oder Therapieempfehlungen zu geben. Die hier vorgestellten Verfahren sind nicht als Ersatz für professionelle Behandlung bei ernsthaften Beschwerden zu verstehen.

Den Begriff „Quantenheilung" verstehen wir als vereinfachende Übersetzung der vom Autor geprägten Bezeichnung *Quantum Entrainment®* (QE). Wörtlich übersetzt heißt QE so viel wie: Sicheinstimmen auf oder Sicheinklinken in die Quantenebene oder in die unserer Welt zugrunde liegende „implizite Ordnung". *Quantum Entrainment®* ist als Wortmarke international registriert und dient auch als Reihentitel für die Veröffentlichungen von Dr. Frank Kinslow bei VAK.

In der Reihe *Quantum Entrainment®* sind auch die Bücher *Quantenheilung* und *Suche nichts – finde alles!* erschienen. Jedes Buch ist eigenständig und kann ohne Kenntnis der anderen gelesen und verstanden werden. Sie haben unterschiedliche Schwerpunkte, kreisen aber alle um die gleiche Thematik. Leserinnen und Lesern der anderen Bücher wird im vorliegenden Buch daher neben vielem Neuen einiges bereits Bekannte begegnen, weil die grundsätzlichen Ideen und Aussagen des Autors in *jedem* seiner Bücher zum Ausdruck kommen sollen.

Für meine Mutter, meine lebenslange Freundin

Für meine Frau Martina, Inbegriff der Unbefangenheit
und Quelle des Funkelns in meinen Augen

Und für Alfred Schatz und Beate Walter
mit Dank für ihre Beratung, ihre Unterstützung
und vor allem für ihre Freundschaft

Im Gedenken an
Maharishi (mit Dank für seine Lehren)
und Jimmy, einen guten Freund

Vorwort

Vor nunmehr zwei Jahren habe ich Quantum Entrainment (QE) entwickelt, dieses außergewöhnliche Verfahren zur „Selbst-Erkundung", das viele Fallgruben auf dem Weg der inneren Entwicklung umgeht, indem es alles Erschaffene – Greifbares und Mentales – auf seinen Grundbaustein reduziert: auf das, was ich als „reines Gewahrsein" oder „reine Bewusstheit" bezeichne. Anfangs konzentrierte ich mich auf die beachtlichen Heilwirkungen, die wir Menschen vollbringen können (aber doch selten umsetzen), und zwar nur durch eine subtile Verlagerung der Wahrnehmung. Ich schrieb das Buch *Quantenheilung*, damit alle Menschen, die das wollten, lernen konnten, mit QE zu heilen. Seit dem Erscheinen dieses Buches haben viele Menschen weltweit allein durch seine Lektüre von den Freuden erfahren (und sie selbst erlebt), die das Heilen mit QE bereitet. Ich bin überwältigt von der Begeisterung und den erstaunlichen Geschichten über Heilerfahrungen, die mir die Menschen mitgeteilt haben.

Das nun hier vorliegende Buch wollte ich nicht zu einem Aufguss oder einer bloßen Erweiterung dessen machen, was Sie bereits wissen. Ich möchte, dass dieses Buch Ihnen etwas Neues und Wichtiges enthüllt und Ihr Leben umfassender und tiefgehender bereichert. Als ich zu schreiben begann, war ich mir nicht sicher, ob ich Ihnen, liebe Leserinnen und Leser, die Feinheiten von Quantum Entrainment mithilfe des geschriebenen Wortes vermitteln könnte. Wie sich herausgestellt hat, waren diese Bedenken völlig unbegründet. Die ersten Reaktionen von Menschen, die das Buch vorab gelesen haben und den hier vorgestellten verbesserten Quantum-Entrainment-Prozess praktizieren, haben meine Erwartungen bei Weitem übertroffen. Sowohl erfahrene QE-Anwender als auch Leser, denen der

QE-Prozess ganz neu war, stellten fest: Durch das Lesen von *Quantenheilung erleben* fühlten sie sich ermuntert, an ihr Leben grundlegend anders heranzugehen. Ihrem Empfinden nach war in ihrem Bewusstsein eine neue, solide Grundlage entstanden, die zu weniger Konflikten und mehr Vertrauen führte, zu weniger Disharmonie und mehr Frieden, zu weniger Kontrollbedürfnis und zu mehr Wertschätzung dem Leben gegenüber, so, wie es ist. Kurz gesagt konnten sie beobachten, wie die Hindernisse aus ihrem Leben wichen und eine tiefe innere Güte erkennen ließen, das Erstrahlen ihres Selbst.

In diesem Buch erfahren Sie, wie Sie QE auf zentrale Bereiche Ihres Lebens anwenden können, etwa bei Geldsorgen, für die Überwindung von Ärger und ähnlichen Emotionen, für Verbesserungen bei Beziehungen, Sex, Essen, Schlafen, Reisen, Sport und anderem. Wir gehen in diesem Buch zwar auch auf das Heilen ein, doch wenn Sie sich dafür interessieren, die Kunst des raschen Heilens mit Quantum Entrainment zu erlernen, dann ist das Buch *Quantenheilung* dafür immer noch am besten geeignet.

Das vorliegende Buch ist in zwei große Abschnitte unterteilt, danach folgen zwei Anhänge und die Begriffserklärungen. Anhang A beantwortet Fragen, mit denen sich Leser aus aller Welt an mich wandten. Diese Fragen und meine Antworten werden Ihnen hilfreich sein, sobald Sie beginnen, QE in Ihren Alltag zu integrieren. Anhang B ist autobiografisch geprägt und erzählt, wie Quantum Entrainment entwickelt wurde. Ich würde nicht über mich selbst schreiben, wenn diese Geschichte die Leser nicht irgendwie bereichern könnte. Und ich wurde so oft gefragt, wie ich dazu kam, QE zu entwickeln, dass ich mich entschieden habe, diese Frage hier ein für alle Mal zu beantworten.

Nach meinem Empfinden ist das Verzeichnis der Begriffserklärungen von besonderem Wert. Viele Begriffe, die ich verwende, werden auch sonst häufig verwendet, doch nur selten definiert ein Autor, wie er sie benutzt. Sie können von vornherein viel Verwirrung vermeiden, wenn Sie sich ein paar Minuten Zeit nehmen und sich durchlesen, wie ich diese Wörter und Wendungen definiere. Ich bemühe mich zwar, neue Begriffe im Text des Buches immer zu definieren, doch ich lege Ihnen ans Herz, das Verzeichnis der Begriffserklärungen immer wieder heranzuziehen, bis Ihnen die Definitionen ganz vertraut sind.

In **Abschnitt I** dieses Buches stelle ich Ihnen eine Reihe einfacher und wirkungsvoller Übungen vor, die aufeinander aufbauen und in *dem* Prozess oder Verfahren gipfeln, den ich als reines Quantum Entrainment bezeichne [engl.: *pure Quantum Entrainment*]. Deshalb empfehle ich Ihnen, Abschnitt I von Anfang bis Ende zu lesen, ohne etwas zu überspringen. Denjenigen von Ihnen, die das Buch *Quantenheilung* gelesen haben, wird der Stoff teilweise vertraut sein; er hat aber in *jedem* Fall seinen Wert: Erstens müssen *neue* Leser diese Inhalte kennen, um das Quantum-Entrainment-Verfahren leichter lernen und wirksamer anwenden zu können. Und zweitens ist es eine ausgezeichnete Wiederholung für diejenigen unter Ihnen, die QE bereits praktizieren. Dieser „Rückblick" verschafft auch erfahrenen QE-Anwendern die notwendige Grundlage, um das „reine Quantum Entrainment" zu erlernen – das neue Verfahren, das ich in diesem Buch erstmals in dieser verfeinerten Form vorstelle. Dieses reine Quantum Entrainment regt Ihre Wahrnehmung dazu an, über die selbst gesetzten Grenzen hinauszugehen und QE bruchlos im Alltagsleben zum Ausdruck zu bringen. Abschnitt I bietet außerdem neue Einblicke *in* und Erklärungen *für* die inneren Wirkungszusammenhänge des Quantum-Entrainment-Prozesses, die auch bereits geübte Anwender in ihrer Entwicklung unterstützen und, so glaube ich, faszinieren werden. Den Lesern, die zum ersten Mal mit dieser einfachen und erfolgreichen Philosophie in Berührung kommen ..., nun, ich glaube, Ihnen steht ein besonderes Vergnügen bevor: In diesem ersten Abschnitt werden Sie die Rolle des sogenannten „Eu-Gefühls" sowie seine Beziehung zur „reinen

Bewusstheit" erkunden. [Siehe Verzeichnis der Begriffserklärungen. „Eu-Gefühl" = engl. *Eufeeling*. Die Vorsilbe „eu-" stammt aus dem Griechischen und bedeutet „gut". Anm. d. Verlags] Sie erfahren etwas über den inneren und den äußeren Weg zum Glück und wir sprechen darüber, wonach es Ausschau zu halten gilt, wenn sich Ihre Wahrnehmung immer weiter in Richtung „Erleuchtung" verfeinert; denn Quantum Entrainment löst sehr rasch höhere Bewusstseinszustände aus.

In **Abschnitt II** erfahren Sie, wie Sie im Alltag anwenden können, was Sie im ersten Teil gelernt haben. Dort testen Sie QE auf seinen praktischen Nutzen hin. Dieser Abschnitt liefert die Grundlage für ein Leben in reiner Bewusstheit und stellt die faszinierende Möglichkeit vor, festzustellen und zu erleben, dass sich der Frieden und die Glückseligkeit *Ihres* Eu-Gefühls widerspiegeln in den Menschen, Gegenständen und Ereignissen, die Ihren Alltag ausmachen. Wer Quantum Entrainment „er-lebt", der entdeckt, wie auch das banale Alltagsleben von einem Gefühl der Ehrfurcht und der ruhigen Erwartung durchdrungen wird.

Ich bin voller Enthusiasmus, wenn ich daran denke, welche Wirkung dieses Buch auf Ihr Leben und auf unsere Welt haben kann. QE öffnet unser Alltagsbewusstsein in außergewöhnlicher und wirkungsvoller Weise für unser inneres Selbst. Durch dieses Öffnen werden wir zurückversetzt in die Kindheit mit ihrer Frische und Neuheit und wir sehen mit staunendem Blick die gewöhnliche Schönheit, die unser Leben durchdringt. Unsere Welt lebte bisher gleichsam überschattet von einer gewissen Verdunklung der Seele. Wir haben in diese Dunkelheit hinausgestarrt, auf der Suche nach einer Lösung, doch die Antworten sind in der anderen Richtung zu finden: in Richtung Licht des Selbst. Mit dem Aufschlagen dieses Buches haben Sie ein weiteres Licht entzündet, das diese Dunkelheit erhellt.

Sarasota (Florida), im Oktober 2009   Frank Kinslow

Abschnitt I

Quantum Entrainment (QE) – Grundlagen, Techniken, Wirkungen

1. Wunder erleben – mit QE

„Erwartung ist die Atmosphäre für Wunder."
Edwin Louis Cole

„Subjekt und Objekt sind nur eines.
Man kann nicht sagen, die Schranke zwischen ihnen
sei unter dem Ansturm neuester physikalischer
Erfahrungen ausgefallen; denn diese
Schranke gibt es überhaupt nicht."

Erwin Schrödinger
[in: *Geist und Materie*, 1986, S. 75]

Zum Einstieg probieren Sie einmal Folgendes: Legen Sie Ihre Zeigefingerspitze vorsichtig in die Mitte Ihrer Stirn. Achten Sie nun genau darauf, was Sie dort wahrnehmen. Wie fühlt sich Ihr Finger an Ihrer Stirn an? Wie fühlt sich Ihre Stirn an Ihrem Finger an? Ist Ihre Stirn warm oder kalt? Ist Ihre Haut trocken oder fettig? Spüren Sie einen Puls im Finger? Auf Ihrer Stirn? Achten Sie ruhig, aber sehr genau darauf, was an der Stelle stattfindet, an der Finger und Stirn einander berühren. Machen Sie das 30 Sekunden lang …

Und nun, wie fühlen Sie sich jetzt? Ist Ihr Körper etwas entspannter? Ist Ihr Geist ein wenig ruhiger? Gewiss ist Ihr Geist zentrierter, weniger zerstreut, oder nicht? Bevor Sie diesen ersten Absatz des Kapitels gelesen hatten, wanderten Ihre

Gedanken stärker umher? Vielleicht haben Sie darüber nachgedacht, was Sie wohl in diesem Buch lernen würden? Oder Sie haben an das Essen gedacht, das Sie vorhin zu sich nahmen oder demnächst essen werden, oder an eine frühere Unterhaltung mit einem Freund oder darüber, was Sie für Ihre bevorstehende Reise vorbereiten müssen … Doch während dieser einfachen Übung war Ihr Geist einfach nur präsent. Ihre Bewusstheit war einfach und unmittelbar. Und als Folge davon entspannte sich Ihr Körper und Ihr Denken wurde ruhiger. Wieso das? Wie kann eine leichte Verlagerung des Bewusstseins so rasche und positive Veränderungen in Körper und Geist auslösen?

Ich bin froh, dass Sie nachfragen. Folgen Sie mir durch die Seiten dieses einfachen, aber tiefsinnigen Buches, dann erfahren Sie, wie Sie mit der Kraft der Bewusstheit Ihr Leben in jeder Hinsicht verändern können. Sie haben richtig gelesen – ich meine *jeden* Lebensbereich: Gesundheit, Finanzen, Liebesleben, Arbeit und Spiritualität …, alles wird lebendiger und erfüllter; Sie müssen dafür nur lernen, sich in den Zustand reinen Gewahrseins zu versetzen. Und das ist eigentlich das Leichteste überhaupt.

Indem Sie lernen, auf die richtige Art und Weise gewahr zu sein, können Sie körperliche Beschwerden lindern (etwa ein verstauchtes Knie, Kopfschmerzen, Verdauungsstörungen oder Gelenkschmerzen); damit können Sie emotionale Themen entschärfen, etwa Eifersucht, Trauer, Besorgtheit oder Angst; und Sie bekommen Ihre Finanzen unter Kontrolle, verbessern Ihre Beziehungen, ja, sogar Ihr Liebesleben. Die Methode, die ich Ihnen vorstelle, ist einfach, wissenschaftlich begründet, leicht zu lernen und sofort wirksam. Sie brauchen nicht in Meditationshaltung dazusitzen, nicht den Körper in unbequeme Stellungen zu verrenken oder Ihren Atem gewaltsam an irgendetwas anzupassen. Sie brauchen keiner Gruppe beizutreten oder Gebühren zu bezahlen. Ja, Sie brauchen nicht einmal daran zu glauben, dass die Methode funktioniert. Sie wirkt jenseits von Überzeugungen. (Ja, sie funktioniert sogar bei Haustieren.) Ich nenne sie *Quantum Entrainment* – sie öffnet bei Menschen auf der ganzen Welt Herz und Geist für die harmonisierende Kraft reinen Gewahrseins.

Habe ich Ihre Aufmerksamkeit geweckt? Habe ich Sie dazu gebracht, dass Sie Ihren Kaffee oder Tee kalt werden ließen, während Sie dies hier lasen? – Gut so! *Aufmerksamkeit* ist alles, was Sie brauchen, damit Quantum Entrainment (abgekürzt: QE) wirkt. Das ist schon alles! So einfach ist es. Ich werde Ihnen zeigen, wie Sie sich von Ihrem mit Gedanken vollgestopften Verstand, der Sie in vielerlei Richtungen zerrt, lösen können und in die ruhigen Gefilde reiner Bewusstheit gelangen, wo Sie die Freiheit von mentalem Chaos und emotionaler „Ver-rückt-heit" am eigenen Leib erleben. In der *Bhagavad-Ghita* ist das sinngemäß so ausgedrückt: „Nur ein *wenig* reines Gewahrsein genügt, um der Seele eine *große* Angst zu nehmen." Diese alte Weisheit haben Sie hier und jetzt zur Hand, auf den Seiten dieses Buches.

Jetzt habe ich einige kühne Behauptungen aufgestellt und das würde ich nicht tun, wenn ich sie nicht mit beweiskräftigen Aktivitäten untermauern könnte. Ich glaube, ich habe Ihnen jetzt erst mal genug erzählt. Ich möchte gerne, dass Sie die erstaunliche Wirkung selbst erleben, die konzentrierte reine Bewusstheit auf Ihren Körper ausüben kann. Folgen Sie den Schritten der nachstehenden Übung und Sie werden staunen, was Sie schon können ... Und das ist erst der Anfang!

Übung: Finger wachsen lassen

Halten Sie eine Hand vor sich hin, die Handfläche zu Ihnen gewandt, und suchen Sie nach der obersten Querfalte, die an der Handwurzel waagerecht über Ihr Handgelenk verläuft. Finden Sie die gleiche Querfalte an der anderen Hand. Führen Sie nun Ihre beiden Handgelenke zusammen, sodass die beiden Querfalten genau auf gleicher Höhe und aufeinanderliegen. Bringen Sie dann auch Ihre Handflächen und Finger zusammen. Ihre Hände sollten jetzt wie zum Gebet aneinanderliegen.

Schauen Sie auf Ihre beiden Mittelfinger, die einander berühren: Sie sind entweder gleich lang oder einer ist etwas kürzer. Konzentrieren Sie sich für diese Übung auf den kürzeren Finger. Sind sie gleich lang, dann suchen Sie sich einfach einen von beiden aus.

Nehmen Sie nun Ihre Hände wieder auseinander und legen Sie sie auf einen Tisch oder in Ihren Schoß. Schauen Sie den Mittelfinger an, den Sie für diese Übung ausgesucht haben, und denken Sie *einmal*: „Dieser Finger wird länger." Bewegen Sie den Finger nicht. Werden Sie sich seiner nur sehr bewusst. Konzentrieren Sie sich eine Minute lang auf ihn. Sie brauchen ihm nicht noch einmal mitzuteilen, er solle wachsen. *Einmal* genügt. Sorgen Sie nur dafür, dass er hat, was er braucht, um die Veränderung zu vollziehen: *konzentrierte Bewusstheit*. Dieser eine Finger bekommt eine ganze Minute lang Ihre ungeteilte Aufmerksamkeit. Das ist alles!

Messen Sie nach dieser Minute erneut die Länge Ihrer Finger, mithilfe der Querfalten an den Handgelenken, wie vorhin. Und siehe da, Ihr Finger ist länger geworden! Ist das nicht erstaunlich? Es ist wie ein kleines Wunder. Doch der heilige Augustinus lehrte: „Wunder geschehen nicht im Widerspruch zur Natur, sondern nur im Widerspruch zu dem, was wir über die Natur *wissen*." Gewöhnen Sie sich also daran: Sie werden jeden Tag kleine „Wunder" bewirken, sobald Sie das Geheimnis der Bewusstheit kennen.

Vor der Übung „Finger wachsen lassen" haben Sie sich selbst gesagt, was Ihrem Wunsch nach passieren sollte, nicht wahr? Sie hatten einen einzigen Gedanken: „Dieser Finger wird länger." Und das ist dann ohne weiteres mentales oder körperliches Zutun Ihrerseits geschehen. Die einzige Zutat, die Sie hinzufügten, war Bewusstheit. Und das ist alles, was wir brauchen, um solche Dinge zu bewirken. Ich weiß, das ist kaum zu glauben, aber es ist wahr; und Sie werden es sich selbst beweisen, wenn Sie dieses Buch zu Ende gelesen haben. Bewusstheit ist der „Urbeweger" von allem, was wir kennen, sehen und fühlen; und sobald Sie dieser Bewusstheit gewahr sind, wird Ihr Leben mühelos dahinfließen wie ein Fluss, der sich mit dem Meer aller Möglichkeiten vereinigt.

Denken Sie noch einmal an den Moment zurück, als Sie sahen, dass Ihr Finger länger geworden war. Was haben Sie in genau diesem Augenblick empfunden? Waren Sie überrascht, verspürten Sie ein Gefühl der Ehrfurcht und des Staunens? So wirkt ein Wunder auf uns, nicht wahr? Es weckt uns aus unserem Schlafwandeln. Einen Augenblick lang sind wir bewegt, aufgeregt und inspiriert. Wäre es nicht ein Wunder, wenn wir unser Leben in *ständigem* Staunen leben könnten, wie ein unbefangenes Kind, das die Welt mit weit offenen Augen erkundet? Na, raten Sie mal, worauf ich hinaus will: Das *können* wir! Albert Einstein wusste um dieses Geheimnis, als er uns empfahl: „Es gibt nur zwei Möglichkeiten, sein Leben zu leben:

Entweder man tut so, als wäre *nichts* ein Wunder, oder man tut so, als wäre *alles* ein Wunder."

Lassen Sie mich noch einen Moment über das Gefühl des Staunens sprechen, denn es ist ein sehr wichtiger Mosaikstein im Liebes- und Lebensrätsel. Dieses Gefühl des Staunens oder der Ehrfurcht bezeichne ich als „Eu-Gefühl". Ein Eu-Gefühl beweist, dass wir in die Gewässer absoluten, reinen Gewahrseins eingetaucht und nach unserem Bad in diesem belebenden und harmonisierenden Element ihm wieder entstiegen sind. Das Eu-Gefühl spielt eine entscheidende Rolle in dem Prozess, in dem Sie lernen, Ihr Leben zu meistern, *ohne* etwas zu tun. Das Eu-Gefühl fühlt sich immer gut an; machen Sie sich also mit der Vorstellung vertraut, Ihr Leben mit immer mehr Frieden, Liebe und Freude „anzufüllen". Etwas weiter unten werden wir mehr Zeit darauf verwenden, das Eu-Gefühl zu erleben und zu verstehen. Wenn Sie die einfachen Anweisungen dieses Buches befolgen, bekommen Sie die Einsicht und die Instrumente, die Ihnen ermöglichen, das Leben Ihrer Familienangehörigen und Freunde, ja sogar das von Fremden zu verwandeln. Innerhalb von Sekunden können Sie andere tief und nachhaltig berühren. Und jedes Mal, wenn Sie das machen, werden Sie auch sich selbst verwandeln. Es kann gar nicht anders sein.

Das ist mein Versprechen: Lernen Sie den Quantum-Entrainment-Prozess, führen Sie ihn durch, wie hier (weiter unten) beschrieben, und schon bald werden Sie feststellen, dass sich in allen Lebensbereichen bemerkenswerte Veränderungen vollziehen. Manche davon werden Sie erwarten, doch die meisten kommen unerwartet – unverhoffte Geschenke. Sie werden freudig überrascht sein und besänftigt durch Ihren eigenen inneren Frieden. Alles in Ihrem Leben wird noch genauso sein wie vorher und doch irgendwie freundlicher und mehr unterstützend, nährend. Ihre Freunde werden vielleicht anmerken, Sie seien anders, präsenter, großzügiger. Den Problemen, den Hochs und Tiefs, die Ihr bisheriges Leben begleitet und bestimmt haben, begegnen Sie mit innerer Akzeptanz; deshalb können sie leicht und ohne Widerstand hinein- und wieder hinausfließen. Innerer Frieden ist die Regel, nicht eine fieberhaft gesuchte und selten erlebte Ausnahme. Ihr Innenleben wird sich merklich verändern, während Sie sich äußerlich überhaupt nicht zu ändern scheinen, außer vielleicht, dass Ihre Schultern entspannter sind, dass Ihr Gang Selbstsicherheit und Ungezwungenheit ausstrahlt und, am auffälligsten, dass Ihre Augen spitzbübisch funkeln. In gar nicht so ferner Zeit werden Sie dann auf Ihr Leben zurückblicken und bei sich denken:

„*Ich* bin das Wunder."

2. Frieden, Glück und Erfüllung finden – mit QE

„Zeitmangel ist der schlimmste Mangel unserer Zeit."

Fred Polak

„Tausende von Kerzen kann man vom Licht einer Kerze entzünden, ohne dass ihr Leben kürzer wird. Freude nimmt nicht ab, wenn sie geteilt wird."

Buddha

Wenn Sie zehn Leute fragen, was es bedeutet, im „Jetzt" zu leben, werden Sie zehn verschiedene Antworten bekommen. Wie beim Wetter scheint zwar jeder darüber zu reden, aber niemand scheint viel dafür zu tun. Vielleicht liegt das daran, dass sich viele von uns gar nicht sicher sind, was „im Jetzt leben" bedeutet oder welchen Vorteil wir möglicherweise davon haben.

Auf den ersten Blick sieht es so aus, als sei es die einfachste Übung überhaupt, das „Jetzt" zu definieren, doch als so leicht hat sich das noch nicht erwiesen. Sie mögen sagen: „Jetzt ist jetzt." Und dabei belassen Sie es. Dann würden Sie zu den Cleveren gehören. Selbst wenn man nur ein wenig an der Oberfläche der Frage kratzt: „Was ist das Jetzt?", kommt ein Wirrwarr rationaler, aber widerspenstiger Gedankenwürmer zutage, die Wissenschaftler und Philosophen gleichermaßen verwirren. Ja, die Suche nach dem Gewahrsein des gegenwärtigen

Momentes und nach dem imaginären inneren Frieden, den dieses Gewahrsein, wie es heißt, mit sich bringen soll, stellt die Menschheit vor ein Rätsel, und zwar schon seit der Urzeit, als der erste Funke eines Bewusstseins ihrer selbst in den Augen der Menschen aufleuchtete.

Unser gesamter Organismus aus Körper und Geist entwickelte sich im Zusammenhang mit vorübergehenden Stressoren wie etwa unerwartet schlechtes Wetter, kleinere Auseinandersetzungen mit benachbarten Stämmen und gelegentliches Hochklettern auf einen hohen Baum, um nicht von einem Säbelzahntiger aufgespießt zu werden … Die Jäger und Sammler der Frühzeit arbeiteten nur drei bis vier Tage pro Woche, um sich das Lebensnotwendige zu beschaffen. Eingebettet zwischen stressigen Ereignissen lagen Tage des Ruhens und Zusammenseins mit Sippenmitgliedern, gemütliche Spaziergänge am See und Stunden, in denen sie nur dalagen und den Wolken zuschauten.

Wenn wir *ein einzelnes Wort* auswählen sollten, das das Leben der Menschen von heute definiert, dann wäre es das Wort *hektisch*. Wann seit Beginn der Geschichtsschreibung haben wir je zu derart unablässiger Aktivität geneigt? Wir treiben uns selbst buchstäblich in den Wahnsinn. Sechzig oder siebzig Jahre reichen nicht dazu aus, dass sich unsere Nerven, unsere Knochen und unser Gehirn an die gesteigerte Aktivität und den Stress anpassen, die das moderne Leben uns auferlegen. Unser Körper und unser Geist haben nicht über Generationen hinweg die Entwicklung durchgemacht, die nötig gewesen wäre, um uns auf den „Angriff" vorzubereiten, den das Leben im 21. Jahrhundert darstellt. Sie sind für ein friedlicheres, kontemplatives Leben geschaffen.

Dieser kontemplative Wesenszug, der schon in unseren frühesten Vorfahren angelegt war, ist genetisch in all unseren Zellen kodiert und wartet geduldig darauf, dass wir ihn wiederentdecken. Er ist eine präsente, aber zarte Stimme, die gegen das stetig zunehmende Rattern des modernen Wahnsinns dagegenhält. Wenn Sie sich einen Moment Zeit nehmen, um hinzuhören, können Sie die Stimme ruhig bitten hören: „Mach langsam, genieße! Lass die Welt einfach ein paar Minuten an dir vorüberziehen." Diese Stimme können Sie hören; sie hallt nicht in der Vergangenheit wider und spiegelt sich auch nicht in den Hoffnungen für und den Ängsten um unsere eingebildete Zukunft, sondern Sie hören sie genau jetzt. Und sie bringt uns zurück ins Jetzt.

Wir empfinden es als Zeitverschwendung, wenn wir uns Zeit nehmen, nichts zu tun. Dieses Problem ist keine Frage der Quantität, also der Dauer, sondern der Qualität. Indem wir uns nach innen wenden, verjüngen wir Geist und Körper auf eine Art, die beide mit der äußeren Welt in Einklang bringt. Sich Zeit zu nehmen für Tagträume oder zum Meditieren, das macht die „verlorene" Zeit mehr als wett – und zwar in Form von erneuerter Energie und Kreativität.

Die Alltagsaktivitäten sind unvermeidlich, und wenngleich der Rückzug aus der Welt in die Meditation uns sicher Vorteile bringt, entgeht uns damit doch eine umfassendere Wahrheit: Wir sind fälschlicherweise davon ausgegangen, dass wir nicht gleichzeitig aktiv und still sein können. Wie sich aber herausstellt, können wir uns sowohl aktiv nach außen wenden als auch gleichzeitig innerlich in Ruhe sein. Ja, Sie können „auf zwei Hochzeiten tanzen". Kraft Ihres Menschseins können Sie sich tatsächlich „unterwegs" regenerieren oder einen Zustand erholsamen inneren Friedens aufrechterhalten, *während* Sie Ihren Alltagsaktivitäten nachgehen.

Stellen Sie sich einen Mann vor, der auf dem Rücken liegt und zu den Sternen hinaufschaut. Er liegt schon lange so da und sein Geist ist frei von dem Strandgut, das den meisten von uns die meiste Zeit durch den Kopf geht. Sein Geist gleicht der stillen Leere des Raumes. Es ist nicht der Geist eines Geschäftsmanns oder Fabrikarbeiters. Dieser Mann könnte keine Tür aufmachen, keine Suppe mit einem Löffel essen oder einen höflichen Gruß über die Lippen bringen. Und dennoch ist er voller Gewahrsein und von einem Vertrauen und einer Ruhe erfüllt, die bisher Heiligen und bedeutenden spirituellen Lehrern vorbehalten zu sein schien.

Dieser Mann starb vor Urzeiten, in Tierhäute gehüllt und betrauert von einer Handvoll anderen, ihm ähnlichen Stammesangehörigen. Sein kontemplatives Leben stand in krassem Gegensatz zum Leben des heutigen Menschen, dessen Gedanken ein Knäuel sich windender Schlangen widerspiegeln statt die Bewegung der Sterne. Die Synapsen, also die Gehirnverbindungen des *heutigen* Zeitgenossen feuern leidenschaftlich vom ersten Aufflackern seines Bewusstseins am Morgen bis zu seinen letzten Gedanken am Abend, wenn die willkommene Stille des Schlafes ihn dem Alltag entrückt und auf den Ansturm des kommenden Tages vorbereitet.

Unser Vorfahr der Urzeit war im Wesentlichen wie wir. Bei allen praktischen Vorhaben und Zielen war er wie wir. Wenn er heute auf die Welt käme und in einer Familie der Mittelschicht aufwüchse, dann könnte man ihn meiner Meinung nach nicht aus einer Gruppe seiner heutigen Cousins herauspicken. Doch das Problem ist Folgendes: Die Kräfte, die sein großes Gehirn und seinen aufrechten Körper formten, sind nicht die, die der Mensch von heute kennt; nicht im Entferntesten. Unser Körper und Geist, die beide vor der „Erfindung" der Zeit entstanden, sind heute fremden Kräften ausgesetzt, die die alten Völker nicht kannten. Umweltverschmutzung, Stress am Arbeitsplatz, viele Aufgaben, die gleichzeitig zu erledigen sind, eine steigende Scheidungsrate, die Stunden vor dem Computer und negative Nachrichten aus der ganzen Welt – alles das kannten unsere Vorfahren selbst vor hundert Jahren noch nicht.

Mit der Aussage, wir hätten eine hektische Welt erschaffen, tragen wir Eulen nach Athen. Wir werden von einem unstillbaren Drang angetrieben, jede Leere auszufüllen. Wissen ist der neue Gott. Wir haben den Eindruck, wenn wir etwas wüssten, dann würden wir es besitzen und könnten es kontrollieren. Und wenn wir etwas kontrollieren können, dann können wir das entweder dafür nutzen, unser Wissen zu erweitern und unsere Kontrolle zu erhöhen, oder dafür, uns selbst vor wirklichem oder eingebildetem Schaden zu schützen. Unser kollektives Denken lautet ungefähr so: Wenn wir unser Wissen um etwas erweitern, dann haben wir das auch besser unter Kontrolle. Wenn wir etwas besser unter Kontrolle haben, dann können wir es nutzen, um unser Wissen zu erweitern, oder wir können es beseitigen, wenn es unsere Sicherheit oder unsere unaufhörliche Wissenssuche bedroht. Erkennen Sie den subtilen Wahnsinn, der da ganz fest in unsere Denkstruktur verwoben ist?

Die Frage, die wir uns stellen sollten, lautet nicht: „Wie kann ich noch stärker kontrollieren?" Die Hauptfrage, über die jede und jeder von uns nachdenken sollte, heißt: „Wie kann ich mich von dem Kontrollbedürfnis befreien?" Warum müssen wir über das Grundbedürfnis nach Überleben und leiblichem Wohl hinaus noch mehr Geld verdienen, ein schnelleres Auto fahren oder uns gezwungen fühlen, der Kassiererin im „Mini-Markt" an der Ecke unsere Lebensgeschichte zu erzählen? Abraham Maslow würde sagen, wir hätten ein Kontrollbedürfnis, und damit hätte er recht. Doch das geht an der eigentlichen Frage vorbei, was dieses Kontrollbedürfnis verursacht.

Das Bedürfnis, zu kontrollieren, rührt von dem Gefühl her, Kontrolle sei notwendig. Das heißt, wir fühlen uns außer

Kontrolle. Das Gefühl mag uns bewusst sein oder auch nicht. Meist ist es das nicht. Doch dieses subtile, unbewusste Bedürfnis zu kontrollieren facht unsere Wünsche an, über unser bloßes Überleben und unser grundlegendes Wohlergehen hinaus. (Jetzt merke ich, dass dieses Modell eine grobe Vereinfachung der komplizierten psychischen Interaktionen darstellt, die zwischen unseren Ohren herumspringen, doch folgen Sie mir noch ein wenig und schauen wir, worauf das hinausläuft.)

Das Ego äußert sich auf eine von zwei Arten: Es kann im Ruhezustand sein, dabei fühlt es sich weit und vollständig. Diesen Zustand erleben Sie, wenn Sie lange in einen Sternenhimmel blicken oder manchmal, wenn Sie sich beim Aufwachen ganz in Ihrer Mitte fühlen – dann ist die Welt ganz in Ordnung. Die andere Ausdrucksform des Ego erleben wir in 99 Prozent der Zeit: Das ist das Ego, das sich leer fühlt und versucht, diese Leere zu füllen, indem es Dinge um sich herum ansammelt und Menschen, die ihm vorübergehend das Gefühl der Fülle vermitteln.

Das entscheidende Wort hier ist „vorübergehend". Wir scheinen das Ego nicht dauerhaft befriedigen zu können, nicht wahr? Wenn wir uns ein neues Auto kaufen, ist unser Ego nur vollkommen zufrieden, bis wir eine Delle in der Tür haben oder die erste Rate zahlen. Bei der letzten Rate können wir es schon gar nicht mehr erwarten, das Auto endlich loszuwerden und ein neues zu kaufen. Neues Auto, neue Arbeitsstelle, neue Speisen, mehr Geld, mehr Zeit, mehr Liebe … – unser Ego sucht unbarmherzig immer mehr und neue Erfahrungen in dem sinnlosen Bemühen, diese leise, zarte Stimme von irgendwo tief in uns zu übertönen, die ständig flüstert: „Noch nicht erfüllt."

Sie glauben vielleicht, das sei nicht gut, doch es *ist* gut. Dieses Gefühl der Leere ist etwas Gutes, genau wie körperlicher Schmerz etwas Gutes ist. Körperlicher Schmerz wird oft kritisiert, weil er unangenehm ist; doch wenn wir keinen Schmerz verspüren würden, wüssten wir nicht, dass etwas nicht in Ordnung ist. Stellen Sie sich vor, Sie hätten eine neurologische Ausfallserscheinung oder Sie litten unter der Erbkrankheit Anhidrose, beides Probleme, bei denen Sie keinen Schmerz spüren. (Anhidrose bezeichnet eigentlich die Unfähigkeit, zu schwitzen, die mit der Unfähigkeit, Schmerz zu spüren, einhergeht.) Dann könnten Sie nicht gefahrlos trinken oder etwas Heißes essen, und Sie wüssten auch nicht, ob Sie neben dem Bissen Steak nicht zusätzlich auf Ihrer Zunge herumkauten; Sie wüssten nicht, ob Sie von einem gemütlichen Spaziergang im Park Erfrierungen bekämen oder ob Sie bluteten, wenn Sie sich Ihren Kopf am Eckschrank anstießen. Schmerz ist ein natürliches Warnsignal, dass etwas nicht in Ordnung ist. Genauso ist es mit dem Gefühl der Leere. Es ist ein Warnhinweis, dass wir mit dem, was wir tun, nichts gegen unser Problem unternehmen.

Wir versuchen diese leise, zarte Stimme zu übertönen, die uns ständig auf vielerlei Arten daran erinnert, dass etwas fehlt. Ja, der moderne Mensch ist erstaunlich erfinderisch darin, Wege zu ersinnen, diese innere Stimme zum Schweigen zu bringen. Die Technik ist unser großartigstes Werkzeug dafür und bietet sich wunderschön für diese Lockvogeltaktik an, die wir entwickelt haben, um den Hunger nach mehr zu stillen. Der Computer, an dem ich gerade sitze, ist hierfür das perfekte Beispiel. Zweckmäßig, ja, aber – wenn mit dem Internet verbunden – auch eines der großartigsten Spielzeuge, die die Menschheit ersonnen hat. Einkaufen ist ein weiteres Beispiel. Wie viele von uns haben schon Dinge gekauft, die sie nicht wirklich brauchten?

Wir suchen uns Zerstreuungen, um unsere Aufmerksamkeit von diesem Gefühl der Leere wegzulocken, dem Gefühl der Einsamkeit und des Verlustes. Einkaufen, Essen, Extremsport, Sex, Fernsehen … – die Liste ließe sich beliebig fortführen. Wir können nicht einmal die Früchte unserer Anstrengungen genießen, denn praktisch sofort kriecht das Verlangen nach etwas Größerem oder Besserem oder nach etwas, was in rotem Glanzleder daherkommt, in unser Gehirn. Wir können die unendliche Leere niemals füllen mit unserem Versuch, sie mit Dingen, Gedanken und Emotionen zu stopfen. Das wäre so, als würden wir die rote Ölwarnlampe im Auto mit einem schwarzen Filzstift übermalen, damit wir nicht ständig an den niedrigen Ölstand erinnert werden. Damit begibt man sich nur in Richtung Schwierigkeiten und früher oder später *bekommt* man sie auch. Leere, Langeweile, Ruhelosigkeit und Besorgtheit sind, wie körperlicher Schmerz, rote Warnlampen. Sie versuchen uns mitzuteilen, dass etwas schiefläuft. Sie teilen uns mit, dass äußere Aktivitäten uns nicht zu innerem Frieden verhelfen. Wir sind immer wieder nach außen gegangen, um immer mehr zu erlangen, obwohl die Antwort in der anderen Richtung liegt.

Was ist also das Problem? Warum verspüren wir den unerbittlichen Ansporn, immer mehr zu erwerben und zu erreichen? Das Problem ist, dass wir nicht *mehr* brauchen. Wir brauchen *weniger*. Ja, wir brauchen noch weniger als weniger. Wir brauchen nichts. Ich weiß, es klingt verrückt, aber es ist wahr. Und das funktioniert so.

Aus der Quantenphysik wissen wir, dass das Leben zwei Hälften hat, das Feld der Form und Energie sowie das Nichts, aus dem alles stammt. Genau genommen hat darauf nicht die Quantenphysik als Erste hingewiesen. Spirituelle Texte wie die Veden und Upanishaden, taoistische und buddhistische Schriften und die christliche Lehre sprechen alle von der Leere, die vor der Schöpfung herrschte. Was ist daran also die große Sache? Es stellt sich heraus, dass das Nichts nicht leer ist. Halt, nicht abschalten, bleiben Sie jetzt da, hier wird es interessant! Alle „Dinge" in der Schöpfung – Sternenstaub, Antimaterie, Marienkäfer und süße Träume – existieren in der relativen Welt von Form und Energie. Das Nichts umgibt und durchdringt dieses Feld der Form. Das Nichts verfügt über alle Bausteine, um unsere kosmische Existenz mit einer unendlichen Vielfalt an Dingen zu füllen, doch als Nichts haben sie noch keine Form angenommen.

Woher wissen wir, dass das Nichts existiert? Nun, Heilige und Wissenschaftler sagen es uns gleichermaßen. David Bohm, ein Theoretiker der Quantenmechanik, den Einstein als seinen intellektuellen Sohn bezeichnete, nannte das Nichts die „implizite Ordnung". Die ersten zwei Verse der *Genesis* spiegeln es wider: „Im Anfang ... war die Welt wüst und leer." Das Echo des Nichts hallte vor über 3000 Jahren auch im ersten Vers der *Taittiriya-Upanishad* wider: „Am Anfang gab es die Welt nicht."

Doch das Nichts konnte nicht einfach so dasitzen, deshalb wurde es aktiv und widmete sich der Aufgabe des Schöpfens. Seine erste Beschäftigung war das Denken. Sein erster Gedanke bezog sich auf es selbst. Woran hätte es sonst denken sollen? Dieser erste Gedanke erschuf das Gefühl des Selbst, diese grenzenlose Essenz, die Sie als „Ich" kennen. Dann dachte das Nichts an all die netten Dinge, die es erschaffen könnte. Und da wurde das Nichts zu etwas. Die *Genesis* berichtet weiter: „Und der Geist Gottes schwebte über den Wassern. Da sprach Gott: ‚Es werde Licht!' Und es ward Licht." *Taittiriya-Upanishad* teilt uns ebenfalls mit: „Aus der Nicht-Existenz kam die Existenz. Aus sich selbst erschuf die Existenz das Selbst. Deshalb wird es ‚vom Selbst gemacht' genannt." Sie sehen, diese Vorstellung vom Nichts, das alles erschafft, gibt es schon eine ganze Weile. Und dafür gibt es einen Grund.

Wenn Sie die *Vorstellung* vom Nichts um die *Erfahrung* des Nichts ergänzen, dann übt das eine erstaunliche Wirkung auf uns aus: Es beseitigt das Leiden. Wirklich, das Nichts merzt Qual, Jammer und Not aus. Es gleicht Disharmonien aller Art aus und stärkt Körper und Geist gleichermaßen. Es ist in der Tat die Patentlösung, die bei jedem Leiden und jedem Wahnsinn der Menschheit hilft. Und zwar mühelos; es beseitigt nämlich das Bedürfnis nach Anstrengung und Kampf. Wenn sich das Ego also anschickt, in einer neuen Beziehung oder einem neuen Auto nach Erfüllung zu suchen, dann sollte es besser das Nichts mitnehmen, sonst bekommt es etwas, was es gar nicht will: Leiden.

Verrückt, nicht wahr? Wir glauben, wir müssten noch mehr Zeug um uns herum ansammeln, etwa Vermögen und Freunde, um uns erfüllt und ganz zu fühlen. Doch wie wir alle wissen, können wir alles, was wir bekommen, auch verlieren. Wir alle kennen Menschen, die ihr Vermögen und ihre Freunde verloren haben, von denen sie dachten, sie blieben ihr Leben lang bei ihnen. Dabei verursacht nicht der Verlust das Leiden. Vielmehr ist es die Angst vor dem Verlust und die Sehnsucht, dass es wieder so wird wie vorher. Die Dinge und Menschen sind nicht das Problem. Die Anhaftung des Geistes peinigt sie. Der Geist klammert sich an Dinge, weil er den Wert des Nichts nicht kennt. Wenn Sie das Nichts haben, haben Sie nichts zu verlieren. Ich glaube, diesen letzten Satz muss ich ein wenig erklären.

Lassen Sie ihn uns in Bezug auf Frieden betrachten. Wenn wir im Frieden sind, dann leiden wir nicht, stimmt's? Frieden und Angst können nicht gleichzeitig vorhanden sein. Ein ruhiger Geist kann Leiden nicht erfassen. Sie sind diametral entgegengesetzt. Frieden verscheucht Angst und Leiden nicht, er gestattet ihnen nur nicht, in dieser nährenden Atmosphäre zu existieren. Frieden ist für die Angst unfruchtbarer Boden. Es könnte uns gute Dienste leisten, den Frieden etwas besser zu verstehen, wenn wir das Leiden jemals in den Griff bekommen wollen.

Was ist Frieden? Wenn wir ihn als Ausdruck von mehr oder weniger Gedankenaktivität betrachten, dann müssen wir sagen: Frieden ist *weniger* Gedankenaktivität, oder nicht? Wenn Sie sich im Frieden fühlen, ist Ihr Geist ruhig. Stellen Sie sich vor, einen Sonnenuntergang anzuschauen oder auf einem Baumstamm im Wald zu sitzen, im Gegensatz zu einer Auseinandersetzung mit Ihrem Chef.

Selbst wenn Ihr Körper aktiv ist, können Sie im Frieden sein. Langstreckenläufer berichten oft von einem inneren Frieden, während ihr Körper Schwerstarbeit leistet. Der entscheidende Punkt ist folgender: Wahrer Frieden spiegelt sich in einem ruhigen Geist wider, egal, was der Körper gerade macht.

Wir könnten also sagen: Immer weniger Gedankenaktivität spiegelt immer mehr Frieden wider. Wenn das stimmt, könnten wir auch sagen: *Null* Aktivität oder die Abwesenheit von Aktivität spiegelt *absoluten* Frieden wider. Aktivität ist Energie und die Abwesenheit von Aktivität bedeutet null Energie. Nichtvorhandensein von Energie ist Nichts. Deshalb ist das Nichts vollkommener Frieden. Schlau, nicht wahr?

Das Ego sucht immer danach, sich etwas hinzuzufügen und seine Existenz zu erweitern. Es hat das Gefühl, mehr Bildung, eine bessere Gesundheit oder mehr Geld würden mehr Frieden und Freiheit von Angst mit sich bringen, wonach es ja sucht. Das Problem daran ist: *Indem wir Dinge hinzufügen, führen wir auch Energie zu; und die Zufuhr von Energie steht, wie wir bereits wissen, im Gegensatz zu Frieden.* Das ist ein ganz wichtiger Punkt. Wenn das Finden von Frieden ein mathematischer Vorgang wäre, dann müsste es die Subtraktion sein, nicht die Addition. Nehmen Sie sich einen Moment Zeit und denken Sie daran, Dinge aus Ihrem Leben zu „subtrahieren", zu streichen. Fühlen Sie sich nicht sogar ein wenig besorgt bei dem Gedanken, *nicht* zur Arbeit gehen zu brauchen oder *nicht* ab und zu in Urlaub zu fahren? Selbst positive Erfahrungen wie Urlaub können Stress verursachen. Wie oft sind Sie schon vom Urlaub zurückgekommen mit dem Gefühl, Sie könnten endlich ein wenig Ruhe vertragen?

Hier ist die gute Nachricht: Ich habe eine Möglichkeit entdeckt, wie Sie aktiv bleiben und gleichzeitig einen ruhigen Geist haben können. Genau wie der Läufer, dessen Körper höchst aktiv, dessen Geist aber ruhig ist. Es braucht etwas Übung, doch die Ergebnisse treten rasch ein und sind sehr ermutigend.

Sobald Sie die einfache Methode Quantum Entrainment erlernen, können Sie sich und Ihre Freunde mühelos von jedem offensichtlichen Ungleichgewicht in Ihrem Alltag heilen.

Mathematisch gesehen funktioniert Quantum Entrainment also wie eine Subtraktion. Es bietet Ihrem Geist immer weniger, bis Nichts übrig ist. Und dann – das ist das „Nette" daran – hält es Ihren Geist auf der äußerst feinen, zarten, subtilen Schöpfungsebene, auf der sich Ihr inneres Selbst befindet. Gleichzeitig gestattet QE Ihrem Geist, sanft in das geschäftige Treiben des Alltags zurückzugleiten. Dann stehen Sie buchstäblich in zwei Welten und werden von beiden versorgt. Das ist Ihr Schlüssel, um die Tür zum Frieden aufzuschließen und das Leiden auszuschalten. Sehen Sie, wie einfach das ist?

Sobald Sie diesen einfachen „Zwei-Schritt" beherrschen, können Sie Frieden und Harmonie erschaffen, wohin Sie auch gehen und was immer Sie auch tun. Sie können Ihre emotionale und körperliche Gesundheit verbessern, Ihre finanzielle Situation, Ihre persönlichen Beziehungen, sportlichen Leistungen und Ihre spirituelle Suche. Und Sie können andere bei all dem unterstützen. Klingt das nicht unglaublich? Einfach dadurch, dass Sie Nichts machen, setzen Sie heilsame Wellen der Veränderung in Gang, die nicht nur durch *Ihr* Leben plätschern, sondern durch die ganze Schöpfung. Erkennen Sie nun nach und nach die Kraft und das Potenzial dieses mühelosen Prozesses, der so „harmlos" daherkommt? (Ein weiterführender Hinweis: Es übersteigt Geist und Umfang dieses Buches, tiefer auf die faszinierende Betrachtung der Gesetze des Lebens einzugehen. Falls Sie sich für diese und andere Gedanken interessieren, dann besorgen Sie sich doch ein Exemplar meines Buches *Beyond Happiness. How You Can Fulfill Your Deepest Desire* – in deutscher Übersetzung ab Herbst 2010 bei VAK erhältlich. F. Kinslow)

Ich glaube, ich habe nun genug über Ego, Frieden und Nichts geredet. Jetzt ist es an der Zeit, Ihnen Gelegenheit zu geben, das Nichts zu erfahren, damit meine Ausführungen für Sie Sinn ergeben. Im Grunde genommen werden Sie das Nichts nicht erfahren. Denn der Geist kann das Nichts nicht direkt erfahren, er kann nur *Formen* erkennen, wie etwa Gedanken und Emotionen, und übersetzen, was die Sinne ihm aus der äußeren Welt liefern. Der Geist braucht eine gewisse Struktur, an die er sich halten kann. Das Nichts ist formlos, und wie Sie sehen werden (oder eigentlich nicht sehen werden), lässt sich das Nichts nur durch das Fehlen von Erfahrung erkennen. Legen wir also los!

3. Die reine Bewusstheit entdecken – mit QE

„... überall ist der Mittelpunkt der Welt."

Black Elk

„Niemand hat Gott gesehen und hat dabei gelebt.
Um Gott zu sehen, dürfen wir nicht existieren."
[Gemeint ist: ... nicht als „Ich" existieren.
Anm. d. Übers.]

Hazrat Inayan Khan

Haben Sie sich je gefragt, was sich am Grund Ihres Geistes befindet? Haben Sie sich je gefragt, woher Gedanken kommen? Wenn Sie die Quelle Ihrer Gedanken anzapfen könnten, würde sich dann Ihr Liebesleben verbessern, Ihre Gesundheit und Ihre Fähigkeit, zu lieben und sorgenfrei zu leben? Was liegt am Grund des Geistes? Woher kommen Ihre Gedanken und wie könnte das Wissen darum ganz praktisch Ihren Alltag beeinflussen? Nehmen wir uns ein paar Minuten Zeit, um diesen Fragen nachzugehen und zu schauen, wohin sie uns führen.

Die Quelle Ihrer Gedanken zu entdecken – so stellt sich heraus –, das wirkt sich eindeutig und überwiegend positiv aus auf Ihre persönlichen Beziehungen, Ihren finanziellen Erfolg, Ihre körperliche und emotionale Fitness und sogar auf Ihr

Liebesleben. Es geht dabei einfach darum, die Fesseln von Energie und Materie abzustreifen und zu erfahren, was sich jenseits von ihnen befindet. Alle Dinge sind Formen von Energie. Der mit den Händen zu greifende Stuhl beispielsweise, auf dem Sie vielleicht sitzen, hat genug Energie, um Ihr Hinterteil für unbegrenzte Zeit circa 50 Zentimeter über dem Boden „schwebend" zu halten. Gedanken sind *mentale* Energie, Funken der Seele, die den Geist entzünden und alles, was sie berührt.

Woher wissen wir das? Jedes erschaffene Ding – und das schließt auch Gedanken mit ein – hat zwei Merkmale: Es ist sowohl Energie als auch Form. Der Stuhl beispielsweise, auf dem Sie sitzen, ist Energie in der Form eines Stuhles. Sie wissen, dass er Energie hat, weil er Sie trägt; und Energie in dieser Form nennen wir Stuhl, darauf haben wir uns verständigt, nicht wahr? Ich meine, Sie könnten Ihren Stuhl etwa auch „Positionsunterstützung" nennen und das könnte zu allerlei interessanten Fragen führen, doch am Ende ist Ihr Stuhl immer noch eine bestimmte Energie mit einer bestimmten Form, ganz egal, wie wir ihn nennen.

Gedanken sind nicht so fest wie Stühle oder Haare oder Bären, aber sie existieren und haben deshalb Form und Energie. Und als erschaffene Dinge müssen Gedanken irgendwo herkommen. Dieses „Irgendwo" ist in Wirklichkeit nirgendwo. Das heißt, die Quelle der Gedanken ist dieselbe Quelle, aus der *alle* oben genannten Dinge stammen: Gedanken kommen aus Bohms „impliziter Ordnung", aus der „Leere", aus dem Nichts.

Ich möchte mir hier gerne eine Analogie von Maharishi Mahesh Yogi ausleihen und den Geist mit einem Teich vergleichen: Ein Gedanke wäre dann eine Luftblase, die vom Grund des Teiches aufsteigt und sich ausdehnt, bis sie an der Wasseroberfläche zerplatzt. Die Teichoberfläche gleicht der *bewussten* Ebene des Geistes, auf der wir uns der Gedanken bewusst werden. Der Teichgrund, von dem die Luftblasen aufsteigen, ist dem Nichts vergleichbar, das alle erschaffenen Dinge hervorbringt.

Wie Luftblasen, die an die Oberfläche eines Teiches aufsteigen, dehnen sich Gedanken aus, verstreuen ihre Energie und werden beim Aufsteigen schwächer. Je weiter ein Gedanke sich von seiner Quelle entfernt, desto mehr erschöpft sich seine Energie. Ein Gedanke ist Vorläufer einer Handlung. Es ist also leicht zu erkennen, dass schwache Gedanken zu schwachem und unwirksamem Handeln führen. Wenn wir das weiter verfolgen, dann sehen wir auch leicht: Wenn wir den Gedanken näher an seinem Ursprung wahrnehmen könnten, dann kämen wir in den Genuss von energiereicherem, weniger verzerrtem Denken. Davon könnten wir alle etwas brauchen.

Ich möchte Ihnen folgende Frage stellen: Sind Ihnen jemals die Gedanken ausgegangen? Ich glaube nicht. Eines können wir auf jeden Fall über Gedanken sagen: Sie sind da, von unserem ersten bis zu unserem letzten Atemzug. Wenn Gedanken Energie sind und sie uns niemals ausgehen, dann leuchtet es auch ein, dass die Quelle der Gedanken ein unerschöpflicher Energievorrat ist. Es leuchtet zudem ein, dass wir sehr davon profitieren dürften, wenn wir diese Quelle der Gedanken direkt anzapfen könnten. Ich bin sicherlich nicht der Erste, der darauf hinweist. Schon seit Urzeiten versuchen weise Männer und Frauen, unser Interesse an genau dieser Übung zu wecken. Wenn es möglich wäre, diese Quelle direkt anzuzapfen, dann würde sich jeder Lebensbereich auf wundervolle Weise transformieren. Und nun halten Sie sich gut fest – denn das ist tatsächlich möglich!

Wir könnten uns nun über abstrakte Theorien und fantastische Philosophien den Mund fusselig reden, doch das stärkte oder schwächte nur unsere Überzeugungen. *Probieren* geht über Studieren – was zählt, ist die *Erfahrung*. Meine Aufgabe sehe ich darin, Ihnen zu dieser Erfahrung zu verhelfen. Legen wir also los!

Übung: Die Gedanken anhalten

Setzen Sie sich bequem hin und schließen Sie Ihre Augen. Achten Sie jetzt auf Ihre Gedanken. Folgen Sie ihnen, wohin sie Sie auch führen. Beobachten Sie einfach, wie sie kommen und gehen. Wenn Sie Ihre Gedanken fünf oder zehn Sekunden lang beobachtet haben, stellen Sie sich folgende Frage und warten Sie dann ganz aufmerksam auf das, was unmittelbar nach der Frage passiert. Hier ist die Frage:

„Woher kommt mein nächster Gedanke?"

Was ist passiert? Gab es eine kurze Unterbrechung in Ihrem Denken, während Sie auf Ihren nächsten Gedanken gewartet haben? Haben Sie einen Freiraum, eine Art Lücke bemerkt zwischen der Frage und dem nächsten Gedanken? – Gut, lesen Sie die Anleitung noch einmal und führen Sie die Übung erneut durch. Ich warte …

Da …, ist Ihnen ein kurzes Zögern in Ihrem Denken aufgefallen, eine Pause zwischen den Gedanken? Falls Sie unmittelbar nach dem Fragen ganz aufmerksam waren, dann werden Sie sicher bemerkt haben, dass Ihr Geist darauf gewartet hat, dass etwas geschieht. Eckhart Tolle, der Autor des Buches *Jetzt! Die Kraft der Gegenwart*, sagt, das sei etwa so wie bei einer Katze, die ein Mauseloch beobachte. Sie waren hellwach und warteten, aber in dieser *Lücke* waren keine Gedanken da. Vielleicht haben Sie schon gehört, dass es üblicherweise Jahre mühsamen Übens erfordere, den Geist von Gedanken zu befreien – doch *Sie* haben es gerade in wenigen Sekunden geschafft!

Führen Sie die Übung bitte noch einmal durch. Machen Sie sie zwei bis drei Minuten lang und schließen Sie dabei Ihre Augen. Stellen Sie sich dabei ungefähr alle 15 Sekunden die ursprüngliche Frage oder ersatzweise auch eine andere, etwa: „Welche Farbe hat mein nächster Gedanke?", oder: „Wie wird mein nächster Gedanke riechen?" Die Frage selbst ist nicht wichtig, jedoch Ihre Aufmerksamkeit. Achten Sie genau auf die Lücke, wenn sie auftaucht. Suchen Sie nach ihr, wenn sie sich nicht zeigt. Ihre Aufmerksamkeit wird die Lücke offenbaren, den Raum zwischen Gedanken.

Diese Lücke ist die Quelle, der Ursprung der Gedanken! Die Lücke mag flüchtig sein, aber sie ist da. In dem Maße, wie Sie dieser „Denk-Pause" immer wieder gewahr werden, wird deren „Magie" in Ihr Leben hineinwirken.

Schließen Sie nun wieder Ihre Augen und machen Sie die Übung „Die Gedanken anhalten" nochmals zwei bis drei Minuten lang. Ich warte …

Fertig? Gut. Wie fühlen Sie sich jetzt? Spüren Sie eine gewisse Entspannung in Ihrem Körper? Sind Ihre Gedanken ruhiger? Empfinden Sie Stille oder Frieden? Wie kann das sein? Sie haben doch nur auf die Lücke zwischen Ihren Gedanken geachtet … und ganz von selbst, ohne Anstrengung Ihrerseits, hat sich Ihr Körper entspannt und Ihr Geist wurde friedvoller. So ist es, wenn Sie beginnen, auf den ruhigeren Ebenen Ihres Geistes zu leben und tätig zu sein. Körper und Geist hängen eng zusammen: Wenn der Geist aufhört, angestrengt nachzudenken, dann entspannt sich auch der Körper und ruht sich mehr aus. Sie wissen bereits, wie Sie bewirken, dass Ihr Körper verspannt und verhärtet wird, nämlich durch mentalen Stress. Eine verspannte Schulter-Nacken-Partie, Kopfschmerzen,

Verdauungsprobleme, Verstopfung, Bluthochdruck und allerlei körperliche Erkrankungen rühren von einem chaotischen,
außer Kontrolle geratenen Geist her. Nun haben Sie eben entdeckt, wie Sie das Problem mentalen, emotionalen und körperlichen Stresses in drei Minuten bekämpfen können. Beachtlich,
nicht wahr? Das ist erst die Spitze des QE-Eisbergs, doch mit
dieser einfachen Übung können Sie ein Gefühl für die Möglichkeit entwickeln, das Nichts zu erfassen.

Nun möchte ich Ihnen wieder eine Frage stellen: Als Sie die
Lücke zwischen Ihren Gedanken beobachteten, machten Sie
sich da Sorgen wegen offener Rechnungen, wegen des Abend-
essens oder ob Sie an den Geburtstag Ihrer Partnerin, Ihres
Partners denken? Natürlich nicht, Ihr Geist war ganz ruhig und
frei von Sorgen. Es ist unmöglich, des Nichts vollkommen
gewahr zu sein und gleichzeitig unter Angst, Besorgtheit, Reue,
Schuldgefühlen oder irgendwelchen anderen disharmonischen
oder destruktiven Emotionen zu leiden. Falls Sie hier nichts
anderes lernen würden als diese eindrucksvolle Lektion, dann
könnten Sie die Richtung Ihres Lebens bereits deutlich verändern, hin zu mehr Wohlstand, Kreativität und Liebe. Doch
da ist noch mehr drin, viel mehr.

Lassen Sie uns weiter untersuchen, welche Juwelen der
Wahrnehmung aus dieser erhellenden Übung noch auf uns
warten. Sagen Sie mir zunächst, was in der Lücke war. – Was
sagten Sie? Etwas lauter, bitte ... Ah, Sie sagen: „Nichts."
Das stimmt, in der Lücke war nichts. Da war keine Form, kein
Laut, keine Farbe, kein Geruch, nichts! Oder wir könnten auch
sagen: „Das Nichts war in der Lücke", und das wäre genauso
richtig. Erkennen Sie allmählich das Ausmaß dieser einfachen
Entdeckung?

Für diejenigen unter Ihnen, die bisher dachten, sie *seien*
ihre Gedanken und Emotionen, ihre Erinnerungen, Hoffnungen und Ängste: Vielleicht sind Sie da auf dem Holzweg. Gedanken und Emotionen kommen und gehen, sie sind relativ

und vorübergehend; aber *Sie* (in Ihrer Essenz) sind so viel mehr, als Ihr Geist sich jemals vorstellen kann, und Sie haben es gerade bewiesen.

In dem Moment, als Ihr Gedankenstrom zum Stillstand kam, haben Sie da aufgehört zu existieren? Sind Sie ins Koma gefallen oder wurden Sie irgendwie bewusstlos oder unbewusst? – Natürlich nicht. Sie waren immer noch da, nicht wahr? Nun, wenn Sie nicht Ihre Gedanken *sind* und wenn Sie bei Abwesenheit von Gedanken immer noch da waren, wer sind Sie dann? Die Frage erscheint doch berechtigt, oder? Wenn Sie nicht wissen, wer Sie sind, dann ist all Ihr Tun ohne Grundlage. Sie werden dann wie jemand mit Gedächtnisschwund, der versucht, sein Leben zu leben, aber nicht mehr wirklich weiß, wer er ist. Um fest im Leben zu stehen, müssen Sie wissen, wer Sie sind. Und ich garantiere Ihnen, Sie sind nicht in erster Linie eine Person mit einer Vergangenheit und einer Zukunft. Sie werden überrascht sein, wenn Sie entdecken, dass Sie in Wirklichkeit grenzenlos und *jenseits* von Zeit und Alltagsproblemen sind.

Lassen Sie uns nun genauer anschauen, *wie* Sie jenseits von Zeit und Alltag sind. In der Lücke zwischen den Gedanken war das Nichts. Aber Sie waren immer noch bei Bewusstsein. Sie haben aufgepasst, als die Gedanken erst verschwanden und dann von der Lücke ersetzt wurden. Doch *wer* hat da auf die Lücke geachtet?

Schauen wir noch einmal hin: Da war nichts, aber Sie waren immer noch gewahr. Es war nichts da außer Bewusstheit. Nicht das Bewusstsein *von etwas*, sondern *reine Bewusstheit* des Nichts. Verstehen Sie? Sehen Sie nun, in welche Richtung es geht? Wenn nichts da war außer reiner Bewusstheit, dann müssen *Sie* zwangsläufig reines Gewahrsein, reine Bewusstheit sein. Was sollten Sie sonst sein?

Wenn Ihr Bewusstsein sich mit Ihren Gedanken, Erinnerungen und Zukunftsplänen identifiziert, dann sprechen Sie vom „Ich". Bestandteile dieses „Ich" sind die angesammelten

„Dinge" Ihres Lebens. Zum „Ich" gehören Ihr Alter, Ihr Geschlecht, Ihre Neigungen und Vorlieben, Ihre Erinnerungen. Das alles macht Ihr Alltagsbewusstsein aus. Doch nichts davon existiert in dem Moment, in dem sich Ihr Bewusstsein *nach innen* wendet und die Lücke zwischen den Gedanken beobachtet. Um zu beobachten, müssen Sie gewahr sein, ja? In dem Moment also, in dem Ihr Geist abschaltete, waren Sie *dessen* gewahr, was wir das *Nichts* nennen. Doch Sie haben festgestellt, dass dieses Nichts nicht „leer" ist: Das Nichts ist erfüllt von reiner Bewusstheit. Und damit haben Sie das Rätsel gelöst, wer *Sie* sind: *Sie sind reine Bewusstheit!*

Klingt das unmöglich? Diese Tatsache lässt sich nicht bestreiten. Ihre unmittelbare Wahrnehmung hat Ihnen gezeigt, dass Sie reine Bewusstheit, reines Gewahrsein sind. Ja, so ist das: *Bevor* das „Ich" geboren und zu dem Bild zusammengebastelt wurde, in dem Sie sich selbst erkennen, war das alleinige, universelle Nichts reiner Bewusstheit. Halten Sie inne und denken Sie eine Weile über die Tiefgründigkeit dieser Erkenntnis nach. Ich warte so lange …

Flößt Ihre eigene Unermesslichkeit Ihnen Ehrfurcht ein? Bekommen Sie ein Gespür für Ihr grenzenloses, allgegenwärtiges Sein? Befreiend, nicht?

Lassen Sie uns darüber noch ein wenig nachdenken. Erinnern Sie sich an eine Zeit in Ihrer Kindheit. Halten Sie nun inne und betrachten Sie eine Zeit in Ihrer Jugend, dann eine in Ihrem jungen Erwachsenenalter und in der Gegenwart. In jeder Lebensphase hatten Sie andere Vorlieben, Wünsche und Ziele. Auch Ihr Körper, Ihr Geist und Ihre Emotionen haben sich verändert. Ja, „Nichts" blieb gleich. Was ist von der Kindheit bis ins Erwachsenenalter unverändert geblieben? Ihre Bewusstheit. In jeder Lebensphase, nein, in jeder Sekunde Ihres Lebens stand die reine Bewusstheit wie ein stiller Wächter da, ein zeitloser Zeuge, während Ihr Körper und Ihr Geist damit beschäftigt waren, das zu werden, was sie heute sind.

Durch die Übung „Die Gedanken anhalten" konnten Sie sozusagen „nach innen" gehen und Ihr Denken beobachten. Und während Sie dann warteten, „wie eine Katze vor einem Mauseloch", haben Sie auf die Lücke zwischen den Gedanken geachtet. Sie haben erkannt, dass diese Lücke reines Gewahrsein ist und dass reines Gewahrsein Ihre grenzenlose Essenz ist; die Grundlage, auf der Ihr „Ich"-Anteil beruht. Wenn Sie, als reines Gewahrsein, wirklich grenzenlos sind, dann sind Sie nicht auf Ihren Geist, auf Ihr Denken beschränkt. Sie, als reines Gewahrsein, sollten überall und immer sein, oder nicht? Wie sich zeigt, sind Sie das auch: Auf der nächsten Seite folgt eine einfache Übung, die Sie durchführen können, um Ihrem „Ich" das zu beweisen.

Übung: Von Hand zu Hand

Strecken Sie Ihre Arme seitlich aus, sodass Sie ein Kreuz darstellen. Schauen Sie auf Ihren rechten Handrücken. Nehmen Sie ungefähr drei bis fünf Sekunden lang wahr, wie er aussieht. Drehen Sie nun Ihren Kopf nach links zu Ihrem linken Handrücken.

Jetzt sagen Sie mir: Was ging Ihnen durch den Sinn, als Sie Ihren Blick von Ihrer rechten zur linken Hand wandern ließen? Nichts, nicht wahr? Und Sie waren auch nicht „unbewusst" in dieser Zeit, oder? Natürlich nicht. Zwar entstand eine Lücke in Ihrem Denken, während Ihr Blick von einer Hand zur anderen wanderte, aber Ihr Gewahrsein blieb eingeschaltet. Machen Sie es jetzt noch einmal …

Aha! Selbst wenn Ihr Verstand nach außen, auf die Welt, gerichtet ist, findet er reine Bewusstheit. Reine Bewusstheit liegt immer allem zugrunde und wartet nur darauf, entdeckt zu werden; sie wartet darauf, dass „ich" mir *deiner* bewusst werde, reine Bewusstheit.

Aber denken wir daran: Bewusstheit, Gewahrsein ist kein Gegenstand. Gewahrsein sind *Sie*, Gewahrsein ist Ihre grenzenlose Essenz. Ihr Verstand wird nicht bereit sein, das vollständig zu akzeptieren, weil er sich das Nichts nicht vorstellen kann. Irgendwo muss es eine Grenze geben, eine Form, damit Ihr Verstand es kapieren kann, damit er tun kann, was ein Verstand eben so tut: Informationen erfahren, sie aufzeichnen, analysieren, zusammenfassen und aufgliedern. Das Ego entscheidet, was es mit den Informationen anfangen will. Machen Sie sich also keine Gedanken, falls Sie sich anfangs weiterhin mit Ihrem Körper und Geist identifizieren. Das ist die einzige Option, die Ihr Verstand hat, und das Ego braucht ein wenig

Zeit, um beiseitezutreten und grenzenloses reines Gewahrsein als letztendliche Wirklichkeit und als Ihre „Ur-Essenz" zu akzeptieren.

Warum ist es so überaus wichtig, diese Wahrheit aufzudecken? Wenn Sie sich selbst als unveränderliches, grenzenloses, ewiges Gewahrsein kennenlernen, beginnt Ihre Abhängigkeit vom welkenden Körper und von Ihren nachlassenden geistigen Kräften zu schwinden. Sie nehmen wahr, dass Sie *jenseits* allen Wandels und des Todes sind. Sie nehmen wahr, dass Sie jenseits aller Dinge und Gedanken, die das „Ich" ausmachen, unbeeinträchtigt und bewusst bleiben.

Wenn diese paar Minuten, in denen Sie die Lücke zwischen Ihren Gedanken beobachteten, Ihnen Frieden und Entspannung vermittelt haben, dann malen Sie sich aus, welch freudige Abenteuer Sie erwarten, wenn in all Ihr Denken, in Ihre Essgewohnheiten, Ihr Arbeits- und Liebesleben reine Bewusstheit Eingang findet. Der erste Schritt zu einem erfüllten und reichen Leben besteht darin, am Grunde Ihres Geistes reine Bewusstheit zu entdecken und nach außen schwingen zu lassen, durch die Schlichtheit der Atome und bis hin zu den Sphärenklängen. Der nächste Schritt ist dann, es „herauszukitzeln", damit es Ihr gesamtes Tun fördert.

4. Ich dachte,
ich dachte das Gedachte,
das ich dachte ...

„Man kann gar nicht sagen, dass man das sei,
für das man sich selbst hält!
Um zu wissen, was man ist,
muss man erst erforschen und wissen,
was man nicht ist."

Nisargadatta Maharaj

„Wenn das Denken gegen die Ergebnisse ankämpft
und die ihm unangenehmen Ergebnisse
zu unterlaufen versucht, während es
gleichzeitig dieselbe Denkweise
beibehält – das bezeichne ich als
‚fortgesetzte Inkohärenz'."

David Bohm

Aus der Sicht des Verstandes gibt es über die Lücke zwischen den Gedanken nicht besonders viel zu berichten. Sie ist einfach ein Raum, angefüllt mit Stille, und sie ist nur erkennbar, nachdem ein Gedanke weg ist und bevor der nächste auftaucht. Im Rückblick findet der Verstand diese Erfahrung nicht sonderlich interessant. Ihr Verstand liebt Bewegung und Form. In der

Lücke gibt es beides nicht. Sie enthält Nichts. Nichts heißt, naja, nichts für den Verstand. Doch das ist ein großer Irrtum, und zwar aus folgendem Grund: Alle Gedanken kommen aus diesem Nichts. Prüfen Sie das selbst einmal nach! Wiederholen Sie die Übung „Die Gedanken anhalten" und achten Sie auf die Lücke. Automatisch und ohne irgendeine Anstrengung Ihrerseits kommt der nächste Gedanke spontan. Da ist er, wie der helle Tag, ein brandneuer Gedanke. Das ist recht erstaunlich, wenn Sie innehalten, um darüber nachzudenken. Jeder neue Gedanke ist ein Wunder der Schöpfung und kommt aus dem Nichts. Deshalb kann das Nichts nicht leer sein. In diesem Nichts muss etwas sein, sonst könnte es keinen Gedanken hervorbringen. Interessant, nicht wahr?

Führen Sie die Übung „Die Gedanken anhalten" noch einmal eine Minute lang durch. Ich warte wieder ...

Sie waren sich der Lücke bewusst, richtig? Während Sie „in der Lücke" waren, fand kein Denken statt. Und nach einer gewissen Zeit setzten die Gedanken wieder ein, oder? Sagten Sie etwa, als Sie in dieser Lücke waren: „He, ich häng' hier nur rum und tue nichts. Ich glaub', ich fang' mal wieder an zu denken?" Entschieden Sie dann, was Ihr nächster Gedanke sein sollte? Natürlich nicht. Die Gedanken haben ganz von selbst wieder eingesetzt. Und es hätte ein Gedanke über die Lücke sein können oder einer über Tante Ottilies Damenbart. Wir wissen einfach nicht, woran wir denken werden, weil wir in dieser Angelegenheit nichts zu sagen haben. Unser ego-orientiertes „Ich" hat sich das Denken als Verdienst angerechnet, solange wir zurückdenken können. Doch das stimmt einfach nicht. *Sie* haben so viel Einfluss auf Ihr Leben (und damit auf Ihre Gedanken, Hoffnungen, Ängste und Vorlieben) wie ein Zuschauer im Kino auf die Schauspieler und ihre Rollen, die auf der Leinwand zu sehen sind.

Die gleiche Erfahrung, „nicht die Kontrolle zu haben", machen Sie bei der Übung „Von Hand zu Hand". Wenn Sie Ihre

Aufmerksamkeit von einem Handrücken zum anderen verlagern, spiegelt sich nur reine Bewusstheit in Ihrem Geist wider. Sie fragen vielleicht: „Wie wurden meine Augen zum zweiten Handrücken gelenkt, wenn in meinem Geist nichts stattfand?", oder „Woher wusste ich, wann ich aufhören sollte?" Das sind beunruhigende Fragen, falls Sie glauben, das „Ich" denke. Genauso beunruhigend ist der Gedanke, dass die reine Bewusstheit die Kontrolle hat, denn das drängt *Sie*, Ihr Ego, völlig beiseite.

Das „Ich" erzeugt keine Gedanken. Wir (er)denken keine Gedanken. Gedanken tauchen spontan aus der reinen Bewusstheit auf. Das Ego bringt keine Gedanken hervor, doch es rechnet sich das ganze Denken als Verdienst an. Ein Gedanke taucht ohne großes Trara auf der Bildfläche auf. Er entsteht aus der Stille und bewegt sich mühelos in den ruhigen Tiefen des Geistes. Wenn wir uns eines Gedankens bei seinem Entstehen bewusst werden, dann schätzen wir ihn als eine Schöpfung der reinen Bewusstheit. Ist unser Bewusstsein hingegen im Außen verankert und richtet sich auf den Wirrwarr des Lebens rein durch die Sinne, dann entgeht ihm das Entstehen dieses zarten Lebensfunkens. Solch ein unbewusster Geist schnappt einen Gedanken weit entfernt von der Stille auf, die ihm das Leben schenkte. Wenn sich dieser Geist der Gedanken bewusst ist, dann schätzt er nur ihre aktive und aufgeregt-bewegte Form. Dieser Geist strebt ständig danach, seine Wünsche zu kontrollieren, die an ein Wespennest erinnern, und findet nie Ruhe. Ein vertrauensvoller und ruhiger Geist, der vollkommen im Frieden ist mit seiner Rolle als Beobachter der Schöpfung, nimmt einen Gedanken bei seinem *Entstehen* wahr.

Je weiter entfernt von seinem Entstehen ein Gedanke wahrgenommen wird, desto schwächer und verzerrter wird er und desto mehr Schwierigkeiten begegnet er. Jeder fahrige Gedanke ermuntert uns, nein, fleht uns an, uns nach innen zu wenden und uns der Autonomie der Gedanken an ihrem Ausgangspunkt bewusst zu werden. In dieser Hinsicht waren wir bequem und das hat uns ganz schön in die Bredouille gebracht. Man braucht sich nur derzeit in der Welt umzusehen, um zu erkennen, dass wir nicht annähernd unser Potenzial leben. Die Symptome einer egozentrischen Lebensweise sind überwältigend und werden uns am Ende erdrücken. Unsere einzige Rettung besteht – wie immer schon – darin, die Auffassung, wir seien die Urheber unserer Gedanken, hinter uns zu lassen. Damit überlassen wir die Bürde des Denkens und alles, was damit zusammenhängt, der reinen Bewusstheit.

Ich weiß, die Vorstellung, das eigene Denken *nicht* kontrollieren bzw. steuern zu können, ist ziemlich schwer zu akzeptieren, doch sobald Sie Ihre gegenteilige Überzeugung loslassen, werden Sie erleben, dass Ihnen eine große Last von den Schultern genommen ist. Diese Möglichkeit möchte ich mit Ihnen noch ein wenig eingehender betrachten. Ich möchte gern, dass Sie selbst erkennen, wie wunderbar einfach sich das Leben jenseits von Anstrengung und Kontrolle gestalten kann. Die meisten von uns haben das Gefühl, sie hätten die Kontrolle über ihr Denken. Das heißt: sie könnten ihre Gedanken wählen und nach Belieben lenken. Das ist eine gewaltige Illusion, die das Ego leichter aufrechterhält, indem es allein die Menge der Gedanken anschaut und sagt: „Das sind alles meine. Ich brauche es nicht zu beweisen, denn alle wissen, dass das so ist." Aber falls Sie tatsächlich Herr über alle Ihre Gedanken wären, dann sollten Sie jeden einzelnen, einfachen Gedanken kontrollieren können, oder nicht? Schauen wir mal.

Wo immer Sie sich in diesem Moment aufhalten, denken Sie eine Minute lang nur einen Gedanken. Genau, schalten Sie eine ganze Minute lang alle anderen Gedanken aus, außer diesem einen, den Sie sich ausgesucht haben. Denken Sie beispielsweise den Gedanken „Baum" 60 Sekunden lang … Konnten Sie diesen einen Gedanken mühelos eine Minute lang in Ihrem Bewusstsein halten, ohne dass es abschweifte? Wahrscheinlich konnten Sie das nicht, ohne dass sich nach ein paar Sekunden ein anderer Gedanke einschlich. Es kostet viel Mühe, sich *gegen* den natürlichen Gedankenstrom aus dem reinen Gewahrsein zu stemmen. Und ist Ihnen aufgefallen, wie leicht andere Gedanken in Ihr Alltagsbewusstsein schlüpften? In diesem Fall ist der Kampf um den einen Gedanken ein Zeichen dafür, dass Sie sozusagen flussaufwärts gegen den natürlichen Strom des Lebens schwimmen. Doch man hat uns etwas anderes beigebracht. Woher wissen wir, wann wir „im Flow" sind (also: mit dem Strom schwimmen) und wann wir Disharmonie erzeugen? Diese Frage wollen wir uns nun ein wenig genauer anschauen.

Fangen wir ganz von Anfang an: Wir können nicht kontrollieren, wer wir sind. Wir konnten nicht kontrollieren, wer unsere Eltern waren, und genauso wenig, welcher Same unseres Vaters welches Ei unserer Mutter befruchtete. Haben wir den Aufbau unseres Körpers überwacht, als sich das Wunder – wir – Zelle für Zelle entwickelte? Konnten wir uns bei unserer Geburt die Kräfte in unserem Umfeld aussuchen, die körperliche und emotionale „Atmosphäre", die Nahrung, die wir dann bekamen, unsere Geschwister und all das, was das neugeborene „Ich" prägte? Wir waren unserer genetischen Verdrahtung ziemlich ausgeliefert und ebenso den einzigartigen Kräften in unserem Umfeld, die uns zu dem Menschen geformt haben, der wir heute sind.

Aus einem umfassenderen Blickwinkel erkennen wir, dass wir reflexartig reagieren. Selbst unsere momentanen Gedanken sind Reaktionen auf vorangegangene Gedanken, Umstände und Reize. Indem wir über die Lösung eines komplexen Problems sinnieren, reagieren wir auch nur auf einen früheren Gedankengang mit einem anderen Gedanken. *Wie* wir reagieren, das hängt völlig von unserer genetischen Disposition und der Prägung durch unsere Umgebung ab. Wenn ich genau die gleichen Gene und die gleiche Umweltstruktur hätte wie Sie, dann wäre ich Sie. Ich hätte gar keine andere Wahl. Wenn ich in jeder Hinsicht wie Sie wäre, dann müsste ich wie Sie handeln und reagieren. Wo käme dann meine Wahl, anders zu sein, zum Tragen? Sie sehen, wir können gar nicht so steuern und kontrollieren, wie wir das glaubten. Kontrolle ist eine großartige Illusion, die das Ego stärkt und uns weiterhin an Ursache und Wirkung, an das „Rad des Karma", gekettet hält.

Karl Renz drückt es in seinem Buch *Das Buch Karl – Erleuchtung und andere Irrtümer* (S. 51) so aus: „Sieh einfach, dass es immer von allein gegangen ist. Es hat immer von selbst funktioniert und brauchte deine Entscheidung nicht. Die Angst davor, dass es ohne deine Entscheidung nicht weiterginge, ist nur eine Idee." Er fährt fort: „Nichts liegt an dir. ... Jede Idee ist eine spontane Idee. Jede scheinbare Entscheidung kommt aus dem Nichts. Aus dem Blauen, aus dem großen Jenseits."

Betrachten wir es aus einer anderen Perspektive: Wann hat sich etwas genau so verwirklicht, wie Sie es geplant hatten? Ich sagte „genau", nicht „grundsätzlich". Natürlich können Sie sagen: „Ich wünschte mir ein neues Haus und nun habe ich es." Aber ich wette, dass Ihre konkreten Pläne auf dem Weg dahin ständig durchkreuzt wurden: unerwartete Rechnungen, Schwierigkeiten mit der Bank, unerwartete Erbschaft, Krankheit und so weiter ... Ihr Leben funktioniert *nie* genau so, wie Sie es wollen; manchmal nicht so gut, zu anderen Zeiten viel besser.

Nehmen wir einmal an, Sie lernen einen neuen Menschen kennen, mit dem Sie Ihr Leben verbringen wollen. Auf der Grundlage dessen, was Sie diesem Menschen mitgeteilt und über ihn erfahren haben, haben Sie eine recht gute Vorstellung davon, wie sich Ihr gemeinsames Leben entwickeln wird, nicht wahr? Sie haben Pläne und Hoffnungen, wie sich Ihr Leben in den nächsten paar Monaten, Jahren und Jahrzehnten gestalten wird. Doch hat sich eine Beziehung jemals auch nur annähernd so entwickelt, wie Sie sich das gewünscht oder erwartet haben? Ich glaube nicht. Es ist doch so: Wenn Sie die holprige Fahrt etwas angenehmer, etwas weniger holprig gestalten wollen, dann lehnen Sie sich am besten zurück und lassen der Beziehung ihren Lauf.

Sogenanntes Micromanagement, Erbsenzählerei und Nörgeln verschlechtern eine Beziehung nur. Seltsamerweise bekommen wir das, was wir uns wünschen, indem wir *loslassen*. Anstrengung und Kontrolle sind unvereinbar mit Erfüllung und Frieden.

Worum geht es also? Welchen Wert hat es, das Ego herauszufordern und ein Konzept aufzustellen, das so seltsam ist, dass man schon lachen muss? Wenn wir erkennen und akzeptieren, dass wir unser Handeln und Denken sogar noch weniger kontrollieren können, dann entdecken wir, dass allmählich der Frieden unseren Geist in den Griff bekommt. Das letztendliche Ziel jedes Impulses, etwas zu kontrollieren, ist innerer Frieden. Wenn wir darum kämpfen, die Kontrolle zu behalten, schlagen wir nur weiterhin an der Oberfläche unseres Geistes wild um uns; dann gleichen wir einem Ertrinkenden, über den ein Meer aufeinandertreffender Kräfte hinwegschwappt. Wenn wir aber aufhören zu strampeln und loslassen, gehen wir paradoxerweise nicht unter. Richtig, wir sinken in die stillen Tiefen unseres meergleichen Geistes. In der reglosen Tiefe der völligen Stille finden wir zu unserem Erstaunen, dass alles von reinem Gewahrsein durchdrungen ist. Dort finden wir die vollkommene Harmonie, ohne auch nur den Ansatz einer Bemühung.

Nisargadatta Maharaj, einer meiner „Lieblingsheiligen" des 20. Jahrhunderts, beschreibt in seinem Buch *I am that*, wie er von der Kontrolle loskam. Einem Suchenden, der sich an ihn wandte, weil er seinen inneren Konflikt beenden wollte, teilte er liebevoll mit: „Wenn der Geist im Körper verankert ist und das Alltagsbewusstsein im Geist, dann ist das Gewahrsein frei. Indem ich unermüdlich schaute, wurde ich ganz leer und mit dieser Leere kam alles zu mir zurück außer dem Geist. Ich stelle fest, ich habe den Geist endgültig verloren."

Das ist das Ziel von Quantum Entrainment. QE beschäftigt den Geist und befriedigt die Bedürfnisse des Ego, während es ihm gleichzeitig zeigt, dass es sich nicht anzustrengen braucht, um seine Wünsche erfüllt zu bekommen. Vielmehr erschweren Anstrengung und Bemühung jede Aufgabe unnötig. Es behindert den Fluss der Kreativität im Außen und das innere Wissen um inneren Frieden. Wenn wir mit den ungeheuren Möglichkeiten von Quantum Entrainment spielen, fügt sich die Lektion der Mühelosigkeit langsam ohnehin ein in unser Denken, unser Handeln und unsere Kontakte mit den Menschen um uns.

Wenn wir beginnen, ohne das Bedürfnis nach Kontrolle zu leben, haben wir nicht nur inneren Frieden, das Ziel aller Wünsche, sondern wir werden im Außen auf eine Art belohnt, die sich dem konventionellen Denken entzieht. Wenn das *Verlangen* nach Dingen zu schwinden beginnt, dann *bekommen* wir genau diese Dinge, ohne dass wir um sie bitten müssten und ohne Anstrengung unsererseits. Diese Geschenke sind unerwartet, weshalb wir uns noch mehr freuen, wenn wir sie erhalten. Auch fördert das Demut und ein Gefühl von Ehrfurcht für die vollkommene Harmonie des reinen Gewahrseins und seiner Manifestationen. (Jegliche Vorstellung von Kontrolle ist derart fehl am Platz wie eine Verbindungsparty in einem Männerkloster und ungefähr genauso willkommen!)

Nachstehend ein Ausschnitt aus meinem Buch *Beyond Happiness*:

„Zu fragen, warum die Dinge so sind, wie sie sind, spiegelt den Wunsch wider, über Ihren Anteil am Leben hinauszublicken sowie den Urgeist und den grundlegenden Aufbau des Universums zu kennen. Irgendwie haben wir das Gefühl, wenn wir den kosmischen Geist verstünden, dann würden wir auch unseren eigenen verstehen. Von da aus sei es dann nur noch ein kleiner Schritt, um die Missstände in unserem Leben auszumerzen; dann könnten wir in Frieden und Harmonie leben. Das ist zwar ein nobles Unterfangen, doch vollkommen nutzlos; es stärkt doch nur den

Einfluss des Ego, der seinem Bedürfnis entspringt, genügend Stücke und Anteile zu sammeln, die es dann ganz *machen sollen. Doch das brauchen Sie nicht.*

Da kommt mir der Ausspruch in den Sinn: ‚Man soll nicht reparieren, was nicht kaputt ist.' Wenn wir uns unvollkommen fühlen, dann versuchen wir, dieses so empfundene Problem in Ordnung zu bringen. Die Angeschmierten sind wir, die denkende Spezies. Nur der Gedanke, *wir seien nicht ganz und vollkommen, vermittelt uns das Gefühl, wir seien es nicht. Sobald wir diesen Gedanken loslassen, erkennen wir sofort, dass alles genau so ist, wie es sein sollte. Sie sind bereits ganz, nicht weil ich das sage, sondern weil es tatsächlich so ist. Wie könnte irgendein ‚Produkt' der Ganzheit nicht ganz sein? Was ist wahrscheinlicher: Sie sind das unvollkommene Produkt des vollkommenen Schöpfers oder: Sie haben nur Ihre Verbindung zu dieser grenzenlosen Fülle noch nicht erkannt? Da gibt es kein Warum oder Wie zu beantworten.*

Alles in diesem riesigen, wunderschönen Universum ist, was es ist, einfach weil es ist, nicht mehr. Es gibt kein Debattieren mit dem, was ist. Wie können Sie sagen, dass das, was ist, nicht sei? Haben Sie den Frieden in Ihre Hosentasche gesteckt, damit Sie beide Hände freihaben, um Gedanken und Dinge auf der Suche nach Frieden durchwühlen zu können? Das Einzige, was sich zwischen Sie und den Frieden stellt, ist der Gedanke, dass das Leben in Ordnung gebracht werden müsste. Akzeptieren Sie, dass das Leben ist, was es ist, und Sie geben den Kampf auf, es zu ändern. An die Stelle des Kampfes tritt Frieden. Das war's. Ende der Geschichte, Ende des Leidens."

Die Erkenntnis, dass das „Ich" Gedanken nicht beeinflussen kann, ist Hingabe an das, was ist. Diese Hingabe erfordert, dass man der reinen Bewusstheit gewahr ist und dass man zulässt, dass die reine Bewusstheit die Kontrolle hat. Im Grunde genommen stimmt das gar nicht. Reine Bewusstheit kann von ihrer Natur her nicht die Kontrolle haben. Wir haben über die zwei Welten gesprochen: absolute, reine Bewusstheit und der

Rest der Schöpfung. Tatsächlich gibt es nur eine unbewegte, unteilbare, *ganze* reine Bewusstheit, die als viele erscheint. Wir können der reinen Bewusstheit gar nichts geben. Reine Bewusstheit *ist* einfach. Sie ist überall, immer und kann deshalb nichts bekommen oder geben. Wegen der Beschränkungen der Sprache werden wir uns aufmachen, als ob sich die reine Bewusstheit von unserem Geist trennen ließe. Das nährt die Illusion, dass wir uns nach innen wenden, um im Außen zu heilen, und das ist in Ordnung, denn das sind die Spielregeln. Wenn wir Quantum Entrainment praktizieren, werden wir uns schon bald „aufspalten": Eine Hälfte spielt, während die andere still beobachtet. Im Laufe der Zeit werden sich beide Hälften wieder vereinigen und heilen; so wird das Leben gleichzeitig alltäglich und Ehrfurcht gebietend. In unserer Hand wird ein gewöhnlicher Stein den Sirenengesang tiefen und dauerhaften Friedens anstimmen. Dann wird unsere Welt keinen Makel der Disharmonie mehr haben und wir werden endlich frei sein.

5. Sein Selbst kennenlernen – mit QE

„Was ihr Tao (Weg) nennt, wo ist es zu finden?"

Tung-Kuo Tzu

„Alle Wahrheit durchläuft drei Stufen. Zuerst wird sie lächerlich gemacht. Dann wird sie bekämpft. Und schließlich wird sie als selbstverständlich angenommen."

Arthur Schopenhauer

Sokrates war, nach allem, was man so hört, ein recht scharfsinniger Bursche. Ein Hauptanliegen seines Philosophierens war der bekannte Spruch: „Erkenne dein Selbst!" Viele meiner Professoren übersetzten das mit: „Erkenne dich selbst!" Mit dieser Version ist das *kleine* „Selbst" im Sinne von Es, Ich und Über-Ich angesprochen, also das bereits erwähnte „Ich", das sich Kinder, Hypotheken und einen Ruhestandsplan zulegt. Doch das soll uns heute nicht kümmern, wir haben Wichtigeres zu tun. Wir werden unser *großes* Selbst entdecken und seinen Platz im Universum erkunden. Vielleicht fragen Sie, warum wir das tun sollten. Warum empfand Sokrates das als wichtig? Welche möglichen Vorteile könnten sich für uns daraus ergeben, wenn wir uns mit unserem großen Selbst anfreundeten? Und was ist das überhaupt, unser Selbst? Lassen Sie uns mal schauen.

Wenn unser „ego-orientierter" Verstand nicht die Gedanken erschafft und das reine Gewahrsein nicht die Gedanken erschafft, wer oder was erschafft sie dann? Das wäre unser Selbst. Unser Selbst ist einzigartig in der ganzen Schöpfung. Es hat in beiden Welten einen Fuß: im absoluten Meer reinen Gewahrseins und in den zahlreichen, aufgesplitterten Ausdrucksformen des erschaffenen Kosmos.

Die Quantenphysik hat mehrere Bezeichnungen für das Selbst. Es lässt sich mit dem Nullpunkt- oder dem Vakuumzustand vergleichen, aber verwechseln Sie es nicht mit der impliziten Ordnung. Die implizite Ordnung entspricht der reinen Bewusstheit. Falls Ihr Interesse tiefer geht als hier beschrieben, dann ermuntere ich Sie zu weiteren eigenen Untersuchungen, denn wir werden diesem faszinierenden, jedoch für unsere Zwecke insgesamt zu umfangreichen Thema nicht mehr Zeit widmen können. Der springende Punkt ist, dass die Quantenphysik sowohl das Selbst als auch die reine Bewusstheit theoretisch (wieder-) entdeckt, identifiziert hat.

Das Selbst haben auch diejenigen entdeckt, die sich nach innen gewandt und den Geist von innen erforscht haben, also Heilige und die, die nach innerem Frieden gesucht haben. Sie haben dem Selbst viele Namen gegeben: göttlicher Funke, höheres Selbst, Lebenskraft oder Seele [im Englischen: *spirit*]. Ich verwende diese Wörter nicht, weil sie voller Missverständnisse und emotional befrachtet sind. Das eigene Selbst zu kennen ist, wie Sie gleich sehen werden, die natürlichste, erlesenste und nährendste Erfahrung, die ein Mensch machen kann. Deshalb möchte ich nicht in intellektuelle oder emotionale Ringkämpfe verwickelt werden. Unser Selbst ist einfach und so werden wir auch darüber sprechen. Noch einfacher wird unsere *Erfahrung* des Selbst sein, nur ein kurzes Kapitel weiter hinten. Des Selbst gewahr zu sein ist das Geburtsrecht jedes Menschen. Und ich bin zutiefst davon überzeugt, dass es unsere höchste Pflicht ist, unseres Selbst gewahr zu werden.

Ich glaube, Sie verstehen Ihr Selbst am besten anhand einer Analogie. Wir beginnen mit einer aktualisierten Fassung von Platons bekanntem „Höhlengleichnis": Sehen Sie sich selbst in einem Kino sitzen, während ein Film läuft. Sie schauen nach vorne, während der Film über die riesige, weiße Leinwand bzw. Projektionswand) flimmert. Die Leinwand bemerken Sie nicht, weil Sie sich auf die handelnden Personen, die Szenerie und die Handlung konzentrieren, die Sie völlig in die Geschichte hineinziehen. Wenn Sie ganz aufgehen etwa in der Intrige der sich entwickelnden Geschichte, nehmen Sie Ihre Umgebung weniger bewusst wahr. So sollte es sein. Schließlich gehen wir ins Kino, um der „Realität" unseres Alltags zu entkommen, nicht wahr?

Doch wenn ich Sie nun bitten würde, Ihre Aufmerksamkeit vom Film abzuziehen, dann würden Sie sich vieler Dinge im Zuschauerraum bewusst werden. Sie könnten etwa ein Husten in der letzten Reihe bemerken, ein Mampfen, Schlürfen oder Rascheln von Ihren unmittelbaren Nachbarn und viele andere Reize, etwa die Festigkeit Ihres Sitzes, die Raumtemperatur etc. Doch jetzt möchte ich, dass Sie sich auf weniger übliche Gegenstände konzentrieren.

Wenn Sie vor Filmbeginn kommen, nehmen Sie mit absoluter Sicherheit die überdimensionale weiße Leinwand wahr, ein stummes Zeugnis für die überlebensgroße Unterhaltung, die vor Ihnen liegt. Sobald der Film beginnt, ist die Leinwand völlig vergessen, zugunsten des Spiels von Licht und Schatten auf ihr. Falls Sie in den vorderen Reihen sitzen, schauen Sie genau hin und folgen Sie mit Ihrem Blick nicht den Bewegungen Ihres Lieblingshelden, der sich auf dem Boden wälzt, weil er verhindern will, von den MP-Geschossen des Schurken „belüftet" zu werden. Dann stellen Sie fest, dass die Leinwand noch da ist, *hinter* den Szenen, und dass sie stumm die Bemühungen Ihres Helden unterstützt. Ohne sie würde sich der Film in der Weite des Raumes verlieren.

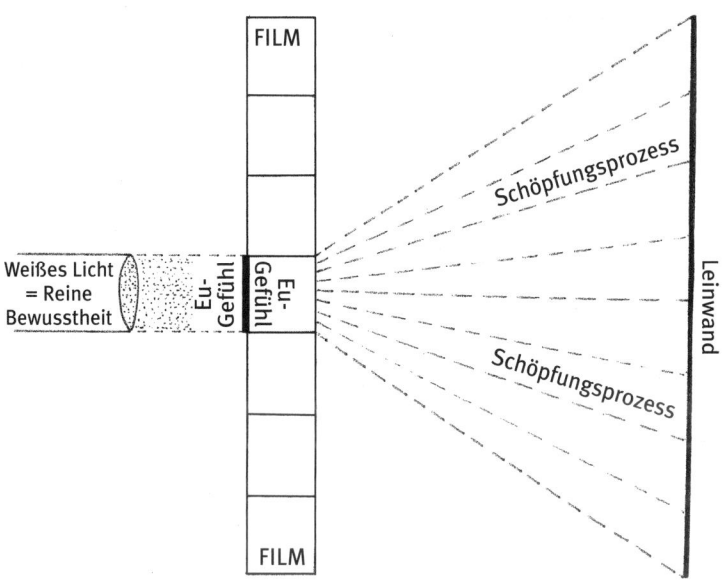

Abbildung 1: Analogie „Im Kino"

Brechen Sie nun mit den Konventionen, drehen Sie sich um und schauen Sie (in Ihrer Vorstellung) auf das kleine quadratische Loch hoch oben in der Rückwand des Kinosaals. Dort sehen Sie einen weißen Lichtstrahl, manchmal mit einem Stich ins Blaue oder Schwarze, der sich auf seinem Weg zur Leinwand vorne dreht und flimmert. Wenn Sie einen dafür günstigen Platz im Zuschauerraum haben, dann sehen Sie sogar die Projektorlinse und dahinter das reine, helle Licht, das den Film zum Leben erweckt.

Ganz offensichtlich symbolisiert der Film auf der Leinwand die Komödie und das Drama Ihres eigenen Arbeitsalltags. Die leere Leinwand, auf der der Film abläuft, stellt dabei die Ebene reinen Gewahrseins dar, wie Sie sie erlebt haben, als Sie (in der Übung) Ihren Gedankenstrom anhielten. Im Denken innezuhalten entspricht dem Anhalten des Films; dadurch kann das weiße Licht auf die leere Leinwand treffen. Die Leinwand entspricht der Widerspiegelung reinen Gewahrseins im Geist. Wenn reines Gewahrsein sich im Geist nach außen spiegelt, bezeichne ich das als Bewusstsein. Bewusstsein ist Gewahrsein, das sich auf Dinge und Gedanken richtet. Falls Sie immer nur *nach* Filmbeginn ins Kino kämen und nie die leere Leinwand sähen, wäre es Ihnen fast unmöglich, sie unter den farbigen, sich bewegenden Formen zu entdecken, die auf sie geworfen werden.

Drehen Sie sich nun noch einmal um und schauen Sie auf das aus der Rückwand austretende Licht. Der sich drehende, flimmernde Lichtstrahl stellt die feineren Ebenen der Schöpfung dar *hinter* denen, die wir mit unseren Sinnen wahrnehmen. Dieses Licht repräsentiert die Wellen, Teilchen, Atome und Moleküle, die sich da ihren Weg bahnen und sich letztlich zu den Formen auf der Leinwandoberfläche verweben.

Aus dem Projektor tritt das vom Selbst erzeugte weiße Licht aus, bevor es den Film durchdringt. Dieses weiße Licht, das den Film durchdringt und seine Bilder auf die Leinwand projiziert, macht den Kinofilm möglich. Die Leinwand selbst könnten wir ohne das reflektierte weiße Licht nicht wahrnehmen. Dass der Kinofilm zustande kommt, hängt allein von diesem weißen Licht ab. Das weiße Licht steht für grenzenlose reine Bewusstheit.

Wenn das weiße Licht den Film durchdringt, verwandelt es sich scheinbar in Farben, Licht und Schatten. Ich sage scheinbar, weil es immer noch Licht ist, dem Auge aber als etwas anderes erscheint. Gebrochenes weißes Licht ist seiner Essenz nach immer noch Licht. Mithilfe dieser Analogie verstehen wir besser, wie reine Bewusstheit sich in Gestalt der Dinge um uns herum manifestieren kann, die Häuser, Berge, Freunde oder Familienmitglieder zu sein scheinen. Ein Berg besteht aus Molekülen, Atomen, subatomaren Teilchen und Wellen, die sozusagen Brechungen der impliziten Ordnung der reinen Bewusstheit sind. Das weiße Licht ist für den Film das Gleiche wie die reine Bewusstheit für alle erschaffenen Dinge. Es ist ihre

Essenz, ihr Kern, ohne den sie in die lockende Leere des Nichts verschwinden würden.

An dem Punkt, an dem das weiße Licht des Projektors auf den Film auftrifft, findet die scheinbare Transformation statt. Wie ein Stift, der in einem zur Hälfte mit Wasser gefüllten Glas gekrümmt erscheint, so durchdringt das weiße Licht des Projektors den Film und nimmt dabei andere Schwingungseigenschaften an. An genau diesem Punkt der Transformation findet etwas ganz Wunderbares statt: Das weiße Licht und seine farbige Manifestation werden in der Schwebe gehalten. Sie sind weder weißes Licht noch Farbe. Oder sie sind beides gleichzeitig. Das ist wie bei der Vor- und Zurückbewegung eines Kindes auf einer Schaukel: Da gibt es einen Zeitpunkt, zu dem das Kind sich weder vor- noch zurückbewegt, sondern bewegungslos in der Luft schwebt. Das ist die erneuernde Kraft der Stille, die wir zwischen unseren Herzschlägen oder Atemzügen kennen. Das weiße Licht tritt in diesen Bereich der Stille ein und geht als Farbe daraus hervor. Hier findet Schöpfung statt, zwischen dem reinen Gewahrsein und dem ersten Impuls entstehenden Lebens. Das ist das Reich des Selbst.

Diese Widerspiegelung reinen Gewahrseins in unserem Verstand können wir als Bewusstsein oder fokussiertes Gewahrsein bezeichnen. Der flimmernde Lichtstrahl, den das weiße Licht bildet, wenn es den Film auf seinem Weg zur Leinwand durchdringt, würde in unserer Analogie dem Bewusstsein entsprechen. Dieses Bewusstsein wandelt sich ständig, doch im Wesentlichen ist es weißes Licht. Nach außen gerichtetes Bewusstsein ist vom Ego gesteuert. Es beansprucht die Urheberschaft von Gedanken und Taten gleichermaßen. Es ist ruhelos und selten zufrieden. Es ist wie der Strahl einer Taschenlampe und das Ego ist die Hand, die diese hält. Es strahlt alle Dinge der Welt an und erkennt dabei nicht, dass das Bewusstsein *ohne* das Licht reiner Bewusstheit, aus dem es hervorgegangen ist, die ewige Natur einer Rosenknospe oder eines fließenden Baches nicht wertschätzen kann. Das Bewusstsein sucht in den Dingen und Gedanken der relativen Welt reine Bewusstheit.

Alle Schönheit, Vielfalt und Faszination der Welt spritzt über die Leinwand Ihres Geistes, wenn Ihr Bewusstsein nach außen flimmert. Wenn sich Ihr bewusster Geist nach innen, sich selbst zuwendet, wie in der Übung „Die Gedanken anhalten", dann erkennt er sein wahres Wesen als reine Bewusstheit. Das ist so, wie wenn das Ego die Taschenlampe auf einen Spiegel richtet. Das wahre Wesen Ihres Bewusstseins, das Strahlen und Leuchten reiner Bewusstheit, ist dann in seiner unverhüllten Schönheit zu sehen, ohne Ablenkung durch Form.

Für unseren Verstand ist es unmöglich, die reine Bewusstheit oder unser Selbst wirklich zu verstehen. Deshalb wird uns die Erörterung der letzten paar Absätze nur in die Nähe davon bringen. Ein Konzept oder eine Vorstellung ist in Wirklichkeit nur ein dumpfer Widerhall der Wahrheit des Selbst. Doch für den Augenblick werden wir uns mit dieser „Strohhütte", die der Verstand errichtet hat, zufriedengeben müssen. Letztendlich spielt es keine Rolle, was wir über unser Selbst *denken*; denn es ist die *Erfahrung* dieser universell einzigartigen Präsenz, die unseren Geist und unser Herz öffnen wird für Heilung und Harmonie in unserem Leben.

Doch bevor wir fortfahren und unser Selbst erfahren, würde ich gern etwas genauer erkunden, wie das Selbst so ist. Das Selbst ist anders als alles andere in der Schöpfung. Es ist die einzige Manifestation, die völlig gefahrlos und zutiefst nährend ist. Für mein Gefühl ist das perfekte Wort für das Selbst „Mutter" – grenzenlose Liebe, Weisheit und Unterstützung. Mutter Selbst ist immer da, unterstützt und leitet Sie, sogar wenn Sie Ihre Aufmerksamkeit auf die eher banalen Alltagsangelegenheiten richten. Sie hat diese riesige Welt für Sie erschaffen, damit Sie darin spielen können. Sie schaut Ihnen zu und wartet, dass Sie sich entwickeln, nicht körperlich oder geistig, sondern in Ihrem

Bewusstsein. Sie wartet darauf, dass Sie sich von Ihren Spiel-
sachen abwenden und ihr wohlwollendes Lächeln und ihre fun-
kelnden Augen entdecken, die über Ihnen wachen. Sie wartet
darauf, Sie in ihre Arme zu schließen, die Arme reinen Gewahrseins.

Sie sind das Kind Ihres Selbst, auch wenn Sie in der Welt
nicht mehr weiter wissen. Doch in dem Moment, in dem Sie
Ihres Selbst gewahr werden, *werden* Sie Ihr Selbst. Sie treten
sozusagen wieder in den Mutterleib ein und werden neu geboren in unsterbliches Gewahrsein der reinen Liebe, des Friedens
und der Freude. Es ist Ihre Pflicht, Ihr Selbst zu erkennen und
sich von den Fesseln des äußeren Lebens zu befreien. Frei
von den Beschränkungen Ihres Ego-Geistes erleichtert Selbst-
Gewahrsein die Last des Lebens. Ja, dann berühren Ihre Füße
kaum den Boden.

Ein anderes Wort für Selbst-Gewahrsein oder Selbst-Bewusstheit ist „Erleuchtung", doch wieder zögere ich, das Wort
zu gebrauchen, denn es ist von so vielen Lehren so unterschiedlich erklärt worden und mit so vielen widersprüchlichen
Emotionen überfrachtet, dass ich es überhaupt ganz selten
verwende. Damit möglichst wenig Raum für Fehlinterpreta-
tionen bleibt, ist es meine Absicht, Selbst-Bewusstheit eindeutig
zu definieren und ebenso, was es bedeutet, im Zustand der
Bewusstheit des Selbst zu leben. Warum eine so präzise Definition? – Woher wissen Sie sonst, was Sie ansteuern oder ob
Sie überhaupt dorthin wollen? Abgesehen davon ist Selbst-
Bewusstheit die Grundlage für ein produktives, erfolgreiches
und freudvolles Leben und der Kern, um den Quantum
Entrainment kreist. Wissen kommt auf zwei Wegen zu Ihnen:
(mentales) Verstehen und Erleben, Erfahren. Erst sammeln wir
die Einzelteile zusammen, die es über Selbst-Bewusstheit zu lernen gibt, und sobald diese ein überzeugendes Ganzes ergeben,
werden wir mit den zarten Flügeln der Selbst-Bewusstheit fliegen und unsere Welt von innen heraus betrachten.

Leben in Bewusstheit des Selbst ist überhaupt nicht so, wie wir uns das gewöhnlich vorstellen. Wir lauschen den Worten der Weisen und sie klingen wie der Himmel auf Erden. So ist es auch, doch wir neigen dazu, den „Himmel" zu betonen und die „Erde" in dieser „Gleichung" zu leugnen. Wir haben das Gefühl, dass jeder unserer Wünsche sofort in Erfüllung geht. Nun, das ist auch so, aber wieder nicht so, wie wir glauben. Damit meine ich Folgendes:

Angenommen, Sie leben in *Unkenntnis* Ihres Selbst. Damit gehören Sie zu den 99,9 Prozent „Durchschnittsexemplaren" der Gattung Mensch. Das ist die Welt, der Sie zu entfliehen versuchen, weil Sie Schmerz und Leid empfinden. Ihr leidender Geist wendet sich ab von der „harten Welt" hin zur Illusion der Rettung. Ihr Geist beginnt, sich zu überessen oder treibt Extremsport oder greift zu Drogen, Sex, Fernsehen oder beliebig vielen der unzähligen anderen Ablenkungen, die unser Bewusstsein von dem ablenken, was wir heutzutage als harte Realität kennen. Doch wie Sie schon bemerkt haben, funktioniert Ablenkung nicht.

Die Welt dort draußen ist nicht das Problem. Ihre Probleme sind nicht das Problem. Die Unfähigkeit, sich reiner Bewusstheit gewahr zu sein, ist das Problem und schon bald lernen Sie, es zu lösen. Wie wird Ihre Welt dann sein, wenn Sie entdecken wie Selbst-Bewusstheit „geht"? Wie verändern Sie sich in Bezug auf Ihre Welt? – Wir werden sehen und ich glaube, Sie werden überrascht sein.

Wenn Sie erkennen, dass das Leben seinen eigenen „Kopf" hat, und Sie bereit sind für die Fahrt, dann „überlassen Sie das Fahren uns", wie es die alte *Greyhound*-Werbung versprach. „Uns" ist in Wirklichkeit das „Selbst". Als Passagier ist die Landschaft dieselbe, doch jetzt können Sie sie ganz genießen, ohne sich Gedanken machen zu müssen, ob Sie den Weg finden, und ohne in einen Stau zu geraten. Dann sind Sie im Urlaub, selbst wenn Sie im Büro schwer arbeiten.

Anzeichen für „Heiligkeit"

Wie werden Sie handeln, wenn Sie Ihres Selbst gewahr sind? Nahezu so wie vorher. Sie werden vielleicht etwas liebevoller, freundlicher und gelassener sein, doch erwarten Sie nicht, etwas zu werden, was Sie nicht sind. Sie werden immer noch Sie sein, nur intensiver. Sie sind frei, wirklich Sie selbst zu sein, und kümmern sich nicht darum, wie Sie nach der Meinung anderer handeln sollten. Sie werden – und das ist der Knüller – spontan *richtig* handeln. Ja, Sie können nichts mehr falsch machen. Weil Ihr Selbst beim Erschaffen auf dem „Fahrersitz" sitzt, weiß es, wie die Dinge funktionieren, und Sie werden instinktiv zu Ihrem persönlichen höchsten Wohl und zu dem aller anderen handeln. Das heißt nicht, dass andere Menschen zwangsläufig Ihrem Handeln zustimmen werden; doch die schauen dann durch die Zerrbrille des Ego und gehen so den Weg der Selbsterhaltung; Sie sehen überall Richtig und Falsch. Und zwar deshalb, weil sie die Welt unterteilen in nützliche und schädliche Dinge, Menschen und Ereignisse. Doch durch *Ihre* Augen, die Ihres Selbst gewahr sind, sehen *Sie* nur Harmonie. Wie sollten Sie mit dieser Sichtweise irgendetwas Falsches machen können? Das lässt das Universum gar nicht zu.

Doch hüten Sie sich davor, Ihr Selbst auf ein Podest zu stellen. Dort gefällt es ihm nicht, so getrennt von der übrigen Schöpfung. Die Schöpfung stammt vom Selbst und es liebt seine Schöpfung. Sie sehen: Was ist, brauchen wir nicht zu verändern, wir müssen es nur wertschätzen. Leiden beginnt, wenn wir versuchen, das, was ist, zu verändern oder zu leugnen. Das Geschenk Ihres Selbst ist die Fähigkeit, die Vollkommenheit in der alltäglichen Gegenwart zu sehen.

Werden wir „heilig" sein, wenn wir unseres Selbst gewahr sind? Die Vorstellung, die wir von den „heiligen" Heiligen haben, ist wohl nicht ganz zutreffend. Im Übrigen sind der Definition nach alle Heiligen ihres Selbst gewahr: Wenn Sie also Ihres Selbst gewahr werden, dann sind Sie eine Heilige oder ein

Heiliger, ob das jemand anderes weiß oder nicht. Wahrscheinlich merkt es niemand.

Menschen, die ihres Selbst gewahr sind, gibt es sozusagen in allen Formen und Größen. Ich kenne Menschen, die in ihrem Selbst ruhten und die trotzdem auch mal mürrisch waren, Zigaretten rauchten, übergewichtig waren oder schnarchten. Solche Menschen essen gern, haben gern Sex, verdienen gern Geld, fahren Auto, spielen anderen gern einen Streich und sehen fern. Kurz gesagt, sie sind genau wie die Menschen, die ihres Selbst *nicht* gewahr sind, mit einem einfachen und lapidaren Unterschied: Sie akzeptieren das Leben voll und ganz so, wie es ist.

Das heißt, weil Sie in einem einfachen braunen Umhang ohne Zierschleifen daherkommen, wird den Menschen, die ihres Selbst *nicht* gewahr sind, der Segen *entgehen*, der Sie sind. Ich weiß, diese Beschreibung bricht mit der traditionellen Vorstellung des leise sprechenden, sich langsam bewegenden, wohlwollenden Heiligen, der cherubinisch lächelt, dessen Augen leuchten und der seine Weisheiten sanft äußert, doch so ist es wirklich: Die meisten Heiligen gehen unerkannt durchs Leben, weil wir nach einem Ideal Ausschau halten, nach etwas, was sie nicht sind. Wir suchen nach ERLEUCHTUNG, etwas, was uns – so glauben wir –, wenn wir es erreicht haben, über die Masse erhebt und uns direkt mitten in den Himmel bringt. Aber: Die leise sprechende Heilige sprach bereits leise, *bevor* sie ihres Selbst gewahr wurde. Es klingt wie Blasphemie, wenn ich vorschlage, sich vorzustellen, dass unsere Heiligen auch mal gereizt sind oder Blähungen haben wie der Rest der Menschheit. Das Ideal des „heiligen" Heiligen ist nur eine weitere Bemühung des Ego, etwas so weit außerhalb unserer Reichweite aufzubauen, dass es unerreichbar ist oder, falls wir es doch erreichen, uns in eine besondere Klasse über andere Menschen stellt. Das Ego hat seine Zeit gehabt und jetzt ist es an der Zeit, dass es …, nein: nicht dass es stirbt, sondern dass es sich erweitert und sein

Erbe als uneingeschränkter Zeuge der Wunder der Schöpfung annimmt.

Es hat einen Nachteil, die Erleuchteten *über* uns zu stellen. Dieses Vorgehen frustriert den Suchenden, der dem Handeln dieser besonderen Seelen nacheifert, in der Hoffnung, zu werden wie sie. Die sanften unterscheiden sich nicht von den aktiveren, lärmenden Zeitgenossen, die ihres Selbst gewahr sind. Doch wir haben uns von den Letzteren abgewandt und uns das erstere Ideal als Aushängeschild für Erleuchtung zu eigen gemacht. Beide Gruppen, ja, *alle*, die ihres Selbst gewahr sind, handeln entsprechend ihrer Erbsubstanz, die von ihrer Umgebung beeinflusst wird. Diejenigen von uns, die immer noch mit ihrer Identität hadern, wären gut beraten, sich daran zu erinnern und die vorgefertigten Vorstellungen von Erleuchtung links liegen zu lassen. Es ist nicht zu ihrem Vorteil, sondern zu unserem eigenen.

Des Selbst gewahr zu sein ist eine menschliche Erfahrung, das Geburtsrecht eines jeden von uns. Es sollte eine übliche, selbstverständliche Erfahrung sein, nicht eine, die man auf ein Podest stellt, außerhalb der Reichweite aller außer einigen wenigen hingebungsvollen, wenn nicht starrsinnigen spirituell Suchenden. Es ist die „normale" Seele, die im kommenden Jahrzehnt Selbst-Bewusstheit zu einer häufigen Erscheinung machen wird, nicht aus einer übermenschlichen Hingabe an den Kampf darum, frei zu sein, sondern weil sie sich einfach und mühelos reiner Bewusstheit zuwendet. Wir haben diese mühelose Technik in Gestalt von Quantum Entrainment vor uns. Wie Sie bald sehen werden, können alle, die überhaupt Bewusstsein haben, QE anwenden, indem sie einfach dem Bewusstsein zu seinem Ursprung folgen.

Tony Parsons, einer derjenigen, die ihres Selbst gewahr sind, bestätigt diese Meinung über den gewöhnlichen Heiligen. In seinem Buch *Invitation to Awaken* rät er: „Wir sollten alle vorgefertigten Ideen, die wir über die Erleuchtung haben, fallen lassen, etwa die Illusion, sie bringe absolute Güte, Glückseligkeit und Reinheit mit sich. Das Leben geht einfach weiter. Gelegentlich kann auch ich wütend werden, Angst bekommen … Wenn die Anspannung vergeht, komme ich schnell wieder in eine alles umfassende Akzeptanz, in der das Gefühl des Getrenntseins wegfällt."

Wie fühlt es sich also an, seines Selbst gewahr zu sein? Sie werden immer noch Ärger, Besorgtheit und alle anderen Emotionen empfinden, die Sie zu einem Menschen machen. Der Heilige ist im Wesentlichen immer noch Mensch. In Wirklichkeit werden Sie *mehr* „Mensch" sein, nachdem Sie der stumme Wächter der Schöpfung geworden sind. Körper und Geist unterliegen immer noch denselben Gesetzen wie vorher. Sie werden alles fühlen, was Sie vorher auch fühlten, doch Sie werden diese Gefühle bedingungslos akzeptieren, als natürlichen Ausdruck des Lebens, außerhalb Ihrer Kontrolle.

Was ist mit der Angst vor dem Tod? Ich persönlich bin noch nicht gestorben (nur um mein eigener Ghostwriter zu werden), deshalb kann ich nicht mit Gewissheit sagen, wie es ist, zu sterben. Vergangene Leben zu betrachten hilft auch nicht weiter. Dieses Phänomen beobachtet man mit Abstand und es hat keinen praktischen Wert, wenn es um greifbares Fleisch und Blut geht. Aber ich weiß, wie sich meine Sichtweise verändert hat, seit ich mit meinem Selbst vertraut bin. Früher bekämpfte ich Altern und Krankheit und leugnete meine Sterblichkeit. Jetzt ist der Gedanke an den Tod komischerweise beruhigend. Nun, da ich älter werde und die Realität, Körper und Verstand zu verlieren, greifbarer wird (viele behaupten, ich sei schon auf dem halben Weg, weil sie sich sicher sind, dass ich meinen Verstand schon verloren habe!), beobachte ich die Symptome des Alterns mit einer Art neugierigem Abstand oder sogar einer Vorliebe für einen natürlichen Prozess, den jedes Lebewesen von Natur aus versteht. Alle Heiligen beugen sich, wenn ihre Zeit gekommen ist, den Gesetzen, die den physischen Tod bestimmen. Ein

Heiliger klammert nicht so an seinem Körper und Geist, dass der Verlust ihn leiden ließe. Es ist, als würde man nach einem Spaziergang an einem Wintertag nach Hause kommen und einen alten Mantel zum letzten Mal ausziehen: Ihr Bewusstsein wendet sich dann rasch der Wärme Ihres inneren Aufenthaltsortes zu und der Mantel ist einfach vergessen.

Das wirft die Frage nach dem Verletztwerden auf. Kann Ihnen jemand Schmerz zufügen, wenn Sie Ihres Selbst gewahr sind? Natürlich werden Sie körperliche Schmerzen spüren; wie aber sieht es mit psychischen aus? Kann man psychischen Schmerz empfinden, wenn man in seinem Selbst ruht?

Erinnern Sie sich: Wir sagten, der Heilige sei immer noch Mensch, nicht wahr? Menschen, die ihres Selbst gewahr sind, tragen immer noch eine dünne Schale des „Ich" mit sich herum. Deshalb geht der Heilige bei denjenigen *ohne* Selbst-Gewahrsein als normaler Alltagstyp durch. Sie können nicht hinter die Schale, in die Seele des Heiligen blicken. Im Sanskrit, der alten Sprache der Veden, der 4000 Jahre alten heiligen indischen Texte, wird diese Schale des „Ich" als *laish avidya* (Überrest der Unkenntnis) bezeichnet. Die Essenz des Heiligen „hält sich heraus", doch sein Körper und sein Geist unterliegen denselben Gesetzen wie die Uneingeweihten. Die Schale des „Ich" kann sich verletzt fühlen. Sie kann Ärger, Traurigkeit, Enttäuschung etc. empfinden. Diese Schale ist wie eine Plastikglocke. Wenn Worte und Taten von Menschen sie anschlagen, dann klingt sie nur schwach und gedämpft und kann keine stärkeren Leidenschaften wie Rache, Gier oder Schuldgefühle hervorrufen. Ja, der Erleuchtete kann sich vorübergehend verletzt fühlen, doch diesen Schmerz dämpft eine Decke von Glückseligkeit, die das Selbst ist. Kein dauerhafter Schmerz kann in die Tiefen eines Herzens reichen, das in reinem Gewahrsein badet.

Die Schwester eines Teilnehmers an meinem QE-Masterkurs war Fahrerin des Dalai Lama. Eines Tages öffnete sie dem Dalai Lama die Tür. Als er ausstieg, schaute er ihr sanft in die Augen.
Er fragte: „Wollen Sie mich etwas fragen?"
Sie flüsterte: „Ja, aber wir dürfen nicht mit Ihnen sprechen."
Er antwortete liebenswürdig: „Aber Sie können mir die eine Frage stellen, die Sie auf dem Herzen haben."
Dann fragte sie: „Werden Sie jemals ärgerlich?"
Der Dalai Lama gluckste leise in sich hinein und sagte: „Natürlich. Ich bin doch ein Mensch. Ich ärgere mich nur nie lange."

Die sich ihres Selbst bewusste Schale des „Ich" kann verletzt werden, aber es dient nur dazu, Sie vorübergehend zu der Erkenntnis aufzuwecken, dass Sie immer noch durch einen Körper und einen Geist funktionieren, die allen Gesetzen unterstehen, den natürlichen und den von Menschen erlassenen. Sie werden sich immer noch ärgern und Sorgen machen und allerlei Wünsche verspüren. Doch das sind nur Nuancen im Wein, sie halten nicht lange an. Sie wecken Sie für die Freude und die Tiefe dessen, was es bedeutet, ganz Mensch zu sein.

Wenn Sie diese Welt als vollkommen erkennen, dann werden schmerzliche Worte und unrechtmäßige Handlungen als Teil dieser Vollkommenheit angesehen. Schon diese Erkenntnis beruhigt die Seele und macht Vergeltung unmöglich. Wie ist es möglich, sich gegen Vollkommenheit aufzubäumen? Jedes Ereignis oder jede Handlung wird zwangsläufig vollkommen sein – jenseits unserer persönlichen und eingeschränkten Sichtweise. Wir sind davor bewahrt, Unrecht zu tun oder zu erleiden. Unser Ego ist im Frieden.

Wie lange dauert es, seines Selbst gewahr zu werden? Die knappe Antwort lautet: „Sie sind bereits Ihres Selbst gewahr. Sie sind sich dessen nur nicht bewusst." Doch das ist nicht sonderlich hilfreich und kann sogar frustrierend sein, deshalb wollen wir den Verstand besänftigen und im Fluss der Zeit spielen.

Einige Seelen „plumpsen" gleichsam in die Selbst-Bewusstheit. Sie gehen „unerleuchtet" zu Bett und wachen „erleuchtet" wieder auf. Ramana Maharshi, den viele als den bedeutendsten Weisen des 20. Jahrhunderts empfinden, fiel in eine Ohnmacht, in der er zu sterben glaubte. Er wurde ohnmächtig, und als er wieder zu Bewusstsein kam, war er grenzenlose Bewusstheit. Eckhart Tolle erzählt eine ähnliche Geschichte davon, wie er angsterfüllt ohnmächtig wurde und frei von jeglicher Angst, voll Glückseligkeit wieder aufwachte. Diese Menschen sind eher die Ausnahme als die Regel. Die meisten Seelen scheinen sich Zeit zu lassen, dahinzukommen. Es wäre nicht fair, bei Ihnen den Eindruck zu hinterlassen, dass das innere Licht bei allen von uns schlagartig angeht. Im Gegensatz zur Werbung der Motelkette *Motel 6* können wir nicht einfach „das Licht für Sie anlassen". In den meisten Fällen ist das Licht der Selbst-Bewusstheit mit einem Dimmer verbunden, der über einen wahrnehmbaren Zeitraum immer heller wird. Ich muss zugeben, dass das eigentlich eine Illusion ist, aber eine von denen, die für diejenigen unter uns gedacht ist, die in der „Weder-Fisch-noch-Fleisch"-Welt zwischen völliger Unkenntnis und völliger Selbst-Bewusstheit stecken.

Ich persönlich steckte viele Jahre in einer Art Schwebezustand fest. Ich werde ihn Ihnen hier beschreiben, weil Sie vielleicht das Gleiche erleben; und allein das Wissen um das, was Sie gerade durchleben, wird Ihnen schon sehr helfen. Eigentlich ist „feststecken" nicht das richtige Wort. Während Sie sich in dieser verlassenen Welt befinden, fühlen Sie sich feststecken, doch in Wirklichkeit werden Sie sehr rasch der reinen Bewusstheit gewahr. Damit meine ich Folgendes:

Als junger Mann war ich fest davon überzeugt: Wenn ich hart arbeite und die richtigen Dinge tue, dann werde ich schließlich bekommen, was ich will, und danach glücklich und zufrieden leben. Ich rede davon, das Leben großer Sportler, Geschäftsleute, Politiker, Wissenschaftler, Pädagogen oder

Entertainer zu kopieren. Wie jeder andere auf diesem Weg erlebte auch ich häufig Fehlschläge und Enttäuschungen und musste mich ständig selbst überzeugen, dass andere Menschen dieses „Danach-immer-glücklich-und-zufrieden" bereits erreicht hätten und ich das auch könne. Ich hatte das Gefühl, meine Eltern, Lehrer und Freunde könnten sich nicht alle täuschen. Als kleiner Junge wollte ich unbedingt Feuerwehrmann werden. Eines Tages durfte ich als Fünfjähriger bei einer Feier in unserer Nachbarschaft tatsächlich im Feuerwehrauto mitfahren. Wir fuhren wirklich sehr, sehr schnell mit heulender Sirene und Glocke; ich streckte meinen Kopf aus dem Fenster und spürte den Wind im Gesicht, während ich nach dem imaginären brennenden Gebäude Ausschau hielt. In dieser Nacht bekam ich die schlimmsten Ohrenschmerzen meines Lebens (von dem Wind, der mir ins Ohr pfiff) und am nächsten Tag beschloss ich, lieber Bauer zu werden mit Milchkühen und Zeug, das langsam und ruhig wächst …

Früh in unserem Leben denken wir in großen Dimensionen: Profifußballer, Astronaut, Kinostar … Doch wenn wir älter werden und feststellen, dass diese Dinge nicht immer realistisch sind, hängen wir unsere Ziele etwas niedriger. Während wir unseren sechsschüssigen Revolver ölen und unsere Satteltaschen packen auf unserem Weg, Cowboy zu werden, entmutigen uns coolere und versiertere Typen, die aus einem unerschöpflichen Vorrat an praktischen Erfahrungen schöpfen. Sie sind sich sicher, dass wir besser aufgehoben wären als Buchhalter; wir könnten uns vielleicht auf Steuererklärungen von Cowboys spezialisieren. Schon bald schenken wir der Idee glauben und gehen die Sache praktisch an. Dann entscheiden wir: Wirklich wichtig ist nur, genug Geld zu verdienen, damit wir im Ruhestand gut versorgt sind, und dann können wir beginnen, glücklich und zufrieden zu leben.

Die Sache ist nur die, dass jede und jeder von uns einen Platz in diesem vollkommenen Plan hat. Wir haben einzigartige

Talente und Fertigkeiten, und wenn wir sie nicht nutzen, dann haben wir das Gefühl, etwas fehle uns, etwas stimme nicht ganz. Wenn wir uns an die Konventionen halten, dann wächst unsere Unzufriedenheit, bis sie sich als körperlicher oder emotionaler Unfrieden manifestiert. Wir werden krank und „speisen" diese Krankheit in unsere Welt „ein".

Wir sind wie elektrische Leiter, wie Glühbirnen. Wenn der Strom ohne Widerstand durch uns hindurchfließt, leuchten wir hell und lange. Schon die geringste Beeinträchtigung des natürlichen Elektronenflusses erzeugt mehr Hitze und weniger Licht. Reine Bewusstheit ist unser Strom. Die meisten Menschen auf der Welt sind schlechte Leiter der reinen Bewusstheit und erzeugen zwangsläufig Kampf und Unfrieden, und zwar nicht nur für sich selbst, sondern für uns alle. Wie oft haben Sie schon gesehen, dass Menschen den gleichen Fehler immer und immer wieder machten und nicht aus ihren Fehlern lernten? Warum bleibt eine misshandelte Frau bei ihrem Mann oder warum verwenden wir weiterhin fossile Brennstoffe, wenn wir die Technik haben, ohne sie auszukommen? Derzeit wiegt die Disharmonie auf der Welt schwerer als klares Denken und unterstützendes Handeln. Der einfache Grund dafür ist, dass wir abgeschnitten sind. Uns fehlt das freie Fließen des Gewahrseins der reinen Bewusstheit.

Um unsere Analogie von der Glühbirne zu Ende zu führen: Diejenigen von uns, die der reinen Bewusstheit nicht gewahr sind, sind wie Glühbirnen. Wir senden etwas Licht über ein breites Spektrum an Wellenlängen aus und vergeuden dabei viel von unserer Energie als Wärme. Kurz gesagt: Wir sind ein inkohärenter Ausdruck der unendlichen Ordnung im Leben.

Diejenigen von uns, die der reinen Bewusstheit gewahr sind, sind wie Laserlicht. Das Licht eines Lasers ist kohärent. Das heißt, alle Photonen sind phasengleich, in Harmonie miteinander. Statt sich unterschiedlich schnell in alle Richtungen auszubreiten, sind die Photonen des Laserlichts vollständig

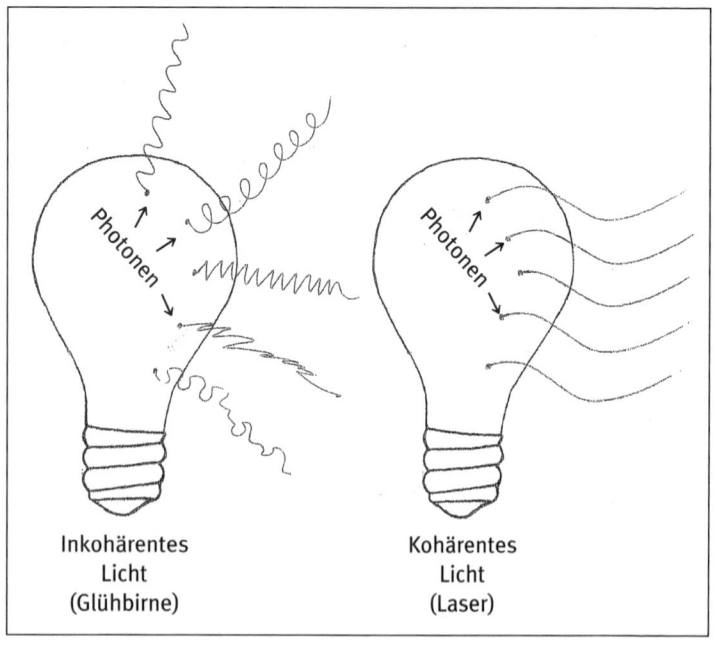

Inkohärentes
Licht
(Glühbirne)

Kohärentes
Licht
(Laser)

Abbildung 2: Analogie „Laserlicht"

im Einklang, wie eine Armee, die im Gleichschritt marschiert. Sie sind sich einig und wirken erstaunlich kraftvoll. Unser laserartiges Bewusstsein ist fein und vollständig in Übereinstimmung mit dem Selbst und der Umgebung. Menschen, die ihres Selbst gewahr sind, erzeugen Harmonie, ohne zu schaden.

Als Kind war ich, wie jeder gesunde Junge, relativ glücklich, kontaktfreudig und begierig, meine Umgebung zu erkunden. Doch mit zehn Jahren erlag ich schon allmählich den praktischen Stimmen meiner Eltern und Lehrer. Es machte mir zunehmend Freude, durch Wissen und Macht Kontrolle auszuüben, und ich fand Beifall, wenn mir das vielversprechend gelang. Jawohl, das würde ein gutes Leben werden und ich würde alles, was ich wollte, bekommen, mit harter Arbeit, mit einem starken Willen und mit Nachdruck! Ich hatte noch nicht erkannt, dass genau die Menschen, die mir das gute Leben versprochen hatten, selbst darum rangen, es für sich zu finden.

Ich lebte damals in Japan und ich ging jeden Abend nach dem Essen in ein Viertel, in dem die Häuser so eng und schief standen wie zu viele Zähne in einem Mund. Ich schlängelte mich da so durch, bis ich fast instinktiv das Dojo fand, in dem ich Judo lernte. Mein Meister gehörte zu den fähigsten Judokas weltweit, doch seine Art zu lehren überstieg noch seine Judofähigkeiten. Eines Abends saß ich nach einer besonders demoralisierenden Erfahrung am Rande der Tatamimatte. Ich hatte eben versucht, einen viel kleineren und jüngeren Gegner niederzukämpfen, und diesen Kampf eindeutig verloren. Ich war gleichzeitig wütend, verlegen und gedemütigt und hatte in meinem Herzen keinen Platz für etwas Heilsames.

Der Meister sah mein Leiden und wählte genau diesen Moment aus, um mich eine „Geist-ist-stärker-als-Materie"-Technik zu lehren. Damit die Technik funktioniert, muss man frei von mentaler Verstrickung sein. In Sekunden flossen Ärger und Frustration aus meinem Geist ab, mein Körper entspannte sich und wurde wachsam. Peinlich war mir nur noch, dass die anderen Jungen Freudentränen in meinen Augen sehen und sie für Tränen der Demütigung halten würden. Als niemand zuschaute, wischte ich mir die Freudentränen am Ärmel meines Judoanzugs ab.

Ich war sofort fasziniert von der Einfachheit dieses Zustandes innerer Stärke. Ich musste nicht arbeiten, planen oder manipulieren. Im Gegenteil, ich brauchte nur das alles loszulassen. Ich verstand nicht ganz, was damals mit mir passiert war, doch ich wusste, dass die laute, konfliktbeladene Welt der Erwachsenen in der Stille meines Herzens nichts bewirken konnte. Ich hatte nicht alle Antworten. Obwohl ich in meiner Kindheit und Jugend viele ähnliche Erfahrungen machte, hielt mich diese einzelne Begebenheit davon ab, den Grundsätzen der Macht ganz zu glauben und zu folgen. Am Rande dieser Tatamimatte fand ich die vergessene Freiheit.

Der äußere und der innere Weg

Zwar wusste ich das damals noch nicht, doch die innere Erfahrung der leeren Fülle in diesem Dojo in Yokohama brachte mich auf einen Weg, der die Art, wie ich mir die Welt vorstellte und sie wahrnahm, auf Jahrzehnte hin verändern sollte. Ich wandte mich ab von dem äußeren, materialistischen Weg der Macht und der Probleme. Ihn tauschte ich ein gegen den sanfteren, inneren Weg des Friedens und ... der Probleme. Ja, das ist richtig, ... der innere und der äußere Weg unterscheiden sich nur in der Richtung. Letztlich sind sie beide Wege mit vielen Schlaglöchern voll Problemen, die einem nur die *Illusion* vermitteln, man bewege sich auf die Auflösung des Leidens zu. Ein Weg mit irgendeiner anderen Bezeichnung ist immer noch ein Weg; und Wege können Sie nicht dahin führen, wo Sie bereits *sind*.

Die meisten von uns richten sich auf eine der beiden offensichtlichen Wegbeschreibungen zur Erfüllung aus. Der erste Weg wird am häufigsten genommen. Es ist der *äußere* Weg hin zu immer Mehr, der Weg der Maßlosigkeit. Dieser Weg befriedigt das Ego, indem er die Speisekarte des Lebens immer stärker erweitert: mehr Geld, mehr Bildung, mehr Freunde, mehr Muskeln, mehr Schönheit, mehr Essen und so weiter. Hier übt sich unser Ego in Maßlosigkeit jeglicher Art, doch das alles antreibende Verlangen dahinter wird nie befriedigt.

Die zweite Richtung hin zu Erfüllung ist der scheinbar innere Weg der Entsagung, der Weg des Weniger. Dieser Weg wird nicht so oft beschritten wie sein böser Zwillingsbruder; der innere Weg ermuntert das Ego, an äußerer Nahrung zu fasten zugunsten schmuckloser, „spiritueller" Praktiken. Hier klammert sich das Ego an die Vorstellung von Opfer und anderen Einschränkungen. Das Alltagsbewusstsein von den äußeren Verlockungen abzuwenden ist ein Merkmal des inneren Weges.

Beide, innerer und äußerer Weg, sind und bleiben *Wege*. Beide sagen uns, dort, wo wir seien, sei es nicht gut genug; und indem wir uns auch nur auf den Weg machten, würden wir mit einem besseren Leben belohnt. Aber ach, beide Wege sind wirkungslos darin, unseren tiefsten Wunsch auszuschalten, nämlich den nach dauerhaftem innerem Frieden. Ein prägnanter und ergreifender alter Text handelt von diesem Problem, nämlich vom Verhaftetsein an einen Weg, oder im Grunde von *jedem* Verhaftetsein; Vers 9 der *Isa-Upanishad*, ungefähr 3000 Jahre alt, teilt uns mit:

„Die der materiellen Welt [dem äußeren Weg] Anhaftenden sind verdammt.

Die der spirituellen Welt [dem inneren Weg] Anhaftenden sind doppelt verdammt. "

Ich weiß, die meisten von uns glauben, übermäßiger materieller Genuss schränke stärker ein als Meditation und ein Studium der heiligen Schriften, wenn es darum geht, das Selbst zu erkennen, doch *Isa-Upanishad* ist da anderer Ansicht. Und zwar aus folgendem Grund:

Ihnen ist wahrscheinlich schon aufgefallen, dass es leichter ist, einen Alkoholiker oder einen Arbeitssüchtigen davon zu überzeugen, dass er sein Leben in Ordnung bringen sollte, als jemanden zu überzeugen, der „spirituell" ist und sich „auf Teufel komm raus" *selbst* vom Leiden befreien will – durch unerschütterliches Praktizieren und Studieren des Heiligen. Alle, die ein äußeres Leben führen, wissen tief im Inneren, dass das nicht funktioniert. Es gelingt ihnen nicht, sich dauerhaft erfüllt zu fühlen, egal, wie erfolgreich sie sind. Egal, wie viele Pommes frites sie gegessen haben, wie viele Autos sie besitzen oder wie viele Menschen sie lieben – sie hören ständig eine leise innere Stimme, die sie antreibt: „Nicht genug, noch nicht erfüllt."

Andererseits ist der spirituelle Aspirant (der Schüler oder Sucher) – ganz gleich, welche Disziplin er befolgt oder welcher Autorität er folgt – davon überzeugt, dass er auf dem vollkommenen Weg zur Befreiung sei. Selbst sein Leiden und die „spirituellen" Fehlschläge werden als Lektionen auf dem Weg interpretiert und als Ermunterung, weiterzumachen. Leiden und Einschränkungen werden oft als Abzeichen des Mutes getragen und als Zeichen der Hingabe zur Schau gestellt. Ja, ein Fehlschlag stärkt nur seine Entschlossenheit und inspiriert ihn zu mehr vom Gleichen. Doch die Himmelstore lassen sich nicht durch reine Willenskraft öffnen. Das veranlasste Jesus zu der Aussage, dass gute Taten allein uns nicht in den Himmel bringen. *Isa-Upanishad* geht noch einen Schritt weiter, wenn sie uns warnt, dass der innere Weg „doppelt verdammt" sei. Es ist fast unmöglich, die Aspiranten von ihrem Glauben abzubringen, dass sie durch verbissene Entschlossenheit und spirituelle Praktiken vollkommene Erlösung erreichen.

„Naja", mögen Sie sagen, „wenn beide Wege, innerer und äußerer, uns nicht befreien können, sind wir dann dazu *verdammt* zu leiden, ‚dank' unseres Egos mit seinem fehlgeleiteten Drang, sich von anderen zu unterscheiden und Bedeutung zu verschaffen?"

Natürlich nicht. Mittlerweile sollten Sie mich kennen: Ich würde Ihnen nichts wegnehmen, wenn ich Ihnen nicht etwas Großartigeres dafür anbieten könnte.

In beiden Fällen werden uns der innere und der äußere Weg an die Tür der Erlösung bringen, aber nicht so, wie wir glauben. Es ist nicht der *Weg*, der das Leiden lindert oder Frieden bringt. Ja, der Weg funktioniert durch *Verneinung*: Erst wenn man innehält auf dem Weg, ist man aufgestellt für den Erfolg. Erfolg entsteht aus der Stille, nicht aus der Bewegung. Lassen Sie uns sehen, wie wir ihn erreichen.

Der äußere, materialistische Weg funktioniert in zwei Fällen: Wenn jemand kläglich darin versagt, sich selbst eine minimale Lebensgrundlage zu verschaffen, dann wird er nach sehr viel Not einfach aufgeben. Das bezeichnet man als „ganz unten ankommen". Die andere Art und Weise, wie der materialistische Weg funktionieren kann, ist die, dass jemand alles bekommt und sich immer noch leer fühlt. Dann ertappt er sich bei der Frage: „Ist das *alles* im Leben?" Beide, völliges Versagen und absoluter Erfolg, sind wertvoll, um inneren Frieden zu finden, weil sie die Illusion erschüttern, dass der *Weg* uns vom Kampf befreien könne. Alle „Reisenden", die irgendwo zwischen diesen beiden Extremen liegen, verlieren sich in der Illusion, das Ziel zu erreichen bedeute das Ende ihrer Qual. Das bezeichnet man als Laufen im „Hamsterrad". Erkennen Sie allmählich den subtilen Wahnsinn, der sich seinen Weg in Ihr Denken gebahnt hat? Machen wir weiter.

Statt auf materiellen Wohlstand zielt der innere Weg auf Selbst-Bewusstheit ab. Das kann ebenfalls funktionieren, doch nur *trotz* dieses Weges. Der Übergang von Unwissen und Ignoranz zu Selbst-Bewusstheit kann viele Jahre dauern. Zumindest war das bisher die allgemeine Meinung. Quantum Entrainment hat da einen kürzeren zeitlichen Ablauf im Sinn. Der innere Weg zum Frieden richtet sich auf Hingabe, Meditation und Gebet, karitatives Handeln, Bibelstudium etc. Falls Sie auf die herkömmliche Art und Weise den „Weg zum Frieden" eingeschlagen haben, dann werden Sie meditieren, leise beten und sich bemühen, einen friedvollen, glückseligen Zustand zu erleben, als Ergebnis der Verbindung mit einem höheren Wesen oder einer höheren Energie. Sie werden dann hoffen, diese innere Ruhe und Führung unbeschädigt in die rohe äußere Welt hinauszutragen. Wenn die innere Führung in der äußeren Welt bedauerlicherweise auf der Strecke bleibt, dann wird das als Versagen gewertet und es werden noch strengere Einschränkungen vorgeschrieben. Dahinter verbirgt sich die Vorstellung, man könne die äußere Welt mit innerem Frieden bezwingen, wenn der eigene Friede nur stark genug sei.

Dieser Ansatz scheint nur gelegentlich und dann nur über einen sehr großen Zeitraum hinweg zu funktionieren. Falls man seines Selbst gewahr wird, dann *trotz*, nicht *wegen* dieses Prozesses. Ein Grund, warum der innere Weg so lange dauert, liegt darin, dass er die Welt mit sich selbst bekriegt. Frieden und göttliche Führung werden zu den Guten mit weißen Hüten; Materialismus und negatives Verhalten wird zu den Schurken in Schwarz. Wo liegt darin die Vollkommenheit? Wann immer Sie zwei Aspekte von etwas haben, können Sie nicht vollkommenen Frieden erfahren. Man kann nicht *eins* sein, indem man trennt und besiegt. Wenn es nur eines gibt, dann muss es im Frieden mit sich selbst sein. Da ist nichts, was seine Einheit bekämpfen könnte. Welchen friedlicheren Zustand könnte es geben als den der Einheit? Außerdem kann es ja nur *ein* „Eines" geben. Reine Bewusstheit ist eins. Wenn unser Alltagsbewusstsein der reinen Bewusstheit gewahr wird, spiegelt diese sich im Geist als ewiger Frieden wider. Der reinen Bewusstheit gewahr zu sein ist nichts anderes als die Erkenntnis, dass das Alltagsbewusstsein reine Bewusstheit ist. Alles, was man dafür tun muss, um der reinen Bewusstheit gewahr zu werden (und infolgedessen des Selbst), ist, mit dem *Versuchen* aufzuhören, mit dem *Tun und Machen* aufzuhören.

Wenn es also darum geht, immerwährenden inneren Frieden zu finden, sind weder der äußere noch der innere Weg besonders geeignet. Und dafür gibt es einen Grund: Man braucht keinen Weg. Ja, einen Weg zu verfolgen ist sogar die Garantie dafür, dass man *nicht* zur Selbst-Bewusstheit gelangt. Falls Sie glauben, Sie müssten irgendwo *hingehen*, um reine Bewusstheit zu erlangen, ja, Sie müssten es überhaupt bekommen, sind Sie schon auf einem Irrweg.

Beide Wege, innerer und äußerer, bedeuten Kampf. Obwohl wir das Gegenteil erlebt haben, glauben wir, Kampf werde sich letztlich auszahlen und uns dauerhaften Frieden bescheren. Frieden kann man nicht auf einem Weg finden oder dadurch, dass man ein Ziel erreicht. Ja, so ist es, das Erreichen eines Ziels bringt keinen Frieden – das ist vielleicht die größte Illusion überhaupt. Sobald wir ein Ziel erreicht haben, richten wir unseren Geist schon auf das nächste, nicht wahr? Nisargadatta Maharaj, ein Philosoph des 20. Jahrhunderts, verwies darauf, dass wir alles, was wir „bekommen", auch verlieren können. Bei dauerhaftem Frieden ist das nicht anders.

„Halt, warten Sie einen Moment", mögen Sie einwenden, „wenn ich jetzt keinen dauerhaften inneren Frieden habe und ich ihn auch durch Bemühen nicht erreichen kann, warum sollte ich es dann überhaupt versuchen?"

Genau das ist es! Sie sollten es nicht „versuchen"! Ja, Sie *können* nicht einmal versuchen, dauerhaften Frieden zu bekommen, weil Sie ihn schon *haben*. Gerade das „Versuchen" löst die Wellen der Verzerrung auf den Wassern des Friedens aus. Verstehen Sie? Wenn Sie innehalten … innehalten … innehalten, ist Frieden da.

Nicht das *Ziel* bringt Frieden, sondern das vorübergehende *Aussetzen* der Anstrengung, nachdem man ein Ziel erreicht hat und bevor man sich einem anderen zuwendet. Es ist diese Pause, die erfrischt, unaufhörlich. Sie ähnelt der Lücke zwischen Ihren Gedanken. In dieser stillen Ruhe ist man im Frieden, wenn auch nur kurz. Wenn man innehält, ist nichts zu tun, braucht man nirgendwo hinzugehen. Alle Last ist von einem genommen. Nur dann sind wir frei von der Illusion, der Weg löse unsere Probleme. Es ist das Ego, das nicht erkennt, dass die Reise zu Ende ist und dass man sie nicht fortzusetzen braucht, das Ego, das den Motor des Geistes wieder anlässt und wieder nach innen oder außen deutet.

Wenn also der materialistische, äußere Weg und der spirituelle, innere Weg nicht funktionieren, sind wir dann auf ewig dazu verdammt, im Meer der Unzufriedenheit um uns zu schlagen? Natürlich nicht, wie könnte ich zulassen, dass Ihnen das widerfährt?

Es gibt einen dritten Weg, der leicht und schnell funktioniert, weil es in Wirklichkeit gar kein Weg ist. Quantum Entrainment ist einzigartig mit seinem Zugang zur Selbst-Bewusstheit. Es ist die „techniklose Technik". QE ist nur erfolgreich, wenn es sich selbst als Technik überflüssig macht und wir am Ende weder eine Neigung noch ein Bedürfnis verspüren, etwas zu probieren.

Das Tolle daran ist: Sie brauchen Ihren bisherigen Weg nicht aufzugeben. Ob Sie nach innen oder nach außen orientiert sind, spielt keine Rolle. Beide Wege werden wunderbar funktionieren, solange Sie Selbst-Bewusstheit hinzufügen. Sie können also die Füße hochlegen und fernsehen oder sich tief in eine Höhle zurückziehen – solange Sie Ihres Selbst gewahr sind, wird jeder Weg Ihnen inneren Frieden durch Selbst-Bewusstheit bringen. Leben Sie so weiter, wie es Ihnen gefällt. Sie brauchen nichts zu ändern. Werden Sie nur Ihres Selbst gewahr und alles wird sich rasch und zu Ihrem größten Nutzen fügen. Das lässt sich auf vielen Wegen erreichen, doch der Quantum-Entrainment-Prozess ist der einfachste und wirksamste „Weg", den ich kenne. Ich glaube, das ist offensichtlich, sonst hätte ich kein ganzes Buch geschrieben, um Ihnen das mitzuteilen.

Ich habe meinen Spaß mit Ihnen, das stimmt. Doch alles, was ich gesagt habe, stimmt auch. Quantum Entrainment *verbindet* eigentlich den inneren mit dem äußeren Weg. Was erleben Sie, wenn Sie sich gleichzeitig nach innen und nach außen wenden? Dann haben Sie *keine* Bewegung, nicht wahr? Beide Richtungen heben sich gegenseitig auf und letztlich sitzen Sie still da. Was ist ein anderes Wort für „Nicht-Bewegung"? Wir haben bereits erörtert, dass die Abwesenheit von Bewegung absoluter Frieden ist. Wie führen wir diese Technik der „Nicht-Bewegung" durch? Das erkläre ich alles in meinem nächsten Buch … Nein, ich mache nur Spaß, ich mache ja nur Spaß! Sie brauchen nur umzublättern und bereit zu sein, diese höchst erstaunliche Technik des „Nicht-Tuns" zu erlernen, den Quantum-Entrainment-Prozess.

6. QE – Bewusstseins-erweiterung der anderen Art

„Beobachten Sie Ihr sich stets wandelndes Leben,
bohren Sie tief hinter die Motive Ihrer Handlungen
und schon bald werden Sie die Blase,
die Sie umgibt, anstechen."

Nisargadatta Maharaj

„Tun kann dich nie zu dem bringen, was du schon bist.
Verfolge die Idee, die das Tun in Gang setzt, zu ihrer
Wurzel. Dort wirst du das Ende der Reise finden,
die nie begonnen wird."

H. W. L. Poonja

Eines möchte ich zunächst unterstreichen: Selbst-Bewusstheit zu entwickeln ist nicht etwa nur ein Prozess (eine Technik, eine Übung), sondern die Aneignung einer Art der Wahrnehmung, einer Sichtweise [engl.: *perception*]. Es ist der Übergang von dem Versuch, Ihre eigene Welt „in Ordnung" zu bringen, zu deren vollständiger *Akzeptanz*. Und denken Sie daran, dieser Wandel vollzieht sich von selbst und ohne Anstrengung. Er findet plötzlich statt, ohne „Versuchen". Wenn Sie QE praktizieren, werden Sie der reinen Bewusstheit gewahr und dann werden Sie Ihres Selbst gewahr. In diesem Moment sind Sie nicht nur mit Ihrem Leben in Harmonie, sondern mit *allen* erschaffenen Dingen und Wesen, die krabbeln, fliegen oder die am Himmel funkeln. Verblüffend, nicht wahr?

Sobald Sie Ihres Selbst gewahr sind, wird kein Problem mehr so groß sein, dass Sie nicht damit fertig würden. Anfangs mögen Sie das noch bezweifeln, doch schon bald werden Sie es sich in den schützenden Armen des Friedens bequem machen, während das Leben ohne Sie tost und tobt. Sie werden anfangen, sich mehr mit der Stille und weniger mit Aktivität zu identifizieren. Sie werden sich wundern, warum sich die Menschen so aufregen, und dann erkennen, dass Sie sich über die gleichen Ereignisse vor gar nicht so langer Zeit auch aufgeregt haben. Sind Sie in Ihrem Selbst zentriert, dann sind Probleme nichts anderes als Lausbuben, die die Grenzen der Konvention überschreiten: Sie sind nicht gut, sie sind nicht schlecht, sie *sind* einfach. Sie *beobachten* das wundersame Walten des Universums, wie es jetzt gerade ist. Es ist genauso, wie es immer war, und doch ganz anders. Jetzt ist es auf immer durchdrungen von der unbeschreiblichen Fülle des Friedens.

Völlige Akzeptanz bringt Sie dahin, wo das Schwert des Leidens Sie nicht treffen kann. Jenseits der Reichweite Ihrer Sinne nehmen Sie Vollkommenheit wahr. Sie *sind* Vollkommenheit. Indem Sie Ihr Selbst entdecken, das still im Herzen jedes erschaffenen Dings schimmert, erfahren Sie Gott. Sie erfahren Ihr Selbst als Gott.

Da gibt es noch mehr, denn es gibt noch mehr als Gott. Gott ist durch seine / ihre Schöpfung definiert, begrenzt. Gott existiert nur, weil die Schöpfung existiert. Jenseits von Gott ist das Nichts, aus dem Gott entstand. Und das Nichts ist absoluter Frieden. Sie brauchen Gott oder das Nichts nicht zu verstehen. Sie brauchen die Einzelstücke Ihres Lebens nicht in den Griff zu bekommen, um Ganzheit zu kennen. Sie brauchen nur dies: Praktizieren Sie Quantum Entrainment und machen Sie mit Ihrem Leben ganz unbefangen weiter. Das ist das einzige Mantra, die einzige Friedenspredigt. Es ist so einfach.

Quantum Entrainment ist ein Prozess, der unsere Wahrnehmung verändert, indem er die Bewegung abschaltet; dadurch werden wir unseres Selbst gewahr. In diesen unbewegten Zustand reiner Bewusstheit führen wir dann unsere Gedanken und die Dinge aus unserer Welt wieder ein. Das ist so, wie wenn Sie den Film Ihres Lebens abschalten und auf die weiße Leinwand schauen, auf der er ablief. Wenn Sie Ihre Lebensgeschichte dann wieder weiterlaufen lassen, sehen Sie sie aus einem anderen, erweiterten, ja, mehr von Mitgefühl geprägten Blickwinkel. Sie werden nach und nach die Beständigkeit der Selbst-Bewusstheit *jenseits* des steinigen Wegs wertschätzen, den Sie als Ihren Lebensweg eingeschlagen haben.

Und ebenfalls mühelos ruft diese neue Art der Wahrnehmung ein Gefühl des Friedens, der Liebe und der Freude hervor. So spiegelt sich die reine Bewusstheit im Geist wider; wie wir es schon erörtert haben. Das ist die Geburt des Selbst und sie fühlt sich gut an, sehr gut. Die guten Gefühle dabei nenne ich „Eu-Gefühle".

Eu-Gefühle

Was ich als „Eu-Gefühl" bezeichne, das ist einzigartig in der ganzen Schöpfung. Es ist die erste Manifestation der Fülle, durch die der Stoff des Kosmos hindurch muss, bevor er etwa zu einem Landhaus wird, zu einem Schmetterling oder zu einem Lavastrom. Ein Eu-Gefühl ist vollkommen sicher. Es ist das Einzige in der Schöpfung, was frei von Einschränkung und Widerspruch ist. Es ist vollkommen offen und fließt ungehindert.

Für unseren Geist (Verstand) ist das Eu-Gefühl wie eine gehaltvolle, dunkle Schokolade, wie eine neue Liebe oder wie ein Raketenflug in den Himmel – und das alles auf einmal. Es ist das erklärte Ziel des Verstandes, Eu-Gefühle zu erkennen. Wenn er sie wahrnimmt, dann sehnt er sich nach nichts mehr. Fest zentriert in der Wahrnehmung eines Eu-Gefühls ist er sicher. Er kann sich seinen Weg bahnen zwischen den Schrecken und Mühen des Lebens und wird immer das Gefühl haben, dass die Mutter zuschaut und mit offenen Armen darauf wartet, ihn zu beschützen und zu trösten.

Was genau ist ein Eu-Gefühl? Gute Frage. Ihr Verstand identifiziert die Eu-Gefühle, die ich meine, etwa als Freude, Frieden, Stille, Ruhe, grenzenlose Liebe, Glückseligkeit, Ekstase oder Ähnliches. Eu-Gefühle sind nicht mit den alltäglichen „Feld-Wald-und-Wiesen"-Emotionen zu verwechseln, die wir in Gestalt von Glücksgefühl, Aufregung, Ärger oder Wut, Trauer, Verliebtsein, Eifersucht, Angst und so weiter erleben. Diese Emotionen bezeichne ich als bedingt oder an Bedingungen geknüpft, weil sie aus den Umständen heraus entstehen, etwa wenn wir Geld bekommen, Geld verlieren, einen geliebten Menschen verlieren, eine neue Stelle bekommen etc.

Bedingte, also an Bedingungen geknüpfte Gefühle werden auch mit der Vergangenheit oder Zukunft assoziiert. Wir ängstigen uns, ärgern und oder freuen uns, wenn wir uns weit zurückliegende Erinnerungen ins Gedächtnis rufen oder solche, die wir vor ein paar Sekunden hatten, oder wenn wir darüber nachdenken, was die Zukunft uns bringen könnte. Die Intensität dieser Emotionen ist ebenfalls bedingt. Die Intensität eines bedingten Gefühls wird sowohl vom bewussten Denken wie vom Unterbewusstsein beeinflusst. Da ist alles ziemlich verwickelt und wir wollen an dieser Stelle nicht näher darauf eingehen. Zum Glück sind Eu-Gefühle ganz und gar einfach und frei von Ursache und Wirkung.

Im Grunde genommen gibt es nur *ein* Eu-Gefühl, das jedoch zu subtil ist, um es mit einem Wort zu definieren. Aber der Verstand muss ja alles benennen. Seinem Wesen entspricht der Wandel. Dieses einzige, subtile Eu-Gefühl erlebt Ihr Verstand in Form unterschiedlicher Aromen oder Farben. Es ist wie das Meer an verschiedenen Tagen: An einem Tag ist es tiefblau, am nächsten grün, dann wieder grau und so weiter.

Dieses eine Eu-Gefühl, das aus der Tiefe des Geistes zurückstrahlt, wird als Frieden oder Freude oder Stille wahrgenommen. Das ursprüngliche Eu-Gefühl ist also eigentlich gar kein „Gefühl". Doch es hinterlässt Eindrücke in unserem Geist, die er als ruhige und wunderschöne Gefühle interpretiert, die die Seele erheben und das leere Herz füllen.

Ich verrate Ihnen ein kleines Geheimnis: Das ursprüngliche Eu-Gefühl ist das Selbst. Ja, Ihr Selbst spiegelt sich in Ihrem Geist als Freude, Liebe oder Frieden wider. Ist das nicht bemerkenswert? Ihr Geist kann Ihr Selbst nicht sehen, genauso wenig, wie Ihre Augen die Sonnenstrahlen sehen können, die dem Meer seine Farbe verleihen. Doch die erste Regung des Selbst im Geist können Sie erkennen: wenn Sie Frieden empfinden.

Sehen Sie die eigentliche Bedeutung dessen? Wenn sich Ihr Selbst in Eu-Gefühlen widerspiegelt, dann ist Ihr Selbst durch und durch gut. Lassen Sie uns diese Perle nicht in den Dreck werfen. Das ist eine tiefgreifende Entdeckung und sie sollte vollständig untersucht werden.

Falls Sie Ihr Selbst für etwas halten, was „da drüben" ist oder am Grunde Ihres Geistes, dann haben Sie noch nicht erkannt, wer, oder genauer: was Sie sind. Sie identifizieren sich immer noch mit Ihrem Körper und Geist. Aber Sie *sind* dieses Eu-Gefühl; nicht weniger. Erinnern Sie sich, das Selbst ist grenzenlos und ewig. Und wir haben soeben festgestellt, dass es durch und durch gut ist und dass sich diese Eigenschaft in unserem Geist widerspiegelt. Nur wenn der Geist das Selbst vergisst, empfinden Körper und/oder Geist Schmerz und leiden. Wenn Sie Ihr Selbst vergessen, gleichen Sie einem König mit Gedächtnisschwund. Und bis Sie Ihr Erinnerungsvermögen wieder erlangen und Ihren Thron zurückgewinnen, werden Sie wie ein Almosenempfänger leben. Aber zum Glück für uns alle ist es zufällig außerordentlich einfach, sich wieder zu erinnern und den Thron wieder in Besitz zu nehmen.

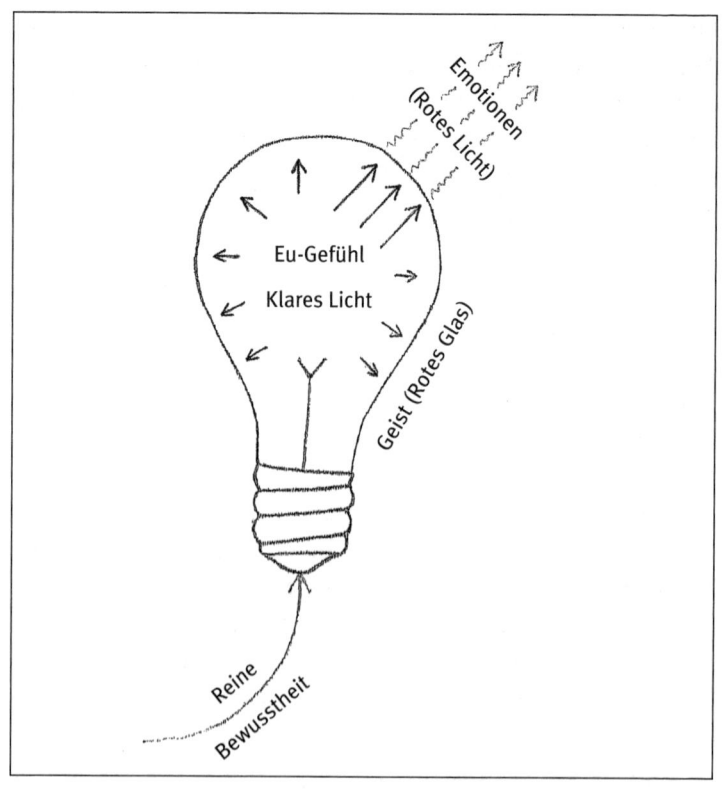

Abbildung 3: Analogie „Glühbirne"

Wenn Ihr Geist eine Glühbirne wäre, dann wäre der elektrische Strom, der in diese Birne hineinfließt, die reine Bewusstheit. Das klare Licht, das der Glühfaden aussendet, wäre das Eu-Gefühl, das nach außen wandert und auf das Glas trifft; dieses stellt den äußeren, individuellen Geist dar. Das grenzenlose Eu-Gefühl-Licht, das durch das Geist-Glas hindurchtritt, wird individualisiert. Hier entstehen die bedingten Gefühle. Wenn das Glas blau wäre, würden Sie eine Depression ausstrahlen. Ärger entspräche vielleicht einer roten Glühbirne, ein Glücksgefühl einer gelben. Wenn das reine Glücksgefühl das Glas der Glühbirne durchdringt, verändert es sich aufgrund der

Einzigartigkeit der Glühbirne. Hier wird das Eu-Gefühl zu Ärger, Melancholie oder Glücksgefühl individualisiert.

Der Punkt ist hier, dass Eu-Gefühle immer rein und klar sind; *immer*. Ganz unabhängig davon, was Sie im Außen fühlen, denken oder tun – in Ihrem Inneren spiegelt sich Ihr Selbst, das Eu-Gefühl klar wider. Wenn jemand Sie nach der Farbe Ihrer Widerspiegelung beurteilen würde, dann würde ihm Ihre schönste Ausdrucksform entgehen – und damit gleichzeitig seine eigene: das Eu-Gefühl.

Quantum Entrainment zu praktizieren belebt den Geist mit Eu-Gefühlen und dadurch wird er automatisch harmonisiert. Von da an strahlt er Harmonie in die Umgebung aus – zum Nutzen aller. Durch QE genießen wir spontan den Geschmack des Eu-Gefühls im jeweiligen Moment, der sich in unserem Geist widerspiegelt. Auch lernen wir, diese innere Reinheit in anderen zu erkennen. Wir schauen hinter die sich widerspiegelnden Unvollkommenheiten und sehen den vibrierenden Frieden und die Stille ihres Eu-Gefühls und wir erkennen dieses als unser eigenes. Auf der Ebene, auf der wir des Eu-Gefühls gewahr sind, sind wir wahrhaft alle eins.

Wie ich Quantum Entrainment entdeckt habe

Nun haben wir lange genug über reine Bewusstheit, über Selbst-Bewusstheit und Eu-Gefühle gesprochen. Es ist an der Zeit, unsere Ärmel hochzukrempeln und … *nichts* zu tun. Quantum Entrainment ist, wie Sie sich erinnern, ein Prozess, der die Bewegung herausnimmt, sodass unsere Wahrnehmung sich von den Alltagssorgen abwendet, um sich bequem auf der reinen Bewusstheit niederzulassen, wie eine flache Muschel auf den Meeresgrund sinkt. Sie werden sich auch erinnern, dass die reine Bewusstheit für den Geist nicht so sonderlich unterhaltsam ist; deshalb langweilt er sich sehr schnell und kehrt zurück zur aktiveren Ebene des Alltagsbewusstseins, wie eine Luftblase vom Meeresboden.

Viele sehr wirksame Heilungstechniken machen genau das – ob bewusst oder nicht. Sie lassen sich in die vollkommene Harmonie reiner Bewusstheit fallen und kehren dann zu einer aktiveren Ebene des Geistes zurück, um zu heilen. Doch genau *das* Bewusstsein, das heilt, nämlich die reine Bewusstheit, verlassen sie wieder und setzen stattdessen einen Heilungsprozess oder ein Heilverfahren in Gang. Der ruhelose Geist, der das reine Bewusstsein nicht interessant genug findet, wendet sich nach außen, hin zu unterhaltsameren Unternehmungen. Welche Wirkung könnten Heilungstechniken erzielen, wenn sie nur eine Möglichkeit fänden, mit der Quelle aller Heilung in Kontakt zu bleiben. Die Heilkraft ihrer Vorgehensweise würde sich enorm steigern. Ein solches Verfahren würde nicht nur bei körperlichen und emotionalen Angelegenheiten gut wirken, sondern könnte eine Blaupause für Heilung in jeder Facette des Lebens darstellen: Spiritualität, Gesellschaft, Erziehung und Bildung, Umwelt, Politik, Körper und Geist … Nun, aufgepasst, halten Sie Ihren Hut fest: Hier ist ein solches Verfahren!

Quantum Entrainment ist genau dieser Prozess. Es ist – und das sage ich in aller Bescheidenheit – ein verblüffender Geniestreich. Ich habe ihn nicht durch herausragende mentale Leistungsfähigkeit entdeckt oder durch scharf geschliffene Beobachtungskünste. (Alle, die mich kennen, werden diesem Punkt schnell zustimmen.) Ganz im Gegenteil; ich entdeckte die „Kunst des Nicht-Versuchens" nach jahrelangem vergeblichem Versuchen (siehe Anhang B). Ich habe auf dem äußeren wie dem inneren Weg völlig versagt. Ich habe beide komplett aufgegeben und genau dann fiel mir auf, dass der vermeintlich verborgene „dritte Weg" die ganze Zeit über leicht zu sehen gewesen wäre.

Als ich mich dem hingab, was war, und nicht versuchte, irgendetwas in Ordnung zu bringen, tat sich der Himmel auf und eine himmlische Sonne schien so hell herunter, dass ich mir eine Sonnenbrille für mein drittes Auge besorgen musste.

Mir ging es „blendend"! Und als ich dieses herrliche Gefühl eingehender untersuchte, verstärkte es sich noch. Für meine Hochstimmung gab es keinen anderen Grund, als dass ich mit dem, was ich tat, aufhörte und nur noch beobachtete, was passierte. Ich versuchte keine Ursache, keinen Grund zu finden für das, was stattfand. Mein Geist war zufrieden, nein ekstatisch, genau da zu sein, wo er war. Sobald ich das Geschehen zu analysieren versuchte, verlor ich mein Gefühl der Freude und der grenzenlosen Präsenz. Deshalb hörte ich mit diesem Versuch auf und mein Eu-Gefühl überflutete mich wieder. Es war alles so einfach und so kraftvoll. Um es mit den Worten Padahastas zu sagen: Es war so einfach, deutlich und eindeutig wie die Frucht in meiner Handfläche.

Innerhalb sehr kurzer Zeit lernte ich, diesen Zustand des Eu-Gefühls beizubehalten, während ich meinen Alltagsbeschäftigungen nachging. Anfangs nur allmählich, dann aber immer stärker konnte ich auch während der dynamischsten Tätigkeiten das Gewahrsein der reinen Bewusstheit und des Eu-Gefühls beibehalten. Jetzt überschatten nur wenige Tätigkeiten meine Wahrnehmung des Eu-Gefühls, und wenn ich es verliere, dann nur für einen kurzen Moment. Dann kommt es unwillkürlich zurück und wir umarmen uns wie liebe, alte Freunde, die wir auch sind.

Quantum Entrainment – der Ablauf

Ich hoffe, Sie sind nun bereit, Quantum Entrainment zu erlernen. *Ich* bin nämlich längst bereit, es Ihnen beizubringen. Auf diesen Moment fiebere ich schon hin, seit ich mit dem Schreiben dieses Buches begann, und ich glaube, ich habe jetzt genug Geduld gezeigt. Sind Sie fertig? Dann legen wir los …

Suchen Sie sich als Vorbereitung einen ruhigen Platz mit einem bequemen Stuhl, wo Familie, Freunde, Haustiere und Telefon Sie ganze 30 Minuten lang nicht stören. Sie können sich diese Anleitung auch von jemandem vorlesen lassen – solange die Person nur liest, was dasteht, und Sie nicht in ein Gespräch verwickelt. Sie können die Anleitung auch aufnehmen und dabei sicherstellen, dass Sie eine Pause machen, wenn Zeit mit geschlossenen Augen verlangt ist. Alles klar? Dann geht's los.

Setzen Sie sich bequem hin und schließen Sie Ihre Augen. Lassen Sie Ihre Gedanken einfach 10 bis 15 Sekunden lang umherschweifen. Beobachten Sie nur, wie Ihre Gedanken kommen und gehen.

Werden Sie sich nun mehr dessen *bewusst*, was Sie denken. Der Inhalt spielt keine Rolle. Achten Sie einfach sehr genau auf alle Gedanken, die über die Leinwand Ihres Geistes „flimmern". Beobachten Sie diese konzentriert und aufmerksam. Das heißt nicht, dass Sie sich *bemühen* und sie *angestrengt* beobachten oder sich auf sie konzentrieren sollten, gar nicht. Seien Sie entspannt mit fokussierter Aufmerksamkeit – wie eine Katze ein Mauseloch beobachtet.

Beobachten Sie Ihre Gedanken gelassen und mit fokussierter Aufmerksamkeit eine oder zwei Minuten lang.

Lesen Sie nicht weiter, solange Sie nicht eine oder zwei Minuten lang Ihre Gedanken genau beobachtet haben. Ich warte so lange …

Gut, sind Sie mit der ein- oder zweiminütigen genauen Beobachtung Ihrer Gedanken fertig? Dann machen wir weiter.

Beim Beobachten werden Sie sicher bemerkt haben, dass Ihre Gedanken praktisch sofort begannen, sich zu beruhigen oder zu verlangsamen, stimmt's? Sie erschienen nicht mehr so laut. Sie wurden zwischendurch schwächer und weniger, Ihr Denken wurde weicher. Denken Sie daran: Was immer Ihre Gedanken machen, ist richtig. Ob Ihre Gedanken lärmend oder ruhig sind, spielt keine Rolle, Ihre Aufgabe besteht darin, der vollkommene Beobachter zu sein. Sie beobachten einfach, was die Gedanken als Nächstes machen. Mehr tun Sie nicht, als mit ruhiger Aufmerksamkeit zu beobachten.

Ist Ihnen zufällig aufgefallen, dass Ihre Gedanken mitunter ganz stillstanden? Als Ihre Gedanken schwächer wurden, haben Sie vielleicht bemerkt, dass sie vergingen und dass Sie nur mit der reinen Bewusstheit allein waren. Toll, nicht wahr? Doch wir fangen gerade erst an.

Merken Sie auch, dass Sie sich nach dem ersten Teil dieser Übung körperlich entspannter und geistig ruhiger fühlen? Das sind die erfreulichen Vorteile, wenn man der reinen Bewusstheit gewahr wird, ob Sie es merken oder nicht. Schon bald werden Sie aus dieser ruhigen, feineren Ebene heraus agieren, selbst wenn Sie im Berufsverkehr unterwegs sind. Doch wir haben noch mehr zu tun, lassen Sie uns also weitermachen.

Schließen Sie Ihre Augen. Beobachten Sie wieder unbefangen, sozusagen mit kindlicher Unschuld und aufmerksam Ihre Gedanken, wie vorhin.

Diesmal wird es wohl schon leichter sein und Sie stellen vielleicht fest, dass sich Ihre Gedanken rasch legen oder ganz aufhören.

Beobachten Sie sie einige Minuten aufmerksam. Achten Sie darauf, wie Sie sich nach zwei oder drei Minuten fühlen.

Ich warte wieder …

Haben Sie während dieser zwei oder drei Minuten eine gewisse Stille oder Ruhe oder Frieden empfunden? Vielleicht auch Freude, Liebe, Mitgefühl, ein Hochgefühl, ein Glücksgefühl oder Ähnliches? Dieses gute Gefühl, das Sie gespürt haben, ist Ihr Eu-Gefühl!

Wenn Sie sich das nächste Mal mit geschlossenen Augen hinsetzen, dann machen Sie bitte Folgendes: Beobachten Sie Ihre Gedanken und warten Sie, bis Ihr Eu-Gefühl in Ihrer Wahrnehmung auftaucht. Denken Sie daran: Ihr Eu-Gefühl kann etwas so Einfaches sein wie Stille oder Ruhe oder etwas so Tiefgreifendes wie Ekstase. Kein Eu-Gefühl ist besser oder schlechter. Welches Eu-Gefühl auch immer auftritt, beobachten Sie es gelassen.

Falls wieder Gedanken auftauchen, beobachten Sie sie ganz unbefangen. Dann werden Ihre Gedanken entweder dem Nicht-Denken weichen, der reinen Bewusstheit oder Ihrem Eu-Gefühl. Was auch immer auftritt – Gedanken, Eu-Gefühl oder reine Bewusstheit –, beobachten Sie es ganz unbefangen und tun Sie nichts anderes. Das ist ganz wichtig: Tun Sie nichts anderes, als Ihre Gedanken zu beobachten und auf Ihr Eu-Gefühl zu warten.

Sobald Sie Ihr Eu-Gefühl wahrnehmen, konzentrieren Sie sich klar und aufmerksam darauf. Bisweilen haben Sie vielleicht weder Gedanken noch ein Eu-Gefühl. Das ist dann reine Bewusstheit. Dann warten Sie einfach in dieser reinen Bewusstheit und Ihr Eu-Gefühl wird wieder auftreten.

Sehen Sie, wie einfach das ist? Ihre Haltung ist immer die gleiche, ganz egal, was sich auf der Leinwand Ihres Geistes zeigt. Sie sind der Beobachter, nicht mehr. *Greifen Sie nie in Ihre Gedanken oder Ihre Eu-Gefühle ein oder versuchen Sie nie, sie zu kontrollieren.* Glauben Sie mir, alles wird für Sie erledigt. Mussten Sie etwas dafür tun, dass Sie sich entspannten oder sich friedvoll fühlten? Nein, das ging alles automatisch. Alles wird für Sie erledigt, von der Weisheit Ihres Eu-Gefühls, sobald Sie seiner gewahr sind. Verkomplizieren Sie es nicht, sonst landen Sie wieder auf dem Pfad des Kämpfens und Leidens.

> Gut, fahren Sie also in dem oben beschriebenen Quantum-Entrainment-Prozess mit geschlossenen Augen fort. Praktizieren Sie ihn diesmal ungefähr fünf Minuten lang. Lassen Sie sich, wenn Sie fertig sind, genug Zeit, um Ihre Augen zu öffnen, und lesen Sie dann weiter …

Wie fühlen Sie sich jetzt? Sind Sie in diesem Moment Ihres Eu-Gefühls gewahr? Raten Sie mal: Ihre Augen sind offen und Sie sind Ihres Eu-Gefühls gewahr. Ist das nicht erstaunlich? Vorhin mussten Sie Ihre Augen schließen und mussten tief in Ihren Geist eintauchen, um es zu finden. Schauen Sie nur, was da passiert ist. Ihr Eu-Gefühl ist Ihnen nach außen in die Aktivität gefolgt. Ist das nicht großartig?

Denken Sie daran: Ihr Eu-Gefühl ist grenzenlos, deshalb ist es immer da. Sie haben es nur den größten Teil Ihres Lebens nicht beachtet. Und Sie werden es wieder ignorieren. Doch indem Sie Quantum Entrainment regelmäßig praktizieren, werden Sie es sofort wiedererlangen. Sie legen gerade den Grundstein für ein Leben, das Sie sich gar nicht vorstellen können. Irgendwann in nicht allzu ferner Zukunft werden Sie plötzlich merken, dass Sie ein Leben in Glückseligkeit führen, jenseits Ihrer kühnsten Erwartungen.

Wir sind jetzt noch nicht ganz fertig. Vielmehr liegt das Beste noch vor uns. Ich würde gern mit dem Quantum-Entrainment-Prozess, wie Sie ihn eben gelernt haben, fortfahren.

Schließen Sie Ihre Augen und beobachten Sie, was über die Leinwand Ihres Geistes fließt. Beobachten Sie das, bis Sie Ihres Eu-Gefühls gewahr werden, und beobachten Sie dann das Eu-Gefühl mit liebevoller Aufmerksamkeit.

Mischen Sie sich nicht ein, sondern schauen Sie tief in Ihr Eu-Gefühl. Falls es sich in ein anderes Eu-Gefühl verwandelt, dann schauen Sie auch das neue genau an. Machen Sie das drei bis fünf Minuten lang.

Wenn Sie den Eindruck haben, es sei an der Zeit, dann öffnen Sie Ihre Augen und fahren Sie mit Quantum Entrainment fort. Sitzen Sie also mit *offenen* Augen da, wobei Sie entspannt vor sich hinschauen, und werden Sie Ihres Eu-Gefühls gewahr. Setzen Sie QE mit offenen Augen fort. Sie werden Gedanken haben, Sie werden ein Eu-Gefühl haben und reine Bewusstheit, alles mit offenen Augen.

Machen Sie eine oder zwei Minuten weiter, stehen Sie dann langsam auf und betrachten Sie einen Gegenstand in der Nähe. Schauen Sie ihn an und werden Sie Ihres Eu-Gefühls gewahr. Schauen Sie dann einen anderen Gegenstand an, während Sie gleichzeitig Ihr Eu-Gefühl beobachten.

Wenn Sie bereit dazu sind, gehen Sie langsam im Raum umher. Spüren Sie, wie sich Ihr Körper bewegt, wie Sie das Gleichgewicht von einem Bein auf das andere verlagern und wie der Boden gegen Ihre Füße „drückt". Wenn Ihr Eu-Gefühl nicht da ist, dann finden Sie es wieder durch einfache Bewusstheit.

Setzen Sie alle Ihre Sinne ein, während Sie langsam im Zimmer umhergehen. Achten Sie auf die Geräusche im Raum, spüren Sie, wie die Luft über Ihre Haut streicht, fahren Sie mit Ihrer Hand über eine Pflanze oder einen anderen Gegenstand, setzen Sie Ihren Tast- und Geschmackssinn ein.

Kehren Sie währenddessen immer wieder zu Ihrem Eu-Gefühl zurück, wenn Sie merken, dass es nicht da ist.

Halten Sie an und werden Sie nur Ihres Eu-Gefühls gewahr; nehmen Sie wahr, wie es sich verstärkt oder in ein anderes Eu-Gefühl verwandelt.

Natürlich verändert es nicht wirklich seine Intensität oder Art. Sie werden nur der unendlichen Manifestationen Ihres Selbst stärker gewahr. Das sind *Sie*, wie Sie gemeint waren: überhaupt nicht in Aktivitäten verstrickt, die das Ego manipuliert und die auf Angst gründen, sondern Sie *sind* einfach mit Ihrem Selbst zusammen. Nichts ist wichtiger oder erfüllender.

Quantum Entrainment – der Ablauf im Überblick

- Setzen Sie sich bequem hin, schließen Sie Ihre Augen und lassen Sie Ihre Gedanken 10 bis 15 Sekunden lang umherschweifen.
- Beobachten Sie Ihre Gedanken ganz unbefangen, sozusagen mit kindlicher Unbefangenheit, wie eine Katze ein Mauseloch beobachtet.
- Mit der Zeit wird der Strom Ihrer Gedanken ruhiger oder langsamer oder er versiegt völlig.
- Beobachten Sie weiterhin ganz ruhig, was auch immer „passiert".
- Schon bald werden Sie ein angenehmes Gefühl empfinden, Ihr Eu-Gefühl.
- Beobachten Sie nun Ihr Eu-Gefühl mit klarer, schlichter Unbefangenheit.
- Es wird stärker werden oder sich in ein anderes Eu-Gefühl verwandeln oder es werden wieder Gedanken auftauchen.
- Was auch immer geschieht, Sie beobachten einfach, wie es sich entwickelt, als würden Sie einen Film anschauen.
- Wenn Sie dann Ihre Augen wieder öffnen, beobachten Sie weiter mit derselben kindlichen Unbefangenheit.
- Gehen Sie langsam im Raum umher und interagieren Sie mit verschiedenen Gegenständen.
- Wenn Sie merken, dass Ihr Eu-Gefühl Ihnen entglitten ist, dann schauen Sie einfach auf das, was Sie gerade fühlen …; beobachten Sie dieses Gefühl eine Weile und fahren Sie dann damit fort, weitere Gegenstände im Raum zu erkunden.

7. QE – Formen der Anwendung

„Wann immer eine Antwort, eine Lösung oder eine kreative Idee benötigt wird, halte einen Moment im Denken inne und richte deine Aufmerksamkeit auf dein inneres Energiefeld."

Eckhart Tolle

„Wenn Sie Ihr Denken anhalten (und dann ausharren), gelangen Sie schließlich in einen Bereich des Bewusstseins unterhalb der oder hinter den Gedanken … und Sie erkennen ein insgesamt gewaltigeres Selbst als das, an das Sie gewöhnt sind."

Edward Carpenter

Die Grundform von QE

Der Ablauf, den Sie soeben gelernt haben, ist die Grundform von Quantum Entrainment. Es ist die Basis aller QE-Anwendungen. Mehr brauchen Sie nicht, um Selbst-Bewusstheit zu erreichen. Doch falls Sie QE in anderen Lebensbereichen anwenden wollen, etwa um Beziehungen zu verbessern oder um körperliche Schmerzen zu lindern, müssen Sie lernen, dieses grundlegende Verfahren auf Alltagssituationen anzuwenden, insbesondere, wenn Sie *andere* dabei unterstützen wollen, die Wirkung Ihrer neu entdeckten Bewusstheit zu genießen. Ich werde die genauere Anwendung von QE in den nachfolgenden Kapiteln erklären. Weil es Freude macht, QE für andere anzuwenden, und weil es so aufregend ist, werde ich Ihnen ein paar allgemeine Regeln an die Hand geben, die Ihre Wahrnehmung für die Welt öffnen.

(Hinweis: Falls Sie sich speziell auf das *Heilen* mit Quantum Entrainment konzentrieren möchten, empfehle ich die Lektüre meines Buches *Quantenheilung*. Es vermittelt Ihnen ein tieferes Verständnis der spezifischen Anwendungen von QE zum Zweck der Heilung.)

Körperliches QE

Wenn Sie QE mit anderen teilen wollen, können Sie das direkt körperlich oder auch über eine kleinere oder größere Entfernung hinweg tun. Direkt am Körper bedeutet: Sie *berühren* Ihren Partner, den „Empfänger"; über eine Entfernung hinweg bedeutet: Sie berühren ihn nicht. Jetzt wollen wir uns ansehen, wie körperliches QE funktioniert. [Das Wort „Partner" steht hier nicht nur für Partner in einer persönlichen Beziehung, sondern für jede Art von Empfängern. Anm. d. Verlags]

> Gehen Sie ruhig auf Ihren Partner zu und teilen Sie ihm mit, dass Sie ihn sanft berühren werden. Sie können ihm auch sagen, dass der ganze Vorgang nur zwischen einigen Sekunden bis zu wenigen Minuten dauern wird. Erklären können Sie ihn etwa so:
> „Ruhe ist der universelle Heiler. Alles braucht Ruhe, um zu heilen. Je tiefer die Ruhe, desto tiefer die Heilung, die stattfindet. Ich habe die Anwendung von QE gelernt, das Ihrem Körper ermöglicht, in sehr kurzer Zeit zu sehr tiefer Ruhe zu finden, sodass tiefe Heilung stattfinden kann."

> Legen Sie nun Ihre Hände auf den Körper Ihres Partners. Ihre Berührung sollte so leicht sein wie die eines Fingers auf einem Augenlid. Reiben Sie bei der Berührung nicht, massieren Sie nicht und bewegen Sie auch Ihre Hände nicht.

Wichtig: Es spielt keine Rolle, *wo* Sie Ihre Hände auflegen. Heilung vollzieht sich selbst dann, wenn Sie Ihr Gegenüber *nicht* berühren. Manche Menschen legen gerne die Hände auf, andere machen QE lieber aus der Entfernung. Vielleicht wegen meines Hintergrundes als Chiropraktiker berühre ich mein Gegenüber gerne, wenn ich kann. Zu meinen Lieblingsstellen gehören Nacken, Stirn, unterer Rücken und oberer Brustkorb. Diese Stellen berühre ich aus Gewohnheit, nicht weil sie die Heilung in besonderer Weise unterstützten – die reine Bewusstheit braucht meine Unterstützung nicht.

> Nehmen Sie einfach mit beiden Händen Kontakt auf und bitten Sie Ihren Partner, nicht zu versuchen, Ihnen irgendwie zu helfen. Sagen Sie ihm: „Lass einfach deine Gedanken schweifen, wohin auch immer."
> Sobald Sie Ihre Hände bestimmt, aber sanft auf den Körper Ihres Partners gelegt haben, führen Sie das Quantum-Entrainment-Verfahren durch. Und dann … nun, das war's schon.

Sie machen nichts anderes als QE. Halten Sie die Wahrnehmung Ihres Eu-Gefühls oder die reine Bewusstheit aufrecht, wie Sie es gelernt haben. Erinnern Sie sich, *Sie selbst* heilen Ihr Gegenüber nicht und erzeugen auch keine Energie, die heilt.

Sie machen nur QE. Es ist so einfach. Während Körper und Geist eine größere Umwandlung vollziehen, *baden Sie* in Glückseligkeit.

Sie können gelegentlich Ihre Hände bewegen, aber nicht zu oft, denn das könnte Ihren Partner verwirren. Ich rate, erst die eine und dann die andere Hand zu bewegen, nicht beide gleichzeitig. Wenn Sie die „Sitzung" beenden, treten Sie einfach zur Seite.

Während der Sitzung fängt Ihr Partner möglicherweise an, wie ein Baum in einer sanften Brise zu schwanken. Stellen Sie sicher, dass er nicht umkippt. QE ist sehr entspannend und sein Körper möchte vielleicht seltsame Haltungen einnehmen, wenn er die körperlichen „Knoten" löst und loslässt, die in den Muskelfasern festsitzen. Seien Sie einfach da, um Ihren Partner zu unterstützen und zu verhindern, dass er hinfällt. Ein Beispiel:

Einmal traf ich einige Freunde bei einer Messe für alternatives Heilen. Dort hatten sie eine Kamera für Kirlianfotografie, die Bilder von den *Aurafarben* der Menschen macht, die die Emotionen darstellen. Eine Frau hatte sich gerade fotografieren lassen und zeigte mir die bunten Blasen und Ballons rund um ihren Kopf und ihre Schultern. Sie fragte mich, was ich tue, und ich erzählte ihr von Quantum Entrainment. Meistens runzeln die Leute als Reaktion darauf rasch die Stirn, dann lächeln sie leer und murmeln etwas wie: „Ach, das ist ja nett."

Diese Frau war da auch nicht anders, deshalb bot ich ihr an, ihr zu *zeigen*, was ich so machte; dabei erwähnte ich auch, dass eine solche Demonstration nur *eine* Minute dauern würde. In dem Moment, als ich sie berührte, kippte sie nach hinten, und wäre ich nicht vorbereitet gewesen, so wäre sie auf den Boden gefallen. Ich ließ sie sanft nach unten gleiten und half ihr wenige Minuten später wieder auf. Sie sagte, es gehe ihr gut.

> Meine Freunde mit besagter Kamera schlugen ihr vor, noch ein Foto machen zu lassen. Diesmal war nur *eine* Farbe zu sehen, ein rein *goldener* Regenbogen von einer Schulter zur anderen! Ich weiß nicht, welche Farben bei mir zu sehen sind, doch meine Freunde und sie schienen diese Veränderung für recht ordentlich zu halten.

Wenn ich nicht da gewesen wäre, um sie aufzufangen, hätte sie sich beim Fallen verletzen können. Das ist ein Extremfall, denn 99 Prozent der Menschen, die QE bekommen, genießen ein sanftes, zartes Schwingen, während ihre Muskeln und Emotionen Stress loslassen.

Fern-QE

Fern-QE ist mehr oder weniger wie körperliches QE, außer dass Sie Ihren Partner nicht berühren. So führen Sie Fern-QE durch:

> Wenn Sie Fern-QE praktizieren, soll sich Ihr Partner ruhig und mit geschlossenen Augen hinsetzen. Erinnern Sie ihn daran, dass er seine Gedanken nach Belieben umherschweifen lassen kann. Teilen Sie ihm mit, wie lange Sie die QE durchführen; nach der Sitzung soll *er* anrufen oder eine E-Mail schreiben.

Lassen Sie *ihn* von sich aus anrufen (sobald es für ihn gut passt), denn vielleicht will er danach erst noch einige Zeit in diesem herrlichen Zustand verweilen oder er schläft ein, auf dass eine tiefere Heilung stattfinden kann. Es ist auch eine gute

Idee, einen Vor- und einen Nachtest durchzuführen, unabhängig davon, ob es sich um ein körperliches oder emotionales Problem handelt. Wie das geht, erfahren Sie im nächsten Abschnitt dieses Buches.

Ich führe Fern-QE-Sitzungen mit Menschen auf der ganzen Welt durch. Manchmal weiß ich überhaupt nichts über die Person, nicht einmal, was sie heilen will, und nicht einmal ihren Namen. QE funktioniert trotzdem. Und zwar deshalb, weil die reine Bewusstheit nicht dumm ist und keine Schwierigkeiten mit der Orientierung hat. Sie weiß, was zu tun ist, weil sie das scheinbare „Problem" selbst hervorgerufen hat; und sie weiß, wohin sie sich wenden muss, weil sie schon da ist! Ich bin nur Zeuge und Beobachter dessen, was stattfindet, auch wenn mein Ego das anders sehen möchte.

Fern-QE macht großen Spaß und ist für den QE-Anwender ebenso wohltuend wie für den Empfänger. Auch hierzu ein Beispiel:

> Meine Frau Martina, Massagetherapeutin für Profisportler, arbeitet sehr hart, um ihre Klienten fit und glücklich zu machen. Nach einer strapaziösen Sitzung mit einem Muskelpaket von Sportler kommt sie schwitzend in mein Büro und sieht mich eine Fernbehandlung mit einem Klienten durchführen. Dabei sitze ich ruhig und in tiefer Glückseligkeit in einem bequemen Polstersessel. Als sie an mir vorbeigeht, höre ich sie schnauben, als wolle sie sagen: „Such dir eine anständige Arbeit!"

Wenn Sie eine gute Vorstellungsgabe haben, können Sie sich auch *ausmalen*, dass sich Ihr Partner mit Ihnen in Ihrem Zimmer aufhält, dass Sie bei ihm im Zimmer sind oder dass Sie sich beide in einem imaginären Lokal auf einen Kaffee und QE treffen. In jedem Fall machen Sie in Ihrer Vorstellung einfach das, was Sie auch dann machen würden, wenn Ihr Partner anwesend wäre. Stellen Sie sich vor, wie Sie auch „leibhaftig" die Sitzung beginnen würden, und praktizieren Sie dann QE. *Was Sie tun, ist nicht wichtig.* Dass Sie QE machen, ist überaus wichtig.

Sie können auch mit einem „Stellvertreter" arbeiten, etwa mit einer Puppe, die für Ihren abwesenden Partner einspringt. Legen Sie der Puppe die Hände auf, als wäre sie Ihr Partner.

Oder Sie können Ihren eigenen Körper als Stellvertreter benutzen. Am einfachsten berühren Sie dafür im Sitzen Ihre Oberschenkel oder eine andere, leicht erreichbare Körperstelle und dann praktizieren Sie QE.

Sie können auch mit Bildern arbeiten oder den Namen Ihres Partners auf ein Blatt Papier schreiben.

Ihr Partnerersatz kann auch eine *andere* Person sein. Arbeiten Sie mit einem Freund, als ob er der Partner wäre, dann werden Sie alle drei „heilen".

Schließlich können Sie auch „Luft-QE" praktizieren, wie ich es nenne: Dann ähneln Sie den „Luftgitarre"-Spielern, die ihre Gitarren zu Hause „vergessen" haben.

Die Requisiten sind unnötig – sie dienen nur Ihrem Verstand als Unterstützung. Lassen Sie sich nicht zu dem Glauben verleiten, Sie bräuchten ein Bild oder müssten die Probleme kennen, an denen Ihr Partner arbeitet. Erinnern Sie sich einfach, dass reine Bewusstheit die richtige Heilung zum richtigen Zeitpunkt und am richtigen Ort manifestieren wird. Sie brauchen nur zuzuschauen.

Erweitertes QE

Das erweiterte QE ist so, wie es der Name sagt:
Statt nur für eine oder zwei Minuten QE zu praktizieren,
führen Sie QE länger durch – bis zu einer Stunde. Meist
wird das erweiterte QE mit Fern-QE kombiniert. Meine
Sitzungen dauern gewöhnlich 20 Minuten.

Erweitertes QE bietet dem Gegenüber (ganz zu schweigen vom Impulsgeber) die Chance, länger mit reiner
Bewusstheit in Kontakt zu sein – dadurch öffnen sich
Körper und Geist für tiefere Heilung. Längere QE-Zeiten
sind besonders hilfreich bei tiefen emotionalen Traumen
und chronischen körperlichen Beschwerden.

Beginnen Sie das erweiterte QE wie eine normale Sitzung. Da hierbei *mehr* Zeit verstreicht, in der Sie in reiner Bewusstheit zentriert bleiben, werden Sie vielleicht
feststellen, dass Ihr Geist weitergleitet und auf den Ebenen feinerer Energie verweilt; vielleicht sehen Sie auch
Muster kreativer Heilkräfte um sich herum kreisen und
fließen.

Hier könnten Sie auch einen großartigen Einblick da-
von bekommen, wie das Universum funktioniert, oder
Lösungen für Probleme auf den gröberen Ebenen des
Alltagslebens finden.

Vielleicht bekommen Sie auch Besuch von „Engeln"
oder „aufgestiegenen Meistern" oder werden anderwei-
tig abgelenkt. *Widerstehen* Sie in diesem Moment dem
Drang, von der reinen Bewusstheit abzuschweifen und
auf vordergründigeren Ebenen mitzuspielen. Ihre Aufgabe ist es, QE zu praktizieren und dabei Ihres Eu-Gefühls und der reinen Bewusstheit gewahr zu bleiben.

Sie werden *mehr* bekommen, als Sie sich je vorstellen können, indem Sie auf den feinsten geistigen Ebenen bleiben, ohne sich dort zu verstricken. Mit den „Engeln" können Sie später spielen, ich verspreche es Ihnen.

Bei allen Formen der QE-Heilung wird sich die Wirkung noch lange nach der Sitzung weiterhin manifestieren. Selbst wenn im Moment nichts zu passieren schien, kann es sein, dass Heilung eingesetzt hat und erst 20 Minuten oder auch 20 Tage später abgeschlossen ist. Oft führe ich unmittelbar nach der Sitzung einen Nachtest durch. Nachdem ich dann eine oder zwei Minuten mit meinem Gegenüber gesprochen habe, teste ich erneut und es ist meist schon eine signifikante Verbesserung eingetreten. Ein Beispiel:

Einmal nahm eine Frau an einem meiner Seminare teil, die schon 30 Jahre lang Ohrensausen hatte. Ich praktizierte ungefähr eine Minute lang QE und es veränderte sich nichts. Vor der Mittagspause bat ich sie, noch einmal ihren Zustand zu überprüfen – immer noch keine Änderung. Am Ende des Tages war es genauso. Drei Tage später rief sie mich an und berichtete, dass ihr Tinnitus beim Aufwachen um 80 Prozent zurückgegangen sei; sie sei außer sich vor Freude.

Deshalb, nur zur Erinnerung: Fixieren Sie sich nicht zu sehr auf bestimmte Ergebnisse. Reine Bewusstheit wirkt immer, aber fast nie genau so, wie wir uns das vorstellen.

Zusammenfassung von Abschnitt I

- Die Hauptfrage, die sich jede und jeder von uns stellen sollte, lautet: „Wie kann ich frei werden von meinem Kontrollbedürfnis?"

- Das Problem ist, dass wir nicht *mehr* brauchen. Wir brauchen *weniger*. Ja, wir brauchen weniger als wenig. Wir brauchen *nichts*.

- Wenn Sie die *Vorstellung* vom Nichts dazunehmen, neben der *Erfahrung* des Nichts, dann übt das eine ganz erstaunliche Wirkung auf uns aus: Es beseitigt das Leiden.

- Das Ego ist immer darauf aus, etwas hinzuzufügen, um seine Existenz zu erweitern. Das Ego erschafft Leiden.

- Das Quantum-Entrainment-Verfahren funktioniert wie eine Subtraktion: Es bietet Ihrem Geist immer weniger und weniger, bis (das) Nichts übrig ist.

- Sie *sind* reine Bewusstheit des Nichts, der Lücke zwischen Gedanken.

- Reine Bewusstheit ist überall, immer.

- Gedanken scheinen spontan aus der reinen Bewusstheit aufzusteigen – außerhalb der Kontrolle unseres Verstandes.

- Frieden erwacht mit der Erkenntnis, dass wir nicht die Kontrolle haben.

- Wenn wir frei von dem Wunsch nach Kontrolle leben, dann erlangen wir nicht nur inneren Frieden, sondern sind auch im Außen erfolgreich.

- Unser Selbst ist einzigartig in der ganzen Schöpfung. Es hat sozusagen einen Fuß in *beiden* Welten: im absoluten Meer reiner Bewusstheit und in den zahlreichen aufgesplitterten Ausdrucksformen des erschaffenen Kosmos. Es ist völlig ungefährlich und zutiefst nährend.

- Unserem Verstand ist es unmöglich, die reine Bewusstheit oder unser Selbst zu verstehen.

- „Wege" vermitteln einem nur die Illusion, man bewege sich auf die Beseitigung des Leidens zu.
- Ein Ziel zu erreichen kann keinen dauerhaften Frieden bescheren.
- Quantum Entrainment führt über das Wahrnehmen und Erkennen der reinen Bewusstheit zum Realisieren der Tatsache, dass sich in Wirklichkeit nichts bewegt. Das Eu-Gefühl ist das Selbst.
- Das Eu-Gefühl spiegelt sich in Geist und Psyche als Freude, Frieden, Stille, Ruhe, als grenzenlose Liebe, Glückseligkeit, Ekstase o. Ä. wider.
- Quantum Entrainment ist Selbst-Bewusstheit, die den Geist in der Freude des Eu-Gefühls verankert.
- Selbst-Bewusstheit (Quantum Entrainment) bereichert das Leben auf jeder Ebene.
- Jede und jeder kann Quantum Entrainment praktizieren. Quantum Entrainment ist sozusagen ein Geburtsrecht jedes Menschen.

Abschnitt II
Quantum Entrainment im Alltagsleben

Überblick

„Auch Pfeile des Hasses wurden nach mir geschossen; sie trafen mich aber nie, weil sie gewissermaßen zu einer anderen Welt gehörten, zu der ich keine Beziehung habe. Ich lebte in jener Einsamkeit, die in der Jugend schmerzlich, in den Jahren der Reife aber köstlich ist."

Albert Einstein

„Zwei Vögel, untrennbare Gefährten, lassen sich auf demselben Baum nieder. Einer frisst die Beeren, der andere schaut zu. Der erste Vogel ist unser individuelles Selbst, das sich von den Freuden und Schmerzen dieser Welt ernährt. Der andere ist das universelle Selbst, das alles still beobachtet."

Nach *Mundaka-Upanishad*

Für die meisten Menschen ist es wie eine Art Offenbarung, Quantum Entrainment kennenzulernen. Denn sie erkennen: Entgegen den Aussagen ihrer Eltern, Lehrer, Freunde, ihrer gesellschaftlichen, spirituellen und politischen Führungspersönlichkeiten brauchen sie nicht ihr ganzes Leben lang hart zu arbeiten, um den Frieden und die Zufriedenheit zu finden, nach denen sie sich sehnen. Im Gegenteil, wer den *konventionellen* inneren oder äußeren Weg beschreitet, stößt sehr oft auf eine Seele, die nach der Unschuld der Kindheit schreit. Die meisten Menschen, die QE zum ersten Mal erleben, staunen über die Einfachheit und die Geschwindigkeit, mit denen tiefe Entspannung und innerer Frieden sich in ihnen ausbreiten, sowie über die äußere Heilung, die QE mit sich bringt. Und genau in dem Moment erkennen sie, dass dieser Frieden schon immer in ihnen war und geduldig darauf wartete, wahrgenommen zu werden. Welch eine ungetrübte Freude, endlich zu erkennen, dass das „himmlische Königreich" in uns selbst ist und wir nichts zu tun brauchen, um es zu erreichen.

In diesem Teil des Buches lernen Sie, Ihre neu entdeckte innere Bewusstheit zu genießen, während Sie Ihren banalen und weniger banalen Alltagsaufgaben nachgehen. Sie lernen, sich das reine Gewahrsein zu vergegenwärtigen, während Sie beispielsweise auf Reisen sind, essen, spazieren gehen, Sex haben, schlafen oder sonst etwas tun. Sie lernen, emotionale Unruhe bei sich selbst und anderen zu besänftigen und die wohltuende Salbe des reinen Gewahrseins aufzutragen, um körperliche Schmerzen und Beschwerden zu lindern und zum Verschwinden zu bringen.

Wenn Sie anfangen, QE zu praktizieren, werden Sie ein Gefühl des Zu-Hause-Seins entwickeln. Das heißt, Sie werden das Gefühl haben, dass die Natur, die Menschen und selbst unbelebte Gegenstände durch das gemeinsame Band des Gewahrseins mit Ihnen verbunden sind. Sie werden feststellen, dass Ihnen von überallher Freundlichkeit entgegenkommt. Ihr Ego wird über sein persönliches Bedürfnis nach Macht hinausgehen und Sie werden sich in die lange abgelehnte Rolle hinein entspannen, einfach ganz Mensch zu sein.

Wenn Sie QE länger praktizieren, werden Ihre Sinne alles immer feiner wahrnehmen und die Dinge werden sich immer weicher anfühlen, gleichsam durchscheinend schimmern, als ob alles lebendig wäre. Und alles ist belebt mit Bewusstheit. Je feiner Ihre Sinne wahrnehmen, desto mehr Freude werden Sie an Stellen entdecken, an denen Sie sie nie gesucht hätten: ein verwelktes Blatt, das sich vom Ast losreißt, um zur Erde zurückzukehren; der schiefe Schritt eines Obdachlosen, der den Randstein hinauftritt, oder die Hitzewellen, die im Berufsverkehr von der Motorhaube Ihres Autos aufsteigen … Es gibt keinen Ort, keine Stelle, an der das reine Gewahrsein *nicht* ist. An je mehr Stellen Sie es entdecken, desto überraschter werden Sie feststellen, dass Ihr Selbst Ihnen da zulächelt.

Dieser Abschnitt II des Buches ist in vier Teile untergliedert: Geistig-seelische Themen, körperliche Themen, Beziehungsthemen und weitere Themen. Das ist eine relativ grobe Einteilung und Überlappungen sind unvermeidlich. Ich empfehle Ihnen, zuerst Kapitel 8 zu lesen. Dieses Kapitel „gibt den Ton an" oder gibt die Richtung vor und enthält zusätzliche Informationen, auf die die nachfolgenden Kapitel Bezug nehmen. Lesen Sie danach ganz nach Belieben in der Reihenfolge, wie die Kapitel Sie interessieren. Ich empfehle Ihnen, jedes Kapitel vollständig zu lesen und dann die entsprechende QE-Übung durchzuführen. Lesen Sie das Kapitel nach einigen Tagen des Praktizierens erneut. So lösen sich Ihre Anstrengung oder irgendwelche Veränderungen leichter wieder auf, die sich vielleicht unbeabsichtigt in Ihre Übungen eingeschlichen haben könnten. Denken Sie daran: Die Wirkung von QE beruht auf seiner Einfachheit. Je mehr Sie hinzufügen oder darüber nachdenken, desto weniger wirkt es. Weniger ist besser, nichts zu tun ist am besten. Sich zu *bemühen* oder es mit Nachdruck zu *versuchen* ist das Gegenteil von QE. Die Grundregel lautet also: Wenn es nicht leicht geht und wenn Sie keine Freude daran haben, dann ist es nicht QE, was Sie da tun.

Sind Sie bereit? Ist es an der Zeit, dass ich aufhöre, zu dozieren und Sie zu nerven? Also, worauf warten Sie dann noch? Blättern Sie um und schlagen Sie ein begeisterndes, aufregendes neues Kapitel in Ihrem Leben auf.

Teil 1
Geistig-seelische Themen

8. Negative Emotionen auflösen

„Wunderbar, Sie haben alle Hoffnung fahren lassen."

Frank Kinslow in *Beyond Happiness*

„Je mehr der Verstand sich abmüht, den Schmerz loszuwerden, desto größer ist der Schmerz."

Eckhart Tolle

Reflexartig drehte ich meinen Kopf in die Richtung, aus der das Geräusch des zerbrechenden Tellers kam, dann schaute ich wieder zu der Frau mittleren Alters, die schräg vor mir saß. Wir saßen an einem marmorierten Tischchen in einem dieser schicken Cafés. Es war eine Insel der Gelassenheit, voll von Menschen, die mitten am Vormittag aus einer chaotischen Welt ausbrachen.

Die Dame war eine Freundin, die sich einige Wochen in Sarasota aufhielt, um wohltuende Wintersonne zu tanken. Sie erzählte mir von ihren Kindern, ihrer Arbeit und den körperlichen Beschwerden, mit denen sie sich herumschlug. Sie stellte ihre Tasse ab und als sie ihren Blick hob, war das Funkeln aus ihren Augen verschwunden, das da kurz vorher noch zu sehen gewesen war. Als sie das Schweigen brach, war ihre Stimme gedämpft, ihre Stimmung nachdenklich.

Mit deutlicher Betroffenheit sagte sie: „Du hast gesagt, um inneren Frieden zu erleben, müssten wir unsere Hoffnung aufgeben. Doch Hoffnung ist alles, was ich habe, in Bezug auf meinen Diabetes. Wenn ich die Hoffnung aufgeben sollte, dann hätte ich nichts mehr."

„Was ist verkehrt an ‚nichts'?", fragte ich. Sie schaute mich ungläubig an. „Wenn ich nichts habe, … dann verliere ich meine Identität. Schon wenn ich daran denke, fühle ich mich leer, verlassen."

Sie schien vor meinen Augen zusammenzuschrumpfen, als würde sie in sich zusammensinken. „Die Hoffnung aufzugeben bedeutet, das Leben aufzugeben!", sagte sie.

„Lass uns ein kleines Experiment machen, ja?", ermunterte ich sie. „Aber du musst mir vertrauen; tu genau das, worum ich dich bitte." Zögerlich stimmte sie zu. Ich bat sie, ihre Augen zu schließen. Sie legte beide Hände auf den Tisch und verschränkte ihre Finger, während sie ihre zuckenden Augenlider schloss. Hinter den Lidern huschten ihre Augen umher, nicht bereit, sich der nun herrschenden Dunkelheit hinzugeben.

Ich sagte: „Lass deine Hoffnung los. Lass nichts an ihre Stelle treten. Was spürst du?" Nach einigen unbehaglichen Sekunden protestierte sie: „Ich habe Angst, bin verunsichert …, ich fühle mich sehr unwohl. Das gefällt mir nicht."

„Bleib dabei," ermutigte ich sie, „welche Emotion herrscht vor?" – „Angst", antwortete sie ruhig. Sanft wies ich sie an: „Statt dich von deiner Angst abzuwenden, schau sie genau an. Nimm deine Angst ganz genau wahr. Während du sie beobachtest, wird sie sich verändern."

„Was passiert jetzt mit deiner Angst, während du beobachtest?", wollte ich wissen. – „Zuerst wurde sie stärker. Ich wollte meine Augen aufmachen; jetzt ist sie wie ein fahler Schatten. Es ist, als wäre meine Bewusstheit wie die Sonne und als löste die Angst sich auf wie Nebel." – „Mach weiter", forderte ich sie auf.

Kurz darauf merkte ich, dass sie anders atmete, und fragte: „Was siehst du jetzt?" – „Nichts", war ihre Antwort.

„Verspürst du Angst?" – „Nein, ich fühle nichts", entgegnete sie.

„Achte genauso auf das Nichts, wie du auf die Angst geachtet hast. Was fühlst du?" – „Ich empfinde Frieden, bin völlig erfüllt von Frieden", antwortete sie etwas überrascht.

Ihr Körper war entspannt und ihr Gesicht strahlte. Ihre Augenlider zuckten nicht mehr, ihre Augen waren ruhig. Sie hatten wohl gefunden, was sie gesucht hatten. Ich bat sie, ihre Augen wieder zu öffnen, und dabei verzogen sich ihre Lippen zu einem breiten Lächeln. Sie fragte mich: „Was ist da gerade passiert?"

Angst ist ein Schatten, der andere Schatten erzeugt, etwa Besorgnis, Schrecken oder Reue. Schatten werden im Unterbewusstsein dunkler, wenn unser Bewusstsein sich von ihnen abwendet. Hoffnung lenkt den Geist von der Gegenwart ab, in der Frieden herrscht, und verleitet ihn dazu, über die Zukunft zu sinnieren. Hoffnung ist, genau wie die Zukunft, eine Illusion. Hoffnung hängt ebenso wie Glücksgefühle von Bedingungen ab. Frieden ist nicht an Bedingungen geknüpft und immer da. Nicht an Bedingungen geknüpft bedeutet, er ist frei von Dingen, Vorstellungen und Emotionen; frei vom Kampf der Gegensätze, von diesem Richtig oder Falsch, von Geburt und Tod. Das Nichts ist ebenfalls nicht an Bedingungen geknüpft und hat kein Gegenteil. Aus dem Nichts entsteht Frieden. Wir fürchten das Nichts nicht wirklich. Wir haben Angst vor der *Vorstellung* des Nichts.

Frieden ist die Kinoleinwand, auf die diese Schatten geworfen werden, damit sie die Illusion des Lebens hervorrufen. Bei ruhiger Innenschau werden Sie das Phantom der Angst und ihre gespenstischen Abkömmlinge durchschauen und den Frieden sehen, der unmittelbar dahinter strahlt. Frieden ist im

Hintergrund immer da, wie eine liebende Mutter, die ihrem Kind beim Spielen zuschaut.

Wir sprachen über vieles an diesem Morgen und schon bald mussten wir uns voneinander verabschieden. Wir standen auf und schauten uns in dem immer noch gut besuchten Café um.

Ich sagte: „Du hast immer noch Diabetes, doch ohne Hoffnung wirst du im Frieden damit sein."

Meine Freundin schenkte mir ein breites Lächeln und umarmte mich innig. Dann drehten wir uns um und traten durch die Glastür in das Chaos auf der anderen Seite.

Selbst in einem vollen Restaurant kann also auch ein „blutiger Anfänger" der reinen Bewusstheit gewahr werden. Warum? Weil das der natürlichste Zustand des Menschen ist. Sagt das etwas darüber aus, wie die meisten von uns ihr Leben leben? Wir sind von unserem Weg abgekommen, doch die reine Bewusstheit ist der heimische Leuchtturm, der von allen erschaffenen Dingen Frieden ausstrahlen lässt.

In der Begegnung im Café war die Angst der Leuchtturm. Angst ist Frieden. Sie haben richtig gelesen: Frieden ruht in allen Emotionen, den negativen wie den positiven. Üblicherweise wenden wir uns von der Negativität ab und suchen Erleichterung im Positiven. So ist das Leben nun einmal. Doch wenn wir uns abwenden von einer negativen Emotion wie Angst, wie Ärger, Trauer, Besorgtheit oder Schuldgefühl, dann bewirken wir im Grunde, dass diese Emotion stärker wird und länger anhält. Ich weiß, das klingt völlig entgegengesetzt zu dem, was wir intuitiv wahrnehmen, doch wenn wir eine destruktive Emotion loslassen wollen, dann dürfen wir sie nicht ignorieren oder vor ihr davonlaufen. Umgekehrt erklären wir ihr auch nicht den Krieg. Das würde sie nur festschreiben und dafür sorgen, dass sie auch in den kommenden Jahren zuverlässig auftritt.

Was können wir also tun? Wie können wir die negative Kraft neutralisieren, die diese Emotion auf uns ausübt? Mit einem einzigen Geniestreich können wir den negativen Einfluss von Emotionen reduzieren, so, wie wir die Luft aus einem Ballon entweichen lassen. Wir wenden uns weder von ihr ab, noch bekämpfen wir sie. Wir nehmen den Standpunkt der neutralen Beobachtung ein, allerdings mit einem wichtigen Zusatz: Wir beobachten sie von der sicheren Warte unseres Selbst aus. Eingehüllt in eine Decke aus Glückseligkeit, ist unsere Psyche geschützt vor emotionalen Traumen.

Keine Negativität kann in einen Geist eindringen, das ganz im Selbst ruht. Das ist unmöglich. Zweifeln Sie daran? Nun, dann wollen wir die Probe aufs Exempel machen.

Setzen Sie sich bequem auf einen Stuhl und schließen Sie Ihre Augen. Falls Sie in Ihrem Leben massive emotionale Traumen erlebt haben, könnte es besser sein, dieses erste Mal an einem kleineren Problem zu arbeiten. Zu den großen kommen Sie noch früh genug und Sie werden sich *gerne* damit beschäftigen.

Rufen Sie sich nun eine negative Situation oder Erinnerung ins Gedächtnis. Es kann eine neuere sein oder eine aus der Kindheit; das spielt überhaupt keine Rolle. Achten Sie auf die Emotion, die mit der Situation einhergeht. Lassen Sie sie in Ihrem Inneren so intensiv werden, wie es nur geht.

Sobald die Emotion ihren Höhepunkt erreicht hat, stufen Sie sie auf einer Skala von 0 bis 10 ein; 10 bedeutet dabei „absolut unerträglich". Sobald Sie eine Zahl haben, die die Stärke der Emotion wiedergibt, lassen Sie die Erinnerung los!

Praktizieren Sie nun QE. Beobachten Sie mit kindlicher Unschuld Ihre Gedanken, wie Sie es im ersten Abschnitt

---

dieses Buches gelernt haben. Denken Sie daran: Auch Emotionen sind Gedanken.

Beobachten Sie, wie Ihre Gedanken / Emotionen ruhiger werden und in ihrer Intensität nachzulassen beginnen. Nehmen Sie wahr, wie sie allesamt verschwinden und Ihr Eu-Gefühl hervorrufen. Bestimmen Sie Ihr Eu-Gefühl und verfolgen Sie, wie es sich wieder in Gedanken verwandelt oder in andere Eu-Gefühle oder wie es verschwindet.

Machen Sie das eine, zwei oder drei Minuten lang. Sie werden wissen, wann es Zeit ist, aufzuhören. Rufen Sie sich dann noch einmal die verletzende Begebenheit oder die Erinnerung wie vorhin ins Gedächtnis und stufen Sie sie auf der Skala von 0 bis 10 ein.

Sie werden feststellen, dass der negative Einfluss der Erinnerung erheblich zurückgegangen oder vollständig verschwunden ist. Die häufigste Reaktion darauf ist: „Ich kann die Emotion, die mit dieser Erinnerung einhergeht, nicht einmal mehr hervorrufen!" Negative Emotionen sind wie Schatten, die in Ihnen stärker werden, wenn Sie sie bekämpfen oder sich von Ihnen abwenden. QE ist wie ein Licht, das mit einem Dimmer verbunden ist. Wenn man in einem dunklen Raum dieses Licht einschaltet, werden die Schatten immer heller und verschwinden. Wenn das Licht der reinen Bewusstheit im Geist zunimmt, lösen sich verletzende Emotionen auf wie harmlose Schreckgespenster – und das sind sie auch! Ein von QE erleuchteter Geist wird hell, aufgeweckt und froh gesinnt.

Wutausbrüche

Natürlich haben wir eben eine negative Emotion *in einer sicheren Umgebung* „neutralisiert". Doch was passiert, wenn Emotionen wie Wut von uns Besitz ergreifen und uns außer Kontrolle geraten lassen? QE-Anwender sind schließlich auch nur Menschen. Ja, sie sind viel menschlicher, als sie es vor ihrer Wiederbegegnung mit ihrem Selbst waren. Menschsein bedeutet hier, die ganze Bandbreite der Emotionen zu erleben, während man seines Selbst gewahr ist.

Sie mögen einwenden, das sei doch ein Widerspruch. Wie kann man seines Selbst gewahr und gleichzeitig wütend oder traurig sein?

Gute Frage. Erinnern Sie sich daran, dass wir über den Heiligen sprachen, der nur langsam geht und langsam spricht und damit nur *einen* Aspekt des Heiligseins lebt? Heilige kommen in allen möglichen Verkleidungen daher, ebenso wie diejenigen, die ihr Selbst *nicht* erkennen. Beginnen Sie, sich selbst als Heilige oder Heiligen zu betrachten, zumindest dann, wenn Sie Ihres Selbst gewahr sind. Wenn Sie Ihres Selbst gewahr sind, sind Sie heilig; also versuchen Sie nicht, sich das auszureden!

Auch wenn Sie sich Ihres Selbst voll und ganz gewahr sind, haben Sie immer noch Emotionen, Neigungen und Abneigungen, Vorlieben und Sehnsüchte, doch sie sind wie leuchtende Punkte auf dem Radarschirm, wie ein Kräuseln auf dem Meer reiner Bewusstheit.

Die Frage lautet: Was ist zu tun, wenn Sie vorübergehend Ihr Selbst vergessen haben und von einer Emotion wie Traurigkeit oder Wut überschattet werden? Was können Sie tun, wenn Wut Sie überkommt? – Nichts. Wenn sie Sie hitzig im Griff hat, dann werden Sie gar nichts machen können, bis sich ihr Griff ein wenig lockert. Sie können die Dinge nur verschlimmern, wenn Sie versuchen, Ihrer Wut Einhalt zu gebieten, oder wenn Sie sich deshalb schuldig fühlen. Auch damit können Sie diese

Gefühle nicht unterbinden, wenn die gerade erst ihren Siede-punkt erreichen.

Immer, wenn eine Emotion Sie überwältigt, kämpfen Sie nicht dagegen an, sondern beobachten Sie sie nur. Die Räder der Wut, Angst oder Reue drehen sich machtvoll, doch das reine Beobachten wird sie rascher verlangsamen als alles andere, was Sie unternehmen können. Das ist, wie wenn Sie von einem Gewitter überrascht werden: Bleiben Sie einfach da, wo Sie sind, und warten Sie, bis die Wolken wieder aufreißen. Sobald sich das emotionale Gewitter zu verziehen beginnt, können Sie wieder QE praktizieren und die Emotionswolken werden sich auflösen wie Dunst in der Mittagssonne.

Wenn Sie QE regelmäßig praktizieren, werden emotionale Traumen in ihrer Stärke und Häufigkeit stark nachlassen. Im Laufe der Zeit werden Sie – wie der Dalai Lama – feststellen, dass die wütenden Wellen eines emotionalen Sturms zu einem bloßen Kräuseln auf einem ruhigen Teich werden.

So können Sie anderen helfen

Sie werden über sich selbst staunen, wenn Sie QE bei anderen anwenden, die emotionalen Unfrieden empfinden. QE nimmt die Emotion aus dem Trauma, sodass nur noch ein schwacher Impuls bleibt, der erkennen lässt, wo vorher Leiden herrschte. So können Sie QE einsetzen, um anderen bei einer emotionalen Aufregung zu helfen:

Ihr Gegenüber soll die Augen schließen, wie Sie es auch selbst getan haben, dann die Emotion so stark werden lassen, wie nur möglich, und sie auf der Skala von 0 bis 10 einstufen.

Es spielt keine Rolle, ob Sie den weiteren Prozess im Stehen oder Sitzen durchführen. Berühren Sie Ihren Partner

mit Ihren Händen. Es spielt auch keine Rolle, *wo* Sie ihn berühren und ob Sie das mit Ihren Fingerspitzen, den Handflächen oder dem Handrücken tun. (Ich nehme gern meine Handflächen und Finger. Und ich lege meine Hände gern am Nacken auf, am dem unteren Rücken, an der Stirn oder oben am Brustkorb. Das liegt nur daran, dass es mir mittlerweile so zur Gewohnheit geworden ist; auf die Wirkung hat das absolut keinen Einfluss.)
Praktizieren Sie QE also in einer Weise, die sich für Sie und Ihr Gegenüber gut anfühlt, belassen Sie Ihre Hände zwei bis fünf Minuten an der betreffenden Stelle und lassen Sie Ihren Partner dann erneut einstufen. Wenn Sie über eine große Entfernung arbeiten, dann bitten Sie ihn, nach dem Ende der Sitzung nachzutesten.

Emotionales QE ist *dann* besonders effektiv, wenn Sie es in Form des *erweiterten* QE anwenden. Verlängern Sie also die Zeit und stellen Sie sicher, dass Ihr Partner mehr Zeit hat, um von der tiefen Ruhe des QE wieder in seinen aktiven Arbeitstag zurückzukehren.

Zum Thema Intention oder Absicht

In letzter Zeit fand das Thema Intention oder Absicht großes Interesse, besonders im Zusammenhang mit Techniken des energetischen Heilens. Manche betonen, die Intention sei von größter Bedeutung und sollte deshalb sehr präzise sein. Andere sagen, Intentionen müssten frei von Angst und voller Liebe formuliert sein. Um die Absicht herum kann es viele Regeln und Einschränkungen geben. So kann es dazu kommen, dass es ebenso viele Regeln wie Absichtsformulierungen gibt, sodass man schon ausgesprochen besorgt ist, ob man es jetzt auch richtig macht. Auch scheint es, als müsse die Intention umso präziser sein, je stärker die Heiltechnik auf Kontrolle basiert.

Wenn Sie sich beispielsweise ein neues Haus wünschen, dann werden Sie vielleicht gebeten, sich Ihr Wunschhaus bis ins winzigste Detail vorzustellen, bis hin zur Farbe der Lichtschalter und zum Quietschen des Gartentürchens.

Oft fragen mich Menschen, die Techniken anwenden, die mit Intentionen arbeiten, wie die QE-Absicht strukturiert sein solle. Die Antwort ist einfach: Die Intention ist impliziert. Das heißt, dass entweder Sie oder Ihr Gegenüber die Antwort liefern, indem Sie einfach *wissen*, was in Ordnung kommen soll. Wenn der Partner zu Ihnen kommt und sagt: „Mein Knie tut weh", dann ist Ihnen beiden doch ziemlich klar, dass der Schmerz vergehen soll. Das ist die Absicht: einfach, kurz und unaufdringlich. Sie braucht nicht mehr zu sein als ein flüchtiger „Schmerz-weg"-Gedanke.

Da QE keine energetische Heilmethode ist, brauchen wir uns über die Absicht nicht übermäßig Gedanken zu machen. Ja, wir brauchen nicht einmal zu wissen, welches Problem unserem Partner zusetzt. Das ist besonders offensichtlich, wenn wir mit QE an *Emotionen* arbeiten.

QE ist keine energetische Technik, aber es „erzeugt" Energie, sonst würde weder Heilung stattfinden noch würden sich unsere finanzielle Situation und unsere Beziehungen verbessern. Tatsache ist, dass QE-Anwender nicht auf der energetischen Ebene arbeiten; ja, sie „arbeiten" *überhaupt nicht*, sobald der QE-Prozess in Gang gesetzt ist.

Wenn Sie durch ein fremdes Gebiet fahren wollen, müssen Sie sehr genau aufpassen. Sie müssen die Fahrt selbst planen und sicherstellen, dass Sie genügend Sprit haben und das Auto fahrtüchtig ist. Zu Beginn der Fahrt müssen Sie auf die Zeit, das Wetter, den Verkehr, die Straßenschilder und Wegweiser achten, wenn Sie sich nicht auskennen. Sie können sich natürlich auch ein Taxi nehmen, in dem Sie auf dem Rücksitz die Fahrt genießen. Reine Bewusstheit ist unser Taxi. Sie weiß, wohin wir wollen und wie sie uns am besten dorthinbringt.

9. Kreativität fördern – Kreativitätsblockaden überwinden

„Viele Menschen glauben, sie dächten, während sie in Wirklichkeit nur ihre Vorurteile neu ordnen."

William James

„Wir kennen unser eigenes Schicksal nicht besser als ein Teeblatt das Schicksal der East India Company."

Douglas Adams

Weiß irgendjemand, woher Ideen und Vorstellungen kommen? – Darf ich einen kleinen Hinweis geben? Ideen sind Gedanken, nicht wahr? Und Gedanken kommen – richtig – aus dem reinen Gewahrsein. Das bedeutet also, dass Ideen aus dem reinen Gewahrsein kommen. Ideen sind eine Form von Kreativität, deshalb müssen sie notwendigerweise aus der Quelle aller Schöpfung kommen. Natürlich wäre es gut, näher an das reine Gewahrsein heranzukommen, wenn wir kreativer werden wollen.

So seltsam es anfangs auch klingen mag – *weniger* Handeln (also Ruhe) ist das „Sprungbrett" zum Handeln. Dieses Prinzip sehen wir überall um uns herum wirken, doch gewöhnlich konzentrieren wir uns nur auf den Aspekt des Handelns. Dazu einige Beispiele: Wir schlafen und *danach* sind wir aktiv. Unser Herz schlägt *nach* seiner Ruhephase, unser Augen gehen auf und zu und zwischen Aus- und Einatmen gibt es eine Pause. Überall können wir diesen Rhythmus, diesen Wechsel beobachten … Die Erde ruht im Winter und ich frage mich, ob das sich ausdehnende Universum eines Tages umkehrt und sich wieder in vollständige reine Bewusstheit zusammenzieht.

Ein anderes Prinzip von Ruhe und Aktivität liegt auf der Hand: Je tiefer die Ruhe, desto energiegeladener das Handeln. Das offenkundigste Beispiel dafür ist der Schlaf. Schlafen wir leicht und unruhig, dann sind wir am nächsten Tag nicht besonders leistungsfähig. Wir können dieses Prinzip auch im Sinne der Richtung interpretieren, dann sagen wir: Wenn wir einen Einfluss in eine bestimmte Richtung ausüben wollen, dann müssen wir zuerst in die Gegenrichtung gehen. So sehen wir normalerweise das Leben nicht, doch beim einfachen Betrachten werden erkennen, dass das offenkundig ist.

Was machen Sie zuerst, wenn Sie beispielsweise von dem Stuhl aufstehen wollen, auf dem Sie sitzen? Sie drücken Ihre Hände und Füße nach unten, um aufzustehen, nicht wahr? Wenn Sie einen Wolkenkratzer bauen wollen, beginnen Sie damit, ein tiefes Loch zu graben. Wenn Sie einen Nagel einschlagen wollen, dann holen Sie mit dem Hammer erst in die Gegenrichtung aus. Wenn Sie mit einem Pfeil eine Zielscheibe treffen wollen, dann müssen Sie den Bogen erst in die andere Richtung spannen.

Wenn Sie also einen höheren Wolkenkratzer bauen wollen, einen Nagel tiefer einschlagen oder einen Pfeil weiter schießen wollen, dann müssen Sie ein tieferes Loch graben, den Hammer höher heben und den Pfeil weiter zurückziehen. Sie können sich leicht ausmalen, was passieren würde, wenn das Fundament für ein zwanzigstöckiges Gebäude nur drei Meter tief wäre …

Reine Bewusstheit ist die größtmögliche Ruhe. Reine Bewusstheit wahrzunehmen wird also das energischste Handeln ermöglichen. Reine Bewusstheit ist in der jeglichem Handeln entgegengesetzten Richtung zu finden. Erinnern Sie sich: Reine Bewusstheit ist Nicht-Handeln, deshalb ist sie immer *weniger* als jegliche Aktivität, der Sie nachgehen. Die größtmögliche Ruhe und das dynamischste Handeln kommen daher, dass man der reinen Bewusstheit gewahr ist.

Das liegt alles auf der Hand und entspricht unserer Intuition, doch wie es scheint, vergessen wir dieses Prinzip völlig, wenn es um Kreativität geht. In der Regel tuckert unser Verstand sehr aktiv umher. Wir feuern einen Gedanken nach dem anderen ab, Tag für Tag, Jahr für Jahr, bis sich unser Körper-Geist-System wieder ins Meer reiner Bewusstheit auflöst, aus dem es geboren wurde. Unser ganzes Leben lang schenken wir der reinen Bewusstheit wenig Aufmerksamkeit und noch weniger Anerkennung für ihren Beitrag zur Kreativität; doch ohne sie gibt es keine Kreativität und kein Kreieren.

Kreativer werden wir auf die gleiche Weise, wie wenn wir einen Pfeil abschießen: Dafür ziehen wir den Pfeil zurück, zurück, zurück – bis der Bogen ganz gespannt und zur Ruhe gekommen ist. An diesem Punkt ist der Pfeil völlig unbewegt, aber ganz Potenzial. Was muss der Schütze jetzt tun, um mit dem Pfeil die Zielscheibe zu treffen? Er muss nur zielen, loslassen und sich entspannen. Sobald der Pfeil ganz zurückgezogen, in Ruhe und auf das Ziel ausgerichtet ist, wirken alle physikalischen Kräfte zusammen dafür, dass er geradewegs ins Herz der Zielscheibe fliegt.

Kreative Ideen entspringen dem Bewusstsein eines Geistes der ganz gespannt ist und gleichzeitig in reiner Bewusstheit ruht. Das Alltagsbewusstsein eines chaotischen Geistes ist nur wenig gespannt, deshalb sind die ihm entspringenden Gedanken und seine Aktivitäten schwach. Wir brauchen nicht weit umherzuschauen, um zu erkennen, wie sinnlos, irrational und verletzend unser Handeln oftmals ist. Aus einem chaotischen Geist heraus zu handeln ist so, als würde man einen Pfeil nur wenige Zentimeter zurückziehen und dann loslassen: Der Pfeil fällt in der Nähe der Füße des erfolglosen Schützen kläglich zu Boden.

Im College besuchte ich einmal zusammen mit meinem Freund Don einen Kurs im Bogenschießen. Er hatte so seine Schwierigkeiten mit der Feinmotorik, die das Bogenschießen erfordert. Der Kursleiter, ein Basketballtrainer kurz vor dem Ruhestand, hatte wenig Geduld mit so ganz und gar unsportlichen Leuten. Ständig stellte er vor der ganzen Gruppe Dons Schwächen heraus, manchmal brüllte er und fuchtelte mit den Armen, als wären wir mitten in der Saison bei einem Basketballspiel.

Eines Tages war der Kursleiter besonders „energisch" und drängte uns alle zu höchster Genauigkeit. Die meisten von uns schossen rund um die Zielscheibe auf den Boden, nur wenige Glückspilze trafen die Scheibe. Don war an diesem Tag besonders entschlossen, den Lehrer stolz auf sich zu machen. Er atmete lange und tief ein und hielt seinen Atem an, wobei seine Arme und Beine zuckten und schwankten wie die eines neugeborenen Kalbs. Wir anderen schlichen uns erschöpft davon, während er zielte und den Pfeil losließ. Unglücklicherweise fiel der Pfeil bei seinen Füßen zu Boden, der Bogen sprang ihm aus der Hand, hüpfte geradezu weiter, drehte sich und blieb drei Meter vor ihm liegen. Mit hochrotem Gesicht und hervortretenden Augen riss der Kursleiter die Arme in die Luft und stapfte davon. Wir alle „dankten" dem glücklosen Schützen, dass er den Zorn des Lehrers ablenkte und wir an diesem Tag früher aus dem Kurs kamen.

Jetzt hätte ich gern einen springenden Punkt oder etwas Bedeutsames an dieser Geschichte, doch das habe ich nicht. Ich schrieb nur gerade über das Bogenschießen, als mir diese Erinnerung in den Sinn kam, und ich dachte mir, ich teile sie Ihnen mit. Lassen wir also Don mit seinem Pfeil und Bogen auf dem Bogenschießplatz hinter uns und widmen wir uns wieder der Aufgabe, kreativ zu sein.

All diese Ausführungen über Ideen und schwache Gedanken und darüber, wie man in der Gegenrichtung ausholt, um Erfolg und Erfüllung zu finden, sind ja gut und schön, aber haben sie auch irgendeinen praktischen Wert? – Ja! Wir werden kreativer oder gestatten vielmehr der Kreativität, leichter durch uns hindurchzufließen, wenn wir der reinen Bewusstheit gewahr sind. Zum Glück wissen wir ja schon, wie das geht, doch ein wenig Optimieren schadet nicht. Lassen Sie uns nun also genauer betrachten, wie wir mehr Kreativität in unser Leben einladen können.

Die Saat aussäen

Das hier ist ein ganz kurzer Vorgang, also passen Sie gut auf und schauen Sie genau hin, sonst verpassen Sie ihn:

Setzen Sie sich bequem hin und schließen Sie Ihre Augen. Lassen Sie, bevor Sie QE praktizieren, noch einmal alle Punkte Revue passieren, die mit der problematischen Situation zu tun haben. Dazu einige Beispiele:

Wenn Sie unter einer Schreibblockade leiden oder nicht die richtige Farbe für Ihre Leinwand oder nicht die richtigen Musiknoten für Ihr ins Stocken geratenes Werk finden, dann lassen Sie Ihren Geist das ganze Problem in den Blick nehmen und durchgehen, das Sie als Blockade, Störung oder Versagen interpretieren. Nehmen Sie deutlich wahr, wo Sie feststecken, und lassen Sie dann los!

Praktizieren Sie nun QE. Beobachten Sie Ihre Gedanken, wie sie immer seltener werden, schließlich ganz verschwinden und Ihrem Eu-Gefühl Platz machen. Beobachten Sie weiter Ihr Eu-Gefühl, es wird sich verstärken. Lassen Sie, solange Sie ganz in Ihr Eu-Gefühl eingetaucht sind, einen Gedanken oder eine Vorstellung davon auftauchen, was Sie erschaffen wollen. Formulieren Sie eine einzige, einfache Intention, ein Vorstellungsbild oder eine Idee und treten Sie dann zurück und schauen Sie, was passiert. (Beispiele: „Werk vollendet" oder „Leinwand voll Farbe".)

Einmal genügt! Verschmutzen Sie das klare Wasser reiner Bewusstheit nicht, das heißt, verkomplizieren Sie nichts! Eine einzige, zarte Intention, während Sie Ihres Selbst völlig gewahr sind, ist alles, was es braucht. Dann beobachten und warten Sie!

Nun kann zweierlei geschehen: Entweder wird die Lösung sofort auftauchen und Sie sind fertig oder aber es passiert scheinbar nichts. Falls Sie nicht sofort eine Antwort bekommen, bleiben Sie noch ein wenig in dieser Fülle, wenn Sie mögen. Im Gegensatz zu der Auffassung, Kreativität entspringe dem Leiden, blüht die Kreativität in Wirklichkeit in der Fülle des Selbst.

Da Kreativität dem Selbst entspringt, nehmen Sie sich die Zeit, Ihr Selbst kennenzulernen:

Wenden Sie das erweiterte QE an, dann wird Ihre Kreativität noch viel wirkungsvoller gefördert. Fünf, zehn oder auch zwanzig Minuten helfen da sicherlich.

Auch bei diesen längeren Zeiten brauchen Sie Ihre Intention nicht zu wiederholen, doch vielleicht bemerken Sie, dass Ihr Verstand das Problem etwas träge aus verschiedenen Blickwinkeln untersucht. Initiieren Sie eine solche Untersuchung nicht, lassen Sie ihr aber ihren Lauf und mischen Sie sich nicht ein, beobachten Sie sie einfach.

Die Lösung wird sich vielleicht erst allmählich zeigen, doch fast immer taucht sie in einem Erkenntnisblitz auf und fast nie tritt sie *dann* und in genau *der* Weise ein, wann und wie Sie es erwarten. Falls sich Ihre Kreativität nicht sofort wieder einstellt, *keimt* der Gedankensame noch, den Sie ins Meer reiner Bewusstheit fallen ließen, während Sie in Ihrem Eu-Gefühl badeten. Er ordnet und sammelt alle schöpferischen Kräfte rund um Ihr Anliegen. Die Antwort wird kommen; warten Sie einfach und beobachten Sie, während Sie sich die Zeit mit Ihrem Eu-Gefühl vertreiben. Falls sie nicht in dieser ersten QE-Sitzung kommt, machen Sie eine Pause und führen Sie später eine weitere Sitzung durch.

Diese Methode wirkt narrensicher, um die kreativen Säfte ins Fließen zu bringen, doch anfangs wird sie vielleicht ein wenig Zeit in Anspruch nehmen; hauptsächlich deshalb, weil Ihr Verstand ständig versucht, etwas in Gang zu bringen. Ich kann Ihnen garantieren, Ihre Antwort *kommt*, doch nie so, wie erwartet. Entspannen Sie sich also und lassen Sie fünf gerade sein. Wenn die Antwort Ihrer Erwartung entsprechend käme, würden Sie nichts Neues, Kreatives erschaffen, nicht wahr? Sobald Sie also Ihre Frage in die fruchtbare Erde der Bewusstheit fallen gelassen haben, kümmern Sie sich nicht mehr darum! Wenn Sie ständig Ihre Absicht überprüfen, dann ist das so, als würden Sie eine kleine Pflanze jeden Tag ausgraben, um zu schauen, ob sie wächst. Das wird sie nie, wenn Sie sie die ganze Zeit stören. Lehnen Sie sich einfach zurück und genießen Sie die Wonnen eines Tages im Meer der Glückseligkeit.

Wann wird sich die Kreativität zeigen? Manchmal kommt sie gleich, gebündelt im Licht der Erkenntnis, manchmal im Laufe desselben Tages oder am nächsten Tag. Wenn Sie gut darin werden, *nicht* nach einer Antwort zu schielen, dann wird sie fast sofort auftauchen.

Wenn ich selbst schreibe, bleibe ich oft hängen und suche ein Wort oder suche danach, wie ich ein Konzept praktisch und verständlich in Worte fassen und vermitteln kann. Meistens ertappe ich mich dabei, wie ich einen Moment lang vom Bildschirm wegschaue. Ich finde mein Eu-Gefühl, das immer geduldig darauf wartet, dass ich es wahrnehme, und das Wort oder Konzept oder die Antwort kommen rasch und vollständig.

Die ganze Idee, wonach Gedanken wie Pfeile sind, die man durch „Spannen der Sehne" in die Bewusstheit zurückziehen sollte, tauchte sofort und spontan bei einem Seitenblick in das Nichts auf, während die Räder meines Verstandes stillstanden. Der Gedanke, den ich aussäte („Wie kann ich mithilfe der Analogie vom Bogenschießen erklären, was im Verstand vor sich geht?"), war in der Fülle sich selbst überlassen. Praktisch sofort sah ich Gedanken wie kleine Wurfpfeile aus der reinen Bewusstheit fliegen und jeder traf mitten ins Schwarze. Gesamtverarbeitungszeit: vier Sekunden.

Besonders dann, wenn ich vom Schreiben geistig erschöpft bin und mein Rücken ein wenig steif ist vom stundenlangen Sitzen, schlurfe ich oft quer durchs Wohnzimmer zur Couch und lege mich hin. Mitunter liege ich da nicht einmal eine Minute und schon passen die Puzzleteile perfekt zusammen und ich marschiere aufgeregt an meinen Computer, ganz ungeduldig und begierig darauf, die Idee in Worte umzuwandeln. Das einzige Problem bei dieser raschen Kehrtwendung ist, dass mein Rücken sich gerade erst entspannt, wenn ich schon wieder auf meinem Stuhl sitze.

Einmal rang ich allzu lange mit einem besonders verzwickten Entwurf und blieb viel zu lange am Computer, bevor ich beschloss, es auf die leichte Art anzugehen, und meinen Weg auf die Couch fand. Schwer sank ich nieder und suchte körperliche Erleichterung und gleichzeitig eine Lösung für mein verzwicktes Problem. Als ich in die Kissen sank, rechnete ich damit, mindestens ein paar Minuten liegen zu bleiben, doch ich sprang sofort wieder auf die Füße und kehrte an meine Tastatur zurück – die elegante Lösung war bereits in meinem Kopf angekommen. Mein Ego hat sich daran gewöhnt, die bewusste Kontrolle aufzugeben, und genießt mittlerweile die Vorteile des reinen Beobachtens. Anschließend schleicht es sich heran und will sich die getane Arbeit als sein Verdienst anrechnen, doch wir beide wissen: So ist das Ego eben, und nehmen dieses Wissen bereitwillig an.

Wann man die Saat aussähen sollte

Der aktive Verstand sät den ganzen Tag über Saaten aus. Wir nennen sie Wünsche. Wenn Sie lange genug dem Geplapper Ihres Verstandes zuhören, werden Sie bemerken, dass es voll ist von Bewertungen und Wünschen. Auf dieser oberflächlichen und schwächeren Ebene des bewussten Verstandes richten sich viele Gedanken auf das, was wir wollen, und darauf, wie wir es bekommen. Das kommt daher, dass wir auf dieser Ebene vom Wahrnehmen der reinen Bewusstheit isoliert sind und Erfüllung im Außen, in Dingen, Menschen, Ereignissen und Ideen suchen. Ganz egal, wie stark der Wunsch auf dieser Ebene ist – die Handlung ist schwach und der Wunsch wird nicht Wirklichkeit – oder erst nach sehr viel Arbeit und mit viel Willenskraft.

Der Geist, der in reiner Bewusstheit zentriert ist und ruht, hat nur wenige andere Wünsche als solche, die *allen* guttun. Ja, das Wort Wunsch ist schon zu stark. Diese Impulse gleichen eher Vorlieben. Statt eines Gefühls wie: „Diesen roten Sportwagen hätte ich wirklich gern", würde der *ruhige* Verstand so etwas empfinden wie „hübscher Wagen" und könnte sich daran freuen, ohne den Wagen besitzen zu müssen. Diese Einstellung *spart* auch viel an Ratenzahlungen für das Auto, an Sprit und Versicherung. Viele der stärksten Wünsche Ihres aktiven Verstandes gehen einfach in Erfüllung, sobald Sie unter die Wellen chaotischer Denkaktivität hinabtauchen und in den Tiefen des reinen Gewahrseins ruhen.

Wenn Ihnen künstlerische Tätigkeiten wie Malen, Musizieren, Schreiben und Tanzen Freude bereiten, dann sind Sie schon vertraut damit, was es heißt, in der „Zone" zu sein. [Vgl. auch: im „Flow" sein – in Einklang mit sich und der Welt sein, selbstvergessen, im Schaffensrausch sein, ganz in seinem Tun aufgehen ... Anmerk. d. Verlags] Mit QE können Sie die frustrierenden Phasen überwinden, in denen Ihre Kunst unter Einschränkungen der Kreativität leidet. Beim Schreiben heißt das Schreibblockade. Ich hatte nie damit zu tun. Manchmal komme ich ins Straucheln, wenn ich nicht gleich weiß, wie ich etwas sagen soll, oder mir ist einfach nicht nach Schreiben, doch wenn ich mich hinsetze, kann ich schreiben. Warum? Ich lasse den Inhalt aus dem reinen Gewahrsein durch mein Eu-Gefühl fließen und dann zeichne „ich" auf, was kommt. Wenn Sie in einem Kreativitätstief stecken, dann praktizieren Sie täglich öfter QE und werden Sie etwas aktiver als sonst. Gehen Sie spazieren oder zum Tanzen, setzen Sie sich dann ruhig hin und machen Sie QE. Sie werden staunen, wie Ihre kreativen Säfte zu fließen beginnen. (Vielleicht müssen Sie Papierhandtücher mit sich herumtragen, um Ihre überschüssigen Säfte aufzuwischen ...)

Wenn Sie einmal an einem mathematischen oder technischen Problem tüfteln, ist der kreative Mechanismus der gleiche. Machen Sie sich mit den Besonderheiten des Problems vertraut, lassen Sie diese dann hinter sich und begeben Sie sich in die ruhige Ordnung des Eu-Gefühls. Die Annalen der Wissenschaft und Technik wimmeln nur so vor Beispielen von Menschen, die beim Tagträumen oder Einschlafen Lösungen für ihre Probleme fanden:

Friedrich Kekulé, der Entdecker des Benzolrings, hatte schon monatelang versucht, dessen Molekülstruktur herauszufinden. Schließlich gab er auf und setzte sich erschöpft auf seinen Stuhl vor dem Kamin im Wohnzimmer. Sein Geist war nun frei von der ihm auferlegten Bemühung und er schaute zu, wie die Flammen sich lässig wanden und an den knisternden Holzscheiten züngelten. In diesem Ruhezustand kam ihm die Antwort. Er sah, wie eine Flamme sich um sich selbst drehte, wie eine Schlange, die sich in ihren eigenen Schwanz beißt. „Das ist die Lösung", dachte Kekulé, „Benzol hat auch so eine Ringform!" Und so ist es tatsächlich.

In seinem ruhigen Geist, der in geordneter Stille ruhte, nahm die Antwort Gestalt an und bahnte sich ihren Weg in Kekulés desinteressiertes Alltagsbewusstsein. Er hatte das Glück, in dieser Situation vor dem Feuer zu sitzen. Sie sind da erheblich besser dran – Sie haben QE. Sie können die reine Bewusstheit besuchen und in der Fülle der Eu-Gefühle schwelgen, während die Kräfte des Lebens schon eilig ausführen, was Sie von ihnen verlangen.

Denken Sie also daran: Wenn Sie wieder auf ein hartnäckiges Problem (gleich welcher Art) stoßen, dann betrachten Sie das Problem und praktizieren Sie dann Quantum Entrainment. Sobald Sie Ihr Eu-Gefühl wahrnehmen, formulieren Sie ganz gelassen die Intention, dass die Lösung auftauchen möge, und warten Sie teilnahmslos in dieser Fülle darauf, dass sich die Antwort zeigt.

So können Sie anderen helfen

Wenn andere in einer Kreativitätskrise stecken, können Sie mit QE helfen:

Lassen Sie sie einfach darüber nachdenken, *was* sie vollbringen wollen, und praktizieren Sie dann Quantum Entrainment.

Die beste Variante dürfte eine erweiterte QE-Sitzung über die Entfernung sein, doch das hängt völlig von den persönlichen Umständen ab.

Ob Sie nun Fern-QE wählen oder etwas anderes, eine erweiterte QE-Sitzung wird wahrscheinlich der schnellste Weg zurück zum freien Fließen der Kreativität sein. Dabei werden Sie bemerken, dass auch Ihre eigene Kreativität in Gang kommt.

Teil 2
Körperliche Themen

10. Körperlichen Schmerz heilen

„Die heutige Zeit braucht keine Heldentaten, sondern Heilung."

Warren G. Harding

„In jedem Moment ist Ihre Gesundheit die Summe aller Impulse – positiver wie negativer –, die Ihrem Bewusstsein entströmen."

Deepak Chopra

Dass Sie den Körper allein durch reine Bewusstheit und eine sanfte Berührung heilen können, das mag Ihnen zunächst wie Science Fiction erscheinen, doch es ist eine absolute Gewissheit und liegt buchstäblich in unseren Händen. Quantum Entrainment ist etwas faszinierend Neues im menschlichen Bewusstsein, was in Sekunden bis Minuten eine rasche und tiefgreifende Heilung anregt. Wenn Sie Leistungssportler trainieren oder Physiotherapeut sind oder einen anderen Beruf ausüben, in dem Sie nach traditionellen Techniken mit den Händen arbeiten, dann lassen Sie sich überraschen. Wenn Sie Arzt, Osteopath, Heilpraktiker oder Chiropraktiker sind, falls Sie Akupunktur praktizieren, Krankenschwester sind oder sonst irgendwie in der Heilkunst tätig, dann lassen Sie sich überraschen. Sind Sie Versicherungssachverständiger, Polizist, berufstätige Mutter oder arbeitslos oder irgendetwas anderes, dann lassen Sie sich überraschen. Warum? Weil QE erstaunlich wirksam ist.

Warum ist QE erstaunlich? – Weil wir unseren Lehrern, Eltern und Kameraden geglaubt haben, als sie uns erzählten, im Leben gebe es immer Einschränkungen. Der QE-Prozess hat der Rüstung aus Ignoranz, die unserer Fantasie angelegt wurde, eine Schramme beigebracht. Die Fähigkeit, tiefgreifend und mit unserer Intention zu heilen, haben wir schon immer. Man hat uns nur etwas anderes beigebracht. QE eröffnet uns eine neue Art zu denken. Oder genauer gesagt, eine neue Art, zu *sein*, denn durch Gewahr*sein* wird alles möglich. Probieren geht über Studieren, heißt es. Und dass Bewusstheit heilt, ist nirgends deutlicher zu erkennen als im menschlichen Körper.

Sie sind schon ein Mensch, deshalb sind Sie schon dazu „ausgestattet", körperliche Krankheiten zu heilen. Die Ausstattung, die ich meine, ist die Fähigkeit, der reinen Bewusstheit gewahr zu werden. Das können *alle* Menschen, doch Sie haben noch etwas, das Ihnen gestattet, gleich *jetzt* zu heilen: Sie kennen Quantum Entrainment schon. Und in ein paar Minuten, mit einigen wenigen weiteren Hinweisen, werden Sie verstauchte Knöchel, Kopfschmerzen oder Rückenschmerzen, Tennisellenbogen oder angestoßene Zehen heilen; Grenzen erlegt Ihnen dabei nur Ihre Vorstellungskraft auf.

Bevor wir beginnen, sollten wir uns darauf einstellen, was wirklich stattfindet, wenn ich sage: Sie „heilen". Wenn Sie QE praktizieren und Ischiassymptome beseitigen oder die Schwellungen und blauen Flecken eines verstauchten Knies verringern, dann heilen *Sie* nicht wirklich. Sie wenden Quantum Entrainment an und die Heilung findet völlig ohne Ihre Beteiligung statt. Nur so kann es funktionieren. Klopfen Sie sich also nicht selbst auf die Schulter. Die Menschen, bei denen Sie eine Heilungserfahrung initiieren, werden Sie vielleicht als großen Heiler oder als große Heilerin bezeichnen wollen, doch lassen Sie das nicht zu. Sie sind „nichts" und das ist das größte

Kompliment, das man einem Menschen machen kann. Jahrhundertelang haben Menschen sich Heilungen zugutegehalten und Sie sehen ja, wohin uns das geführt hat. Gehen Sie also raus aus Ihrem Kopf und aus dem Weg! Praktizieren Sie QE und lassen Sie die „Würfel" der Heilung fallen, wie sie wollen.

Hier erzähle ich Ihnen ein Beispiel dafür, wie leicht QE zu erlernen ist und wie gut es schon bei der ersten Anwendung wirken kann. Rick berichtet:

„Kurz bevor ich von QE erfuhr, merkte ich, dass einer meiner Halswirbel (C3 oder C4) spürbar verschoben war. Es fühlte sich so an, als befände sich der Querfortsatz über meiner rechten Schulter. Damit einher ging ein massives Schwindelgefühl, wenn ich auf dem Rücken lag und meinen Kopf nach links drehte. Mir war so schwindelig, dass ich das Gefühl hatte, mich gleich übergeben zu müssen. Ich machte mir schon Gedanken, ob mich jemand finden würde, falls ich tatsächlich erbräche.

Ich lud mir das E-Book über QE herunter und nahm mich selbst als Versuchsperson. Ich legte meine Zeigefinger an den empfohlenen Stellen auf mit der Absicht ‚vollkommen ausgerichtete Halswirbel und frei von Schwindel'. Dann praktizierte ich nur ein paar Minuten lang QE und hörte bald wieder auf.

Bevor ich an diesem Abend schlafen ging, tastete ich meinen Nacken ab und war überrascht, dass mein Wirbel merklich näher an der Mitte war. Als ich am nächsten Morgen aufwachte, überprüfte ich das, noch auf dem Rücken liegend, erneut. Mein Halswirbel war wieder völlig in Ordnung, doch mir war immer noch schwindelig, wenn ich meinen Kopf nach links drehte. Allerdings nahm ich jetzt an der Schädelbasis hinter meinem linken Ohr eine ganz empfindliche Stelle wahr. Irgendwie wusste ich intuitiv, dass mein Schwindel von dort ausging. Ich machte QE für diese Stelle und seitdem ist mir nicht mehr schwindelig.

Ich wandte QE bei mehreren Freunden an und freute mich sehr, wie gut es wirken kann. In einer Fernbehandlung für meine Tochter hatte ich Erfolg bei ihren Migränekopfschmerzen.

Ricks Erfahrung ist nicht ungewöhnlich. Solche Geschichten erreichen mich aus der ganzen Welt. Das Unglaubliche daran ist, dass dieser wirksame Schutz vor Schmerz so natürlich für uns Menschen ist, dass man ihn aus einem E-Book lernen kann.

Ich möchte hier noch ein paar Sätze sagen zum Thema QE-Anwendung bei sich selbst. Bei eigenen Problemen praktizieren manche Leute QE nämlich mit geringerem Erfolg als bei den Schmerzen anderer. Das liegt daran, dass es schwieriger ist, „beiseitezutreten" und das Selbst die Arbeit tun zu lassen, wenn man für sich selbst arbeitet. Wenn wir QE bei unseren eigenen körperlichen Beschwerden anwenden, prüfen wir unweigerlich immer wieder, ob es auch funktioniert. Erinnern Sie sich an unsere Analogie vom Pflanzen? Das Pflänzchen wird nie wachsen, wenn Sie es ständig ausgraben, und Sie „heilen" nicht, wenn Sie andauernd nach den Ergebnissen schauen. Praktizieren Sie einfach Quantum Entrainment und gehen Sie dann in Gedanken weg. Rick machte QE für seinen Wirbel und schlief dann ein. Weiter kann man sich mental nicht entfernen.

Wenn Sie eine Heilung bei jemand anderem in Gang bringen möchten, dann richten Sie einfach Ihre Gedanken in die gewünschte Richtung aus und versetzen sich in reines Gewahrsein. Nehmen wir einmal an, Sie rufen eine Freundin an und fragen sie, ob sie mit Ihnen Tennis spielen will. Sie sagt, sie könne nicht, weil sie sich eben ihren Knöchel verstaucht habe. Sie sagen: „Ich komme gleich mal rüber."

Als sie ankommen, sitzt sie da, ihren Knöchel hochgelagert auf einem Stuhlkissen. Der Knöchel ist blutunterlaufen und geschwollen. Sie bitten sie, aufzustehen und herumzulaufen, damit Sie sehen können, wie stark der Knöchel verletzt ist. Sie steht auf und wackelt auf ihrem

---

gesunden Bein umher. Sich auf Ihre Schulter stützend setzt sie behutsam die Ferse des verletzten Fußes auf und versucht, ihn ein wenig zu belasten. Sie schreit, krümmt sich vor Schmerzen und schaut Sie an, als wären Sie verrückt mit Ihrer Bitte, auf diesem Fuß zu laufen. Mit einem tiefen Seufzer setzt sie sich wieder, sieht völlig „fertig" aus und legt ihren Knöchel auf den mit Kissen gepolsterten Stuhl.

Sie ziehen einen anderen Stuhl heran und setzen sich neben ihren verletzten Knöchel, umfassen ihn vorsichtig mit den Fingern und … was? Sagen Sie es mir, Sie wissen es schon. Sie praktizieren QE, wie Sie es im ersten Abschnitt dieses Buches gelernt haben. Das war's schon, das ist alles, Schluss im Bus!

Während Ihre Hände aufliegen, führen Sie sich Ihre Gedanken vor Augen und beobachten sie, bis sie langsamer werden und aufhören. Dann wird Ihr Eu-Gefühl in Ihren Geist hereinwehen. Nehmen Sie ganz entspannt Ihr Eu-Gefühl wahr oder Gedanken oder das Nichts reiner Bewusstheit, was immer sich in Ihrem Geist zeigt. Währenddessen findet Heilung statt.

Ja, innerhalb weniger Minuten werden Sie spüren, wie die Schwellung unter Ihren Fingern abnimmt und die blauvioletten Flecken heller zu werden beginnen. Während Sie weiterhin Ihr Eu-Gefühl beobachten, mag Ihre Freundin ihre Symptome als schmerzhafter empfinden. Schmerz und Pochen verstärken sich vielleicht eine Zeitlang, doch sie werden schon bald nachlassen. Die Freundin wird berichten, dass der pochende Schmerz fast weg ist. Sie versucht ihren Knöchel zu drehen und mit aufgerissenen Augen ruft sie überrascht: „Ich kann ihn ohne Schmerzen bewegen. Schau, die Schwellung ist weg."

Sie bitten sie, aufzustehen und zu versuchen, mit dem Fuß aufzutreten. Sie wirft Ihnen einen kurzen, ungläubigen Blick zu, der rasch verschwindet, als sie den Knöchel schmerzfrei kreisen lässt. Sie helfen ihr beim Stehen und vorsichtig setzt sie ihre Ferse auf den Boden, verlagert etwas mehr Gewicht darauf und tritt dann mit dem ganzen Fuß flach auf. Als Nächstes verlagert sie Gewicht auf den Fuß und beginnt zu laufen. Ihr Gang ist fast normal.

Sie teilen ihr mit, dass die Heilung in den nächsten ein oder zwei Tagen von allein weitergehe; sie solle ihren Fuß so belasten, wie es ihr guttue. Zum Tennisspielen ist sie zwar noch nicht wieder fit genug, doch sie merkt an, dass das gemeinsame Abendessen auf ihre Rechnung gehe …

Der Knöchel Ihrer Freundin wird mit nur einer QE-Sitzung erstaunlich rasch heilen, doch Sie können weitere Sitzungen durchführen, um die Heilung zu beschleunigen und zu vertiefen. Müssen Sie zu ihr nach Hause gehen, um QE durchzuführen? Natürlich nicht, weil Sie ja Fern-QE einsetzen können. Quantum Entrainment funktioniert genauso gut über große Entfernungen, wie wenn Sie persönlich die Hände auflegen.

Nun möchte ich Sie etwas fragen: Was war in diesem Beispiel Ihre Absicht? Sie hatten gar keine, nicht wahr? Sie brauchten keine, weil die Intention auf der Hand lag. Sie beide wussten, was zu tun war, deshalb brauchten Sie es gar nicht bewusst zu formulieren. Fast alle meine QE-Sitzungen laufen ohne eine bewusste Absicht ab. Entweder weiß ich gar nicht, wofür mein Partner Unterstützung möchte, oder er erwähnt es vorher und ich vergesse es praktisch sofort wieder. Sie brauchen keine eindeutige Absicht zu formulieren. Reine Bewusstheit ist ziemlich „helle". Sie hat *Sie* erschaffen, alles auf dieser Welt und alles jenseits von ihr. Und das alles hat sie ohne Ihre Hilfe gemacht, ohne Ihre Absicht …

Das Folgende halte ich zwar für selbstverständlich, doch an dieser Stelle muss ich es einfach einmal sagen: *Ziehen Sie, wenn die Umstände es erfordern, immer einen qualifizierten Arzt oder jemand anders hinzu, der zur professionellen Ausübung der Heilkunde berechtigt ist!* Gehen Sie mit Ihrer Gesundheit oder der eines anderen Menschen kein Risiko ein. Das eine schließt das andere nicht aus. Wenden Sie QE auch an, wenn Sie einen Arzt aufsuchen. So sichern Sie sich nach allen Richtungen ab. Wenn Sie Medikamente einnehmen müssen, dann unterstützt QE nicht nur deren Wirkung, sondern reduziert auch deren Nebenwirkungen. Seien Sie klug und gehen Sie auf Nummer sicher!

11. Die sportliche Leistungs-fähigkeit verbessern

„Je mehr Wert Sie auf Perfektion legen,
desto mehr entzieht sie sich Ihnen."

Haridas Chaudhur

„Das Leben ist kreativ. Es spielt sich ins Dasein,
sucht neue Beziehungen, neue Fähigkeiten,
neue Eigenschaften. Das Leben ist ein Experiment,
mit dem Sie entdecken können, was möglich ist."

Margaret Wheatley

Ich bewundere sehr, was Sportler mit ihrem Körper vermögen. Ich habe mein ganzes Leben lang Sport getrieben und liebe das Gefühl, das ich empfinde, wenn ich meinem Körper Leistung abverlange. Ich übe gern eine bestimmte Fertigkeit, nur um als Zeuge mitzuerleben, wie sie in einem Wettkampf spontan und makellos zum Ausdruck kommt. Ein Sportler muss auch psychisch ein fein abgestimmtes Spiel betreiben. Ich weiß, wie sehr es die Psyche belastet, wenn ein wunderbar trainierter, sportlicher Körper verletzt ist. Die meisten Krisen im Sport sind eher mental als körperlich. QE geht beide Probleme erfolgreich an, die mental-emotionalen und die körperlichen. Und natürlich ist Quantum Entrainment auch für einen kerngesunden Sportler von unschätzbarem Wert.

Sportverletzungen heilen

Ich glaube, wir müssen uns nicht mehr lange damit aufhalten, wie QE körperliche Beschwerden heilen kann. Es bleibt nur festzustellen, dass jeder Sportler, ob Profi oder Amateur, QE kennen und können sollte. Quantum Entrainment ist wirklich hervorragend bei Verletzungen des weichen Gewebes, etwa bei Zerrungen und Stauchungen von Muskeln und Bändern, bei Verletzungen der Bandscheiben und selbst bei der Heilung des Nervengewebes. Je schneller QE angewandt wird, desto tiefgehender wird die jeweilige Verletzung heilen.

Stellen Sie sich einen Fußballspieler vor, der sich schon früh in einem Spiel an der Achillessehne verletzt. Er stürzt zu Boden, wälzt sich und greift schmerzverzerrt nach seinem Bein. Schlagartig wird er sich des Schmerzes bewusst und die Gedanken, die in seinem Kopf um den Schmerz herumschwirren, gleichen wütenden Bienen, die um einen zerstörten Bienenstock kreisen. Schon bald hören seine Gedanken mit ihrem hektischen Summen auf und werden immer ruhiger. Das Eu-Gefühl steckt seinen Kopf in das Alltagsbewusstsein des Spielers – Schmerz und Krämpfe lassen nach. Er hinkt noch leicht, als er das Spielfeld verlässt, um sich auf der Bank niederzulassen. Der Trainer legt dem Spieler die Hand auf den Oberschenkel und praktiziert gemeinsam mit ihm QE. Ein paar Minuten später packt er das Bein ein und lässt den Spieler allein QE weiter anwenden. Nach 20 Minuten schickt er ihn symptomfrei wieder aufs Spielfeld …

Klingt das verrückt? Das sollte es nicht. Unser Körper verfügt über außergewöhnliche Selbstheilungskräfte. Ich meine die unglaublich bemerkenswerte Fähigkeit, verletztes Gewebe zu „reparieren". Wir sehen Heilung heutzutage so eingeschränkt. Unsere Vorstellung von Heilung ist erbärmlich, und solange wir an diese Vorstellung glauben, wird sie auch erbärmlich bleiben. Unser Potenzial ist dem, was wir leben, um Lichtjahre voraus, doch das Erstaunliche daran ist, dass wir uns nicht erst Generationen lang zur „Superheilung" hin entwickeln müssen. Wir

können sie schon heute erreichen, indem wir unser Alltagsbewusstsein auf reines Gewahrsein ausrichten. Und je mehr von
uns das tun, desto schneller werden andere ihre gegenteiligen
Überzeugungen aufgeben. Sind die Scheuklappen erst einmal
gefallen, dann wird nicht nur unser Körper schneller heilen,
sondern auch unser Geist, unsere Emotionen, Beziehungen
und die Umwelt. Worauf warten wir noch? – Das folgende
Beispiel veranschaulicht, was ich meine:

Meine Frau Martina ist eine in Europa ausgebildete Massage-
therapeutin; in ihrer Praxis arbeitet sie überwiegend mit Profi-
sportlern. Eines Morgens rief ein Tennisspieler sie an, der sich
beim Aufwärmen auf dem Platz den Rücken verletzt hatte. Er
beschrieb ihr seine Symptome und fragte Martina, ob sie ihn
zur Linderung seiner Schmerzen massieren könne. In seinem
akuten Zustand könne sie nicht an ihm arbeiten, antwortete
sie, doch ihr Mann (das bin ich!) habe da ein besonderes Verfahren, das helfen werde. Und sie erklärte ihm QE. Er sagte,
egal, wie verrückt das nun klingen würde, er würde *alles* aus-
probieren, um seine starken Schmerzen wegzubekommen.
Als wir zu ihm in die Wohnung kamen, erkannte ich schon an
seiner Schonhaltung einen Bandscheibenvorfall. Ich führte einige orthopädische Test an ihm durch und sah meinen ersten
Eindruck bestätigt. Er stand in einem Winkel von fast 45 Grad
nach rechts vorne gebeugt; aufrichten konnte er sich nicht. Mit
seiner rechten Hand stützte er sich auf seinem gebeugten Knie
ab. Auf meine Bitte, er möge laufen, konnte er kaum schlurfen.
Viele Jahre in meiner Praxis als Chiropraktiker hatten mich ge-
lehrt, dass es einige Tage Bettruhe und Behandlung erfordern
würde, um den Schmerz zu beseitigen und ihn für eine Thera-
pie beweglich genug zu machen. Es würde Wochen dauern, bis
er wieder in die Nähe eines Tennisplatzes gehen könnte. Er
bestätigte meinen Verdacht, als er mir mitteilte, dass er das
bereits zweimal erlebt habe und jedes Mal mehrere Wochen
„flachgelegen" sei: „Doch so schlimm wie dieses Mal war es
noch nie!" Die Verletzung lag schon einige Stunden zurück,
deshalb begann ich sofort mit QE. Während er so gebeugt

dastand und sich auf seine Knie stützte, berührte ich seinen Rücken und fing an. Drei oder vier Minuten später bat ich ihn, sich aufzurichten. Er schaute mich an, als käme ich vom Mars, und dann blickte er zu Martina, als wollte er sagen: „Welchen Verrückten haben Sie mir denn da ins Haus gebracht?"

Wir beide ermunterten ihn, es zu versuchen, und er begann, sich langsam mit der Hand, auf die er sich stützte, an seinem rechten Oberschenkel nach oben vorzuarbeiten. Erst war er sehr vorsichtig, doch dann wuchs sein Vertrauen, da er seinen Rücken strecken konnte, ohne dass der Schmerz zunahm. Ja, je weiter er sich aufrichtete, desto größer wurden seine Augen. Es war schön mit anzusehen. Schmerzfrei stand er fast aufrecht. Ich bat ihn, sich noch einmal zu beugen, und praktizierte erneut eine oder zwei Minuten QE; danach forderte ich ihn wieder auf, sich aufrecht hinzustellen. Das machte er vertrauensvoll und richtete sich ganz auf.

Als wir gingen, lächelte er breit. Dennoch wiesen wir ihn an, es vorsichtig angehen zu lassen, bis er ganz sicher sei, dass er wieder Tennis spielen könne. Dann solle er einen Termin für eine Sportmassage vereinbaren. Ein oder zwei Tage später rief er uns vom Tennisplatz aus an: Er spiele sich gerade mit ein paar Bällen warm – schmerzfrei und ohne Einschränkungen.

Der Wert von Quantum Entrainment bei Sportverletzungen ist unbestritten. QE ist schnell, wirksam und nichtinvasiv. Es schmerzt nicht in der Anwendung und kann das verletzte Gewebe nicht weiter schädigen. Es ist ideal.

Sportliche Leistungen steigern

Worum geht es, wenn man sportliche Leistungen verbessern möchte? Es bedeutet, die Koordination zwischen Körper und Geist zu verbessern. Aber was heißt Koordination zwischen Geist und Körper? Und warum brauchen wir überhaupt einen Körper? Dumme Frage? Vielleicht, schauen wir mal.

Die meisten von uns leben in einer Welt, die sie körperlich nicht besonders fordert. Wir brauchen keine Berge hinaufzuklettern, Tiere zu fangen oder Speere zu werfen, um zu überleben. Die meisten motorischen Überlebensfertigkeiten lernen wir in jungen Jahren und legen den Rest unseres Lebensweges ohne Anstrengung zurück. *Sportler* jedoch haben sich entschieden, den Einsatz zu erhöhen, indem sie ihren Körper antreiben und ihn in ein Präzisionswerkzeug verwandeln.

Sportlicher Erfolg beginnt im Kopf. Er ist das Gefäß für unsere Gedanken. Durch unsere Sinne schauen wir hinaus in die Welt. Sinneseindrücke gelangen in unseren Geist und werden verarbeitet. Wenn wir uns dann für eine notwendige Handlung entscheiden, reagiert unser Körper mit eben dieser Handlung. Das ist natürlich eine grobe Vereinfachung, doch für unsere Zwecke genügt sie. Unser Geist entspricht dem Fahrer, der Körper dem Auto. Unser Körper ist das Fahrzeug unseres Bewusstseins. Er fährt es umher, sodass es mithilfe der Sinne Erfahrungen sammeln und unser Wissen über die Welt erweitern kann, in der wir leben. Wenn das Bewusstsein vom Ego beherrscht wird, dann ist unsere Motivation Angst und wir können die Fahrt nicht wirklich genießen. Das ist so, wie wenn man im Straßenverkehr fürchtet, jedes Auto könnte einen anfahren. Sitzt das Selbst am Steuer, dann sind Körper und Geist entspannt und reaktionsbereit. So ist es bei Sportlern. Ein Sportler, der in seinem Selbst ruht, ist ebenfalls entspannt und reagiert mit seinem Körper ganz spontan. Ein in seinem Selbst zentrierter Sportler könnte etwa über seine Leistung sagen: „Ich war in der ‚Zone‘, im ‚Flow‘. Mein Körper funktionierte tadellos und ich war vollkommen ruhig."

Wenn ein Sportler seines Selbst gewahr ist, dann ist er flexibel und sozusagen fließend, im freien Fluss. Er wird sich mit größerer Wahrscheinlichkeit nicht verletzen. Für den Sportler fühlt sich das oft so an, als ob sein Körper auf „Autopilot" liefe. Sport zu treiben, während man seines Selbst gewahr ist, das ist ein müheloses Vergnügen und eine der größten Freuden im Leben.

Viele Sportler machen ihren Sport aus den falschen Gründen zum Beruf. Sie wittern eine Chance, zu tun, was sie gerne tun, und noch dafür bezahlt zu werden. Doch falls es ihnen nicht gelingt, außerhalb des Spielfeldes oder Sportplatzes Selbst-Bewusstheit zu entwickeln, konzentrieren sie sich zwangsläufig auf Ruhm oder Glück und die Freude am Tun ist rasch dahin. Sie brennen lichterloh und brennen aus. Die Weichheit des Selbst wird gegen das höllisch anstrengende Leben mit scharfen Kanten und gestreckten Winkeln eingetauscht. Quantum Entrainment bringt das Leben des Sportlers ins Gleichgewicht, denn es bringt Privatleben und Beruf in Einklang und bewahrt gleichzeitig die Freude, die der Sport dem Herzen bereitet. Die folgende Geschichte ist so eine Sportlergeschichte.

Julian Link hat sich seine Lebensfreude und die Begeisterung für seinen Sport bewahrt, und das im Profitennis mit all seinem Wettbewerbsstress. Julian Link ist aus Deutschland und spielt in der Altersklasse der über 35-Jährigen. Doch all das stand auf dem Spiel, als er sich eine langwierige Knieverletzung zuzog, während er erschöpft unter sehr schwierigen Bedingungen spielte. Er selbst erzählt seine Geschichte so:
„Ich bin Profitennisspieler in der Altersklasse über 35. Am Ende des Jahres fühlte ich mich ausgebrannt und sehr müde. Genau da verletzte ich mir beim Tennisspielen das Knie. Ich hatte einen Bänderriss und konnte mit diesem Bein nicht auftreten. Ich behandelte das Knie mit Eis und entzündungshemmenden Medikamenten. Nach einer Woche ging es dem Knie immer noch nicht besser und ich sollte zur Kernspintomografie. In dieser Woche ging ich zu Dr. Kinslow. Er praktizierte ungefähr fünf Minuten lang QE an meinem Knie, daraufhin ging es mir sofort etwas besser. Als ich weitere Sitzungen vereinbaren wollte, sagte er mir, ich könne es selbst machen. Also las ich sein Buch und begann, mein Knie mit QE zu ‚behandeln‘.
Nach nur wenigen Tagen hatte ich das Eu-Gefühl und arbeitete an meinem Knie. Jedes Mal, wenn ich QE praktizierte, ging es

meinem Knie besser. Ich wusste nun, das Knie würde von selbst heilen. Ich bearbeitete es täglich und nach vierzig Tagen war ich völlig schmerzfrei. Jetzt spiele ich Turniere, gewinne und habe überhaupt keine Schwierigkeiten mit meinem Knie. Doch die Arbeit an meinem Knie brachte noch anderen Gewinn mit sich. Seit ich QE praktiziere, hat sich jeder Lebensbereich verbessert. Ich finde sofort Frieden, wenn ich ihn brauche. Als Profisportler bin ich stark von innerer Ruhe und Frieden abhängig, um Bestleistungen zu bringen. Seit ich Quantum Entrainment anwende, erlebe ich diesen Flow-Zustand fast täglich. Doch diesen Sommer spürte ich in mir eine Flexibilität und ein Fließen wie nie zuvor. Bei den Turnieren erlebte ich einen unglaublichen Frieden und eine Stärke, die mich in meinem Spiel neue Höhen erreichen ließen und gleichzeitig innere Freude."

Julian überwand mit Quantum Entrainment nicht nur seine Knieverletzung, sondern er erkannte auch, dass er die Freude am Sport im Zustand der Selbst-Bewusstheit auch außerhalb des Tennisplatzes erleben kann. Mit weiterer Selbst-Bewusstheit stellte er fest, dass er mit QE seinen Wettbewerbsvorsprung erstaunlich ausbaute. 2007 und 2008 war er Europameister und 2008 schlug er die Nummer eins der Weltrangliste in seiner Altersklasse.

Julian lebt die Vision, die mir für alle Sportler vorschwebt: Selbstheilung sowohl im Sport wie auch außerhalb davon. Doch meine Vision geht über die Sportler hinaus. Ob wir nun Sportler, Computercracks, Vorstandsvorsitzende oder Hartz-IV-Empfänger sind: Indem wir Quantum Entrainment in unser Leben integrieren, erheben wir uns notwendigerweise über den menschlichen „Lebenskampf" und machen uns frei, ganz natürlich wir selbst zu sein und zu tun, was wir instinktiv gern tun.

12. „Raum-Gehen" – eine Übung für Körper und Seele

„Das Überleben der Menschheit hängt von ihrer Bereitschaft ab, gefühlsmäßig zu verstehen, wie die Natur funktioniert."

Buckminster Fuller

„Natur! Wir sind von ihr umgeben und umschlungen: unvermögend, aus ihr herauszutreten ... Sie hat keine Sprache noch Rede; aber sie schafft Zungen und Herzen, durch die sie fühlt und spricht ... Sie ist alles."

Johann Wolfgang von Goethe

Gehen ist ein hervorragender Jungbrunnen für unseren Körper. Unser pulsierendes Herz und der Blutkreislauf versorgen unsere Gewebe mit Energie, indem sie Sauerstoff liefern und Giftstoffe entfernen, die in Körper und Geist Disharmonie hervorrufen. Die meisten Menschen erkennen allerdings nicht, dass Gehen auch ein hervorragendes Training für unser *anderes* Herz sein kann, für das, was wir oft Seele nennen [*engl.: soul or spirit*]. Ich meine hier Gehen im Sinne dessen, was ich als „Raum-Gehen" bezeichne. Dessen Vorzüge reichen über einen herkömmlichen Spaziergang im Park weit hinaus. Lassen Sie mich das erklären.

Für den gleichgültigen Passanten oder Außenstehenden sieht Raum-Gehen so aus wie das altmodische und alltägliche Gehen, bei dem man einen Fuß vor den anderen setzt. Doch im Inneren eines „Raum-Gehers" erklingt die Sphärenmusik in perfekter Harmonie mit dem Lied eines Spatzen, oder mit dem Wind, der durch das Gras streicht, oder mit dem Schlagen des Herzens eines jeden Lebewesens. Klingt unmöglich? Überhaupt nicht, Raum-Gehen ist nicht nur möglich, sondern auch ganz leicht, wenn man es einmal kann.

Während wir routinemäßig durch unseren Alltag laufen, beschäftigen sich unsere Sinne dauernd mit Dingen und unser Verstand mit Gedanken. Wenn wir beispielsweise ein Zimmer betreten, dann nehmen wir die Dinge wahr, die sich darin befinden. Wir sehen etwa die Kaffeetasse auf dem Tisch neben der Couch, auf der sich Tante Ottilie selig ihrem Mittagsschlaf hingibt. Doch in dem Zimmer ist noch etwas sehr Wertvolles, was selten bemerkt wird: Raum. Richtig – schlichter Raum, der alles umgibt.

Wenn wir beginnen, auf den *Raum* zu achten statt auf die Gegenstände, deren Hintergrund er darstellt, findet nach und nach etwas ganz Magisches statt: Unser Denken verlangsamt sich und unser Körper entspannt sich. Dann beginnen wir, unsere Welt auf wunderschöne und wundersame Art und Weise zu sehen. Unser Leben ist für immer unglaublich bereichert, wenn wir einfach den Raum wahrnehmen; und zwar aus folgendem Grund:

Weise wie Wissenschaftler sagen uns, dass die Dinge aus dem Nichts kommen. Denken Sie etwa an David Bohm, einen Quantentheoretiker, den Einstein für einen der besten auf seinem Gebiet hielt. Er prägte den Begriff „implizite Ordnung", um dieses Nichts zu bezeichnen, aus dem alle Schöpfung entsteht, so wie eine Spinne ein Netz webt. Aus dem Nichts kommt der Grundbaustein des Lebens, die Welle. Vereinfacht gesagt: Wellen erzeugen Teilchen und Teilchen bilden Atome. Dann bilden die Atome Moleküle und diese setzen sich zu Sternen oder Autos oder Schokoriegeln zusammen. Das ist sozusagen das Einmaleins der Schöpfungsgeschichte in Kurzfassung. Alles, was wir sehen, stammt aus dem uranfänglichen Nichts.

Wenn wir des Nichts gewahr werden, reisen wir zu unserem Ursprung zurück. Und dieses Nach-Hause-Kommen nährt Körper und Seele. Es fühlt sich gut an und ist nur gut für uns, wie wir gleich sehen werden.

Raum ist nicht nichts. Er ist einfach die Leere zwischen zwei Gegenständen. Raum kann Luft enthalten, Radiowellen, Gerüche, Staubmilben, Wasserdampf und so weiter. Doch für den Verstand stellt der Raum nichts dar, deshalb können wir Raum als Tor zu Glückseligkeit und Harmonie nutzen. Nun also rein in die Laufschuhe, lernen wir das Raum-Gehen!

Beginnen Sie mit einem gemächlichen Spaziergang in einer angenehmen Umgebung. Nehmen Sie, wenn Sie anfangen zu gehen, nicht Vögel oder Autos oder Pflanzen wahr, sondern *den Raum zwischen ihnen*. Achten Sie auf den Raum zwischen den Bäumen, zwischen den Ästen und machen Sie dann den Raum zwischen den Blättern aus. Schauen Sie nicht auf die Wolken, schauen Sie auf die endlose Weite zwischen den Wolken. Wo immer Sie zwei Dinge sehen, achten Sie auf den Raum *dazwischen*.

Sie können den Raum auch mithilfe von Tönen und Geräuschen entdecken. Lauschen Sie den gleichmäßigen Schritten Ihrer Füße auf der Erde und nehmen Sie dann die Stille *zwischen* Ihren Schritten wahr. Hören Sie auf das ferne Heulen einer Sirene. Lauschen Sie aufmerksam, bis das Geräusch sanft in die Stille hinein verschwindet.

Raum ist überall. Sie brauchen ihn sich nur zu vergegenwärtigen, um mit dem Raum-Gehen beginnen zu können. Verstehen Sie, was ich meine? Dann sind Sie bereit für den letzten Schritt, den wichtigsten Teil des Raum-Gehens: Sobald Sie den Raum wahrnehmen, betrachten Sie ihn nicht als einen weiteren Gegenstand, den es zu identifizieren gilt. Das wird Ihren Verstand schnell langweilen, wenn Sie es beim Identifizieren belassen. Der Verstand liebt tolle Perspektiven und kernige Probleme, in die er seine mentalen Zähne schlagen kann. Raum ist keines von beiden. Hier ist der Zaubertrick, mit dem Sie Ihre Seele finden und Ihr Herz erfüllen:

> Sobald Sie den Raum finden, schauen Sie ihn genau an, als wäre er dichter Nebel und Sie warteten darauf, zu sehen, was aus dem Nebel hervorkommt.
>
> Blicken Sie in die Tiefe und Breite jedes Raumes und widmen Sie Ihre ganze Aufmerksamkeit dem, was Sie sehen, vor allem aber dem, was Sie fühlen. Genau, nehmen Sie Ihr Eu-Gefühl in dem Raum zwischen zwei Dingen wahr. Das wird Ihr Herz schmelzen lassen.

Hier folgt ein Ausschnitt aus einer E-Mail, die Nancy mir schickte, eine neue Raum-Geherin:

> Nach unserem Gespräch am Morgen ging ich zum Joggen. Dabei nahm ich meinen Körper recht deutlich wahr: sein Fließen, die Rotation meines Oberkörpers in Verbindung mit der geschmeidigen Bewegung meiner unteren Körperhälfte. Ich brauchte mich nicht aufzuwärmen. Ich begann einfach, gleichmäßig und leicht zu laufen.
>
> Die Bewegung war so majestätisch, dass mir die Tränen in die Augen stiegen. Am meisten beeindruckte mich bei diesem Lauf, dass die Tiere, denen ich begegnete, sich nicht entfernten. Der Schwan und die Reiher schauten mich sanft an, als ich

an ihnen vorbeikam. Mehrmals hielt ich während dieser großartigen Stunde die Freudentränen zurück. Ich nahm wahr, dass
die Luft nicht „nur Luft" war, sondern eine seidige, lebendige
Präsenz, die wellenartig um mich wogte.

Eigentlich war Nancy eine „Raum-Joggerin". Natürlich können
Sie Raum-Gehen bei *allen* Tätigkeiten praktizieren, etwa beim
Tennisspielen, beim Skifahren oder wenn Sie einfach dasitzen
und zuschauen, wie Tante Ottilie die Wonne des Schlafes genießt, den Raum zwischen den Momenten unseres Lebens.

Vielleicht erinnern Sie sich, dass ich Sie ein wenig „raum-
gehen" ließ, als Sie Quantum Entrainment lernten. Nachdem
Sie gelernt hatten, Ihr Eu-Gefühl aufrechtzuerhalten, während
Sie ruhig mit offenen Augen dasaßen, standen Sie auf, gingen
bedächtig im Zimmer umher und inspizierten dabei Gegen-
stände. Obwohl Sie sich auf die Gegenstände konzentrierten,
war Ihr Geist erfüllt von reiner Bewusstheit; deshalb erkannten
Sie, dass reine Bewusstheit auch in diesen unterschiedlichen
Dingen schwingt. Anfangs ist es leichter, auf den *Raum* zu
achten, doch wenn sich in Ihrem Geist immer stärker reine
Bewusstheit ausbreitet, wird Ihr Geist sich mit Raum und
Materie gleichermaßen vertraut fühlen.

Beginnen Sie mit dem Raum-Gehen langsam und werden
Sie aktiver, je besser Sie die Stille innerhalb des Raumes zu halten lernen. Viele Menschen praktizieren vor dem Raum-Gehen
QE. Das hat den Vorteil, dass Sie so den Verstand an die Lücke,
den *Raum zwischen den Gedanken* erinnern. Dann ist es nur
noch ein kleiner Schritt, den *Raum zwischen Dingen* zu sehen
und zu spüren.

Schauen Sie mal, auf wie viele Aktivitäten Sie das Raum-
Gehen übertragen können. Denken Sie etwa an „Raum-Kochen"
oder sogar an „Raum-Zähneputzen". Viel Vergnügen damit,
und machen Sie es oft, so wird es im Laufe der Zeit mühelos.

So können Sie anderen helfen

Sie können andere beim Raum-Gehen unterstützen, indem Sie mit ihnen gehen und beschreiben, was Sie tun. Stellen Sie sicher, dass Ihre Begleitung anfangs ruhig ist, reduzieren Sie oberflächliches Gerede auf ein Mindestmaß oder beginnen Sie schon zu Hause mit einer QE-Sitzung, bevor Sie sich aufmachen.

Wenn Sie wirklich Spaß haben wollen, dann nehmen Sie eine ganze Gruppe mit zum Raum-Gehen. Reine Bewusstheit lässt sich in einer Gruppe leichter wahrnehmen. Allerdings ist es fast unmöglich, das Schwatzen in einer Gruppe zu unterbinden; setzen Sie deshalb Phasen der Stille an und solche, in denen kurz gesprochen werden darf. Gruppen von drei bis sieben oder acht Personen sind gut. Falls mehr Menschen teilnehmen, halbieren Sie die Gruppe.

Diese Übung ist besonders wertvoll für Kinder. Wenn Sie mit einer Kindergruppe hinausgehen, dann ermuntern Sie sie, über ihre Erfahrungen zu reden, während sie sie machen, und nicht bis zur offiziellen „Redezeit" zu warten. Kinder fühlen sich von selbst zum Raum hingezogen und können Ihnen sogar noch das eine oder andere über die Freuden des Raum-Gehens beibringen.

Teil 3
Beziehungsthemen

13. Sex, romantische Liebe und universelle Liebe

„Liebe ist kein bloßer Impuls; sie muss eine Wahrheit enthalten, die Gesetz ist."

Rabindranath Tagore

*„Richte zu Beginn der sexuellen Vereinigung die Aufmerksamkeit auf das anfängliche Feuer.
Und indem du dies fortsetzt, vermeide die Asche am Ende."*

Shiva-Sutras

Das Thema Liebe interessiert und betrifft die Menschen schon, seit der erste Höhlenmann seiner Partnerin mit der Keule einen Schlag auf den Kopf versetzte und sie an den Haaren in seine Höhle zerrte. Das heißt also, bevor sie Petunien pflanzte und ihn einen weißen Lattenzaun bauen ließ. Ich sagte Liebe, doch ich hätte ebenso gut Sex sagen können, denn die beiden Wörter werden oft wie austauschbar verwendet. Ich bin kein Psychologe, Wissenschaftler oder Talkmaster, deshalb bin ich auch kein Experte für Liebe. Doch ich war schon ein-, zweimal verliebt und das zählt ja auch. Wenn Sie mich fragen zum Thema Sex, Liebe im herkömmlichen Sinne und universelle Liebe, dann gebe ich hier meinen „Senf" dazu.

Als Erstes möchte ich gerne Sex und Liebe entwirren, um festzustellen, ob zwischen beiden ein Unterschied besteht. Dann würde ich gerne Sex und Liebe der universellen Liebe gegenüberstellen, dem Ziel jedes spirituell Suchenden auf dem Weg zur Erlösung.

Sex ist einer unserer großartigsten Grundtriebe. Ich glaube nicht, dass ich viel zu den Bibliotheken hinzufügen kann, die zu diesem Thema bereits existieren. Erstaunlich, wie ein einfaches Wort mit drei Buchstaben so viel Aufsehen „erregen" kann. Ein kleines Beispiel: Ich lehre Alternatives Heilen an der *Everglades University*. Wenn das kollektive Bewusstsein des Kurses vom jeweiligen Thema abzuschweifen neigt, dann brauche ich nur SEX an die Tafel zu schreiben und innerhalb von 2,35 Sekunden habe ich wieder die vollständige und ungeteilte Aufmerksamkeit aller Studenten. In der Werbebranche heißt es: „Sex verkauft sich gut."

Sex ist ein biologisches Phänomen. Für das Überleben unserer Spezies ist er fest in unserem Gehirn verschaltet. Doch an Sex scheint mehr dran zu sein als ein schlichter Lustimpuls, der uns inspirieren sollte, den Vorgang zu wiederholen, bis wir die ganze Erde bevölkerten. Angesichts unserer derzeitigen prekären Lage mit Überbevölkerung ist es schade, dass wir nicht mit einer Art „Reset"-Knopf auf die Welt gekommen sind. Doch das ist eine andere Geschichte für ein andermal.

Sex ist ein verzwickter Bestandteil des Sichverliebens. Wenn wir jemanden sehen, den wir anziehend finden, regen unsere Sinne unser Gehirn an, Sexualhormone auszuschütten. Wir werden sexuell erregt und sind nur mit dem körperlichen Spannungsabbau zu befriedigen oder wir fühlen uns vielleicht insgesamt warm und benommen – der Vorläufer dessen, was viele Liebe nennen.

Diese warme, verschwommene „romantische Liebe" kann uns in den ersten paar Monaten einer neuen Partnerschaft überwältigen. Vielleicht verzehrt uns das Feuer der Liebe, und solange wir unter ihrem Bann stehen, treffen wir Entscheidungen, die unser ganzes Leben verändern: Wir brennen etwa von zu Hause durch und schließen uns dem Zirkus an, der bekannt ist unter dem Motto „Ehemann und Ehefrau spielen Messerwerfen" ...

Entschuldigung, ich wollte nicht meine persönliche Geschichte ans Licht holen. Ich will damit Folgendes sagen: Aus dem körperlichen sexuellen Akt heraus neigen wir Menschen dazu, starke Emotionen für unsere Partnerin, unseren Partner zu empfinden. Diese Gefühle bezeichnen wir kollektiv als Liebe. Ja, Sex ist ein gutes Barometer dafür, wie es um eine Partnerschaft steht. Wenn in einer Beziehung Schwierigkeiten auftreten, dann ist die sexuelle Intimität gewöhnlich der erste Kausalzusammenhang. Wenn es zwischen Partnern gut läuft, dann denken wir unvermittelt an Sex und diese Gedanken finden rasch körperliche Erfüllung. Das bleibt so, bis das Verlangen wieder vom Trübsinn des Alltagslebens ausgelöscht wird.

Wenn die Emotionen einer neuen Liebe uns überfluten, haben wir das Gefühl, sie werde nie enden. Wir glauben, wir würden unserem Partner gegenüber *immer* solche Gefühle hegen. Doch wie alle, die schon einmal verliebt waren, bestätigen können, hält dieses Gefühl nicht an. Dieser unglaubliche, bombastische Raketenflug in die ungewisse Welt der Liebe ist einfach nicht von Dauer. Er kann es gar nicht sein, und zwar aus folgendem Grund:

Romantische Liebe, ob aus der sexuellen Vereinigung entstanden oder nicht, ist bedingte Liebe. Ja, die Wendung „Liebe machen" deutet an, dass wir sexuell aktiv sind und die Liebe dadurch „erzeugt" wird. Liebe ist *mitbedingt* durch sexuelle Anziehung. Doch zur romantischen Liebe gehören noch viele andere Aspekte. Sie hängt von vielen Umständen ab, etwa von Schönheit, Figur, Funktionalität und anderen Eigenschaften, die psychische Impulse auslösen; sind sozusagen diese unsere „Triggerknöpfe" einmal gedrückt, so können wir uns selbst

Dinge sagen hören wie: „Ich weiß nicht, warum ich ihn liebe; es ist einfach so." Dichter und Liedtexter werden niemals müde, die Vorzüge dieser hehren Liebe zu rühmen. Sie schwärmen vielleicht: „Ihr Haar glänzt wie das goldene Morgenlicht, ihr sanfter Blick, leuchtende Meere des Mitgefühls und ihr Lächeln erfüllen mich mit dem strahlenden Glanz des Lebens." Oder einfach so: „Ich mag es, wie du gehst. Ich mag es, wie du sprichst …" [Bekannter in der englischen Version: *I like the way you walk, I like the way you talk … Suzie Q.* – Aus einem bekannten Popsong, Anm. d. Verlags]

Bedingte Liebe wächst, *wenn* unser Partner liebevoll handelt, und nimmt ab, wenn er das nicht tut. Stimmt das etwa nicht? Der erste Ausbruch der Glückseligkeit wird im Laufe der Zeit und je nach den Umständen durch die Selbstzufriedenheit einer eher praktischen Liebe ersetzt. Stress, Ärger, Groll, Entmutigung, Besorgtheit, Angst, Verzweiflung, Depression und emotionale Überreaktionen – sie alle schwächen unsere Fähigkeit zu lieben. Trotz hehrster Absichten kühlen die letzten Funken der Liebe langsam ab und verlöschen in 60 Prozent unserer Beziehungen ganz, sofern die staatlichen Statistiken stimmen. An diesem Punkt bleibt die „ausgelutschte" Beziehung aus Konvention weiter bestehen oder sie endet und wir machen uns eifrig auf die Suche nach einem neuen Partner, der den leeren Raum ausfüllen soll, den die bedingte Liebe zurückgelassen hat.

Der springende Punkt ist: Bedingte Liebe wird *durch irgendetwas* inspiriert oder hervorgerufen: etwa dadurch, dass man ein Kind im Arm hält, sich um ein Haustier kümmert, sich selbstlos hingibt, einen geliebten Menschen streichelt, oder durch eine Massage, ein Gebet, eine Meditation, ja sogar durch Sport (*runner's high* = die Endorphinausschüttung oder das „Hoch" beim längeren Laufen) oder einfach durch herkömmlichen, puren Sex. Wir Menschen können unzähligen Aktivitäten nachgehen, die unsere Körperchemie verändern und die

Gefühle der Liebe verstärken. Das macht diese Liebe „bedingt" oder von Bedingungen abhängig. Auf diese Bedingtheit spielt ein spirituelles Sprichwort an: „Was du *bekommst*, das wirst du auch wieder verlieren." Wir *erhalten* diese Liebe aus einem bestimmten *Grund* und wir verlieren sie aus einem bestimmten Grund. Bedingte Liebe ist an bestimmte Bedingungen und Umstände geknüpft und die Umstände ändern sich. Was geboren wird und entsteht, das stirbt auch wieder. Liebe, die aus bestimmten Bedingungen heraus geboren wird, entsteht, um zu sterben, also zu enden.

Doch es gibt eine tiefere Liebe, die der bedingten Liebe zugrunde liegt. Wir können die Intensität der ersten paar Monate einer neuen Liebe aus einem einzigen und einfachen Grund niemals zurückgewinnen: Wir sind für etwas viel Erfüllenderes und Wichtigeres als die *bedingte* Liebe bestimmt; diese Liebe ist unbedingt, bedingungslos, universell. Sie ist die Grundlage jeder spirituellen Suche und lässt sich doch nicht durch *Bemühungen* selbst der geschicktesten und inbrünstigsten Sucher erreichen. Sie ist ursprünglich. Es ist die universelle Liebe.

Die universelle Liebe hat kein Geschlecht. Sie gehört weder Mann noch Frau noch der Vereinigung zwischen ihnen. Manche sagen, sie komme aus dem Herzen, sei weich und voller Verehrung. Es heißt, wenn man nur tief genug liebe, könne man die fleischliche Liebe transzendieren und mit der universellen Liebe verschmelzen. Diese Auffassung wird oft als der fromme Weg zur Erleuchtung angesehen. Erleuchtung ist eine andere Bezeichnung dafür, universelle Liebe zu leben. Doch ich sehe immer eine rote Flagge hochgehen, sobald ein *Weg* zu einem „universellen Irgendetwas" empfohlen wird. Wenn etwas universell ist (wie die grenzenlose Liebe), dann muss es immer und überall sein, nicht wahr? Wenn die universelle Liebe überall ist, wohin sollte man dann nur gehen, um sie zu erlangen? Wo immer man sich befindet, da ist sie! Ein *Weg* kann Sie nie dahin führen, wo Sie bereits sind. Das wissen wir.

Wie Sie sehen, ist die universelle Liebe bereits da und wartet auf Sie, wenn Sie wissen, wie Sie sie wahrnehmen können. Wir brauchen keinen *Weg* oder *Prozess*. Wir müssen uns nur bewusst werden, wo wir sind, stimmt's? Und zwar deshalb, weil die universelle Liebe auch da ist, wo wir sind. Bei dem Problem, in der universellen Liebe zu sein, geht es weniger darum, etwas zu *tun*; vielmehr geht es darum, *nichts* zu tun. Durch unser „Nicht-Tun" können der Staub und das Gerümpel in unserem Geist sich setzen. Was geschieht, wenn der Geist zur Ruhe kommt? – Die universelle Liebe stellt sich ein!

Das wahre Ziel einer Liebesbeziehung besteht nicht darin, sich immer mehr in den anderen Menschen zu *verlieben*. Der eigentliche Sinn besteht einfach darin, der *universellen* Liebe gewahr zu werden. Wie wir gesehen haben, nimmt die *romantische* Liebe mit dem Auf und Ab der Umstände zu und ebbt wieder ab. Bedingte Liebe verspricht eine Illusion, ein Versprechen der universellen Liebe gibt es überhaupt nicht. Ja, die universelle Liebe *verspricht* nichts. Sie *ist* bereits vollkommen, wie sie ist, in diesem Moment. Es kann gar nicht anders sein, sonst wäre sie nicht universell. Uns fehlt nur die *Erkenntnis*, dass das so ist. Sobald wir diese haben, sind wir fertig und wir erkennen die Vollkommenheit der Gegenwart in all ihrer profanen, alltäglichen Schönheit.

Sobald wir der universellen Liebe gewahr werden, bleiben Sex und bedingte Liebe als Teil unserer Alltagswelt zwar bestehen, doch mit einem gewaltigen Unterschied: Verankert in der universellen Liebe sind Sex, Liebe, Familie, Geldangelegenheiten, Leben und Tod keine getrennten Ereignisse mehr. Sie werden Teil einer Symphonie. Sie sind wie Noten, die zum Klingen gebracht werden, während im Hintergrund immer die Melodie der universellen Liebe erklingt. Jede Note, wunderschön an sich, trägt zur Ganzheit des Stückes bei. Wenn wir nur einzelne Noten kennen, entgeht uns die Harmonie des Werkes. Indem wir der universellen Liebe gewahr werden, erkennen wir die

Melodie *hinter* der Verrücktheit des Lebens, das sich an Bedingungen knüpft. Und es ist leicht und bereitet keine Mühe, der universellen Liebe gewahr zu werden.

Quantum Entrainment führt uns mühelos in das Gewahrsein der universellen Liebe. Sobald die Gedanken feiner werden und schließlich verebben, wird sie als Eu-Gefühl wiedergeboren – das ist der erste Schimmer der universellen Liebe.

Im Laufe der Zeit und mit etwas Übung werden Sie Ihr Eu-Gefühl in jedem Aspekt Ihrer Partnerschaft wahrnehmen können – auch wenn Sie Ihren Partner körperlich lieben. Das Gewahrsein des Eu-Gefühls fügt der bedingten Liebe das fehlende Element hinzu, es vertieft und erweitert ihre Bedeutung und intensiviert ihren körperlichen Ausdruck. So finden Sex und bedingte Liebe in der unbedingten Liebe Erfüllung. Hier erkennt die Menschheit ihren göttlichen Funken. Hier wird Liebe zu *wahrer* LIEBE.

14. Die „perfekte" Beziehung

„Wo ,mein' und ,dein' enden, beginnt die Liebe."

Karl Renz

„Ein liebendes Herz ist der Beginn allen Wissens."

Thomas Carlyle

Am Anfang … war das Wort … und das Wort war LIEBE, bedingungslose, grenzenlose Liebe. Dann erschuf das/der Eine in LIEBE die Vielen. Liebe erstarrte in Form und die Schöpfung war geboren. Die Ganzheit splitterte sich auf in unendlich viele Ausdrucksformen seines Selbst. Jeder Splitter ist getrennt und doch ganz. Die Liebe sah diese Scharen und nannte sie Selbst. Jedes Selbst erschien äußerlich einzigartig, doch alle waren aus derselben, alles durchdringenden Essenz gewoben. Vom zartesten subatomaren Zittern bis zur stillen Macht kreisender Galaxien war der Kosmos erfüllt von unzähligen, vollkommenen Ausdrucksformen des Selbst.

Heute … ist unsere Welt, Ihre Welt, vollgestopft mit Dingen. Jeder Gedanke und jede Emotion, Freund und Feind, Berg und Fliege und jedes Stück kalte Pizza ist der vollkommene Ausdruck des Selbst, geboren aus der Liebe. Das Problem ist, dass die meisten von uns das nicht so sehen. Wir sehen die einzelnen Stücke, doch uns entgeht die Liebe, die im Inneren wartet. Lassen Sie uns die Liebe und die LIEBE nun aus einem anderen Blickwinkel betrachten als im letzten Kapitel. Lassen Sie uns die bedingte Liebe als „Ich" betrachten und die universelle Liebe als „Selbst".

Was findet da in Wirklichkeit statt, wenn wir einander begegnen und uns ineinander verlieben? Das hängt davon ab, welche Art von Liebe wir erleben. Liebe kommt in zwei offensichtlichen Formen vor: „Ich"-Liebe und „Selbst"-Liebe. „Ich" ist alles, was einen Menschen einzigartig macht. Dieses „Ich" besteht aus Gedanken und Emotionen, Erfahrungen, Erinnerungen, Hoffnungen und Ängsten. „Ich"-Liebe ist die bedingte Liebe und wandelt sich mit den Umständen.

Das Selbst ist der unveränderliche Teil, der schon in der Kindheit und Jugend da war und auch jetzt da ist, der sich nie einmischt, aber immer alles unterstützt, was Sie sind. Ihr Selbst ist *Ihr* Ausdruck der LIEBE, beschränkt sich aber nicht auf Sie. Ihr Selbst, das Selbst anderer Menschen und sogar der Fahrer des Pizzalieferservice, der Ihnen die kalte Pizza brachte, sie alle sind eins. Die Liebe des Selbst weiß um die Einheit in der Vielfalt. Sie ist bedingungslos.

Das Selbst liebt grundlos und das Ich sucht nach Gründen, um zu lieben. Neue „Ich"-Liebe ist hitzig und alles verzehrend – und zur Mittelmäßigkeit verdammt. Warum? Warum läuft das immer so ab? Ganz egal, wie lange die Beziehung hält, die Kraft und Wucht der ersten Tage der Liebe gewinnen wir nie zurück.

Wenn wir an das „Ich"-Selbstbild glauben, dann trennen wir uns von dem, was wir als andere Bilder wahrnehmen, und wir verfehlen die einigende LIEBE im Inneren. Dann sehe ich Sie nicht so, wie Sie wirklich sind. Ich sehe Sie so, wie mein Verstand Sie sehen will. Während ich eifrig ein Bild von „Ihnen" erstelle, entwickeln Sie eines von „mir". Wir gleichen dann zwei Puppenspielern, die beide fieberhaft mit ihren eigenen *Puppen* beschäftigt sind. Wir vertiefen uns so darin, dass die beiden *Puppen* eine Beziehung zueinander haben, dass wir den anderen Puppenspieler gar nicht kennenlernen.

Krishnamurti sagte uns, dass Beziehungen sich zwischen zwei *Bildern* entwickeln, die der Verstand sich ausgedacht hat. Ferner teilte er uns mit, dass die zwei Bilder ihre eigenen Bedürfnisse und Wünsche hätten. Sie hätten ihre eigenen Absichten, lebten praktisch isoliert in ihren getrennten Welten und fänden Trost in der Illusion der Übereinstimmung. Er sagte: „… die Bilder laufen parallel, wie zwei Eisenbahnschienen, und begegnen einander nie, außer vielleicht im Bett … Was für eine Tragödie ist daraus geworden!"

Die meisten von uns gehen eine Beziehung ein aus Gründen wie Liebe oder Freundschaft, Schutz, Geld, Erregung oder Gefahr, aus intellektuellem Anreiz oder körperlichem Vergnügen. Besteht dann der Zweck, weshalb man eine Beziehung eingeht, nur in diesem Gewinn?

Ja! Die Antwort auf die Frage „Warum gibt es Beziehungen?" lautet, dass sie nur zum Zweck des Gewinns bestehen. Aber sie existieren nicht nur für unseren egoistischen Vorteil, ganz im Gegenteil. Beziehungen werden nicht verbessert durch mehr Geld, Kontrolle oder Zeit. Sie lassen sich nicht einmal, wie allgemein angenommen, dadurch rechtfertigen, dass sie die Liebe zwischen zwei Menschen erstarken lassen. Eckhart Tolle traf den Nagel auf den Kopf mit seiner Aussage: „Eine Beziehung ist dazu da, Sie *bewusst* zu machen, nicht glücklich." Beziehungen sind perfekte Gelegenheiten, seines Selbst gewahr zu werden.

Die kokette, bedingte Liebe kann nicht dauerhaft sein. Wir können nicht die Illusion der bedingten Liebe leben, wenn die universelle Liebe nur einen Herzschlag entfernt ist. Das lässt unser Selbst nicht zu. Da wird immer etwas schiefgehen. Und wenn etwas schiefgeht, wachen wir auf. Nach diesem Aufwachen versuchen wir gewöhnlich, das offensichtliche Problem wieder „in Ordnung zu bringen". Das Aufwachen ist gut, das „Reparieren" ist töricht. Der Versuch, eine „Ich"-Beziehung wieder zu kitten, führt nur zu mehr Problemen, die „gelöst" werden müssen. Haben Sie diese Erfahrung nicht auch schon gemacht? Eine Illusion ist nicht mit einer Illusion in Ordnung zu bringen.

Das eigentliche Problem ist die Illusion, die Beziehung müsse „repariert" werden. Wir möchten die Dinge in Ordnung bringen, während sie in Wahrheit schon *in Ordnung sind.* Hier geht es nicht um die Frage, ob ein Glas halb voll oder halb leer ist. Hier geht es um einen grundlegenden und tiefgreifenden Wechsel in unserer Wahrnehmung. Hier entwickelt sich das Ich-Gewahrsein zum Selbst-Gewahrsein. Die vollkommene Liebe erschuf jedes Selbst in vollkommener Harmonie mit jedem anderen Selbst. Das bloße Erkennen dieses einfachen Zustandes verhilft der LIEBE zu völliger Freiheit.

Unsere Aufgabe in einer Beziehung ist es, die Verantwortung für unser eigenes Gewahrsein zu übernehmen. Der Rest erledigt sich von selbst. Für viele bedeutet das einen grundlegenden Sinneswandel: Unser Partner braucht nicht mit seinem nervtötenden Schniefen aufzuhören, unsere Partnerin nicht mit ihrem ewigen Gerede. *Wir* müssen nur gewahr sein. Das genügt; so einfach ist das. Die „perfekte" Beziehung beginnt und endet mit dem Gewahrsein des Selbst. Wenn dieses zunimmt, dann begegnen sich die beiden „Eisenbahnschienen", nicht am Horizont, sondern genau vor unseren Füßen, und die LIEBE schimmert an der Oberfläche jedes Selbst. Quantum Entrainment legt das bewusste Gewahrsein des Selbst frei.

QE löst unser Alltagsbewusstsein behutsam von dem Spielzeug, mit dem unsere „Spielwiese Welt" übersät ist, und gestattet ihm, sich so sanft auf dem Selbst niederzulassen wie ein

Schmetterling auf dem Blatt einer exotischen Blume. Wir sind von Beziehungen umgeben. Wir gehen Beziehungen ein am Wasserspender im Büro, an der Supermarktkasse und mit Ärzten, Anwälten oder Indianerhäuptlingen. Ganz egal, wie sie im Einzelnen laufen – sie alle sind „perfekte" Beziehungen, wenn wir uns in unser *Selbst* verliebt haben (das heißt: seiner gewahr sind).

So können Sie anderen helfen

Falls unsere Partnerin, unser Partner, unsere wichtigste Bezugsperson, unser Freund, unsere Freundin uns „nervt", dann kann Quantum Entrainment hilfreich sein. In diesem Fall werden Sie ihnen per „Fernbehandlung" helfen, durch ihre Unannehmlichkeiten hindurchzukommen.

Denken Sie daran: Sie brauchen nicht deren Zustimmung dafür, dass Sie QE für sie praktizieren. Die wichtigste und wirksamste Unterstützung bieten Sie ihnen allerdings, indem Sie QE für und bei sich selbst anwenden. Ihre *eigene* Veränderung wird Veränderungen bei den anderen inspirieren.

Teil 4
Weitere Themen

15. Besser schlafen

„Schlaf ist die beste Meditation."

Dalai Lama

„Schlafen, die schönste Erfahrung im Leben –
nach dem Trinken."

W. C. Fields

Einschlafen ist ein natürlicher, wunderbarer Vorgang. Ich sage „natürlich", denn unter optimalen Bedingungen brauchen Sie sich nur hinzulegen, nichts zu tun und der Schlaf kommt. Ich mag Tätigkeiten, bei denen man *nichts* tut. Wenn Sie das hier können, dann verschafft Schlafen Ihnen ein tolles Gefühl. Sie haben mehr Energie, denken klarer und sehen besser aus (– zumindest manche von uns). Hier folgen einige Hinweise für diejenigen unter Ihnen, die zwar schon ganz gut schlafen, aber sich bei ihrem Nachtschlaf noch etwas besser regenerieren möchten:

Praktizieren Sie doch, bevor Sie sich ins Bett legen, noch zwei bis fünf Minuten lang QE! Das ist eine wunderbare Art und Weise, all den banalen Stress fortzuspülen, der sich im Laufe des Tages angesammelt hat. So kann Ihr Körper all diese winzigen „Knoten" lösen, die er im Laufe des Tages geknüpft hat. Ihren Geist versetzt QE in einen neutralen Zustand. Legen Sie sich dann hin und lassen Sie sich in die himmlische Glückseligkeit eines tiefen Schlafes gleiten.

Viele Menschen haben allerdings Schwierigkeiten beim Schlafen. Zu ihnen gehörte ich früher auch, doch mittlerweile schlafe ich wie ein Baby. (Vielleicht ist das nicht der beste Vergleich, wie Ihnen die übernächtigten Eltern eines Neugeborenen bestätigen werden ...) Dass Menschen nicht gut schlafen, das kann vielerlei Gründe haben: etwa weil sie Stimulanzien einnehmen, sich schlecht ernähren oder sich nicht genug bewegen; wegen eines Ungleichgewichts im Hormonhaushalt oder anderer Erkrankungen, aufgrund von Schmerz, mental-emotionalem Stress, Jetlag etc. Die Liste ist lang und es erscheint nicht gerade „gerecht", dass etwas so Lebenswichtiges und Erfreuliches wie ein guter Nachtschlaf so leicht beeinträchtigt werden kann. Schlaflosigkeit ist ein ernst zu nehmendes Symptom, und wenn Sie schlecht schlafen, dann stellen Sie sicher, dass Sie die Ursache herausfinden und sie dann beseitigen. Falls Sie zu viel Koffein zu sich nehmen, reduzieren Sie die Menge. Falls Sie sich mehr bewegen müssen, stehen Sie öfter mal von der Couch auf und gehen Sie um den Block! Wenn Sie das Problem so nicht beheben können oder nicht einmal die Ursache herausfinden, dann ist es Zeit für Quantum Entrainment.

Am häufigsten ist Schlaflosigkeit durch emotionalen Stress bedingt. Manchmal wissen Sie genau, was Sie plagt, ein andermal haben Sie keine blasse Ahnung. In beiden Fällen wirkt QE wunderbar. Da es Ihr ganzes Wesen harmonisiert, ist es hervorragend geeignet, in die schwer zugänglichen Ecken Ihres Geistes vorzudringen, in denen sich der unentdeckte Stress verbirgt.

Bei allgemeinem Stress empfehle ich, QE den ganzen Tag über immer wieder zu praktizieren. Sie können es jeweils eine Minute lang oder auch länger machen, unter Umständen sogar 10 bis 30 Minuten lang. Mir persönlich sind die kurzen, häufigen Einheiten lieber, denn ich mache gern in meinem Tagesablauf weiter; aber ich schätze auch eine gute QE-Sitzung, bei der ich mich hinsetze, wenn ich ein paar Minuten Zeit habe.

Erweitertes QE praktiziere ich am liebsten morgens, gleich als Erstes. Diese Sitzung bestimmt geradezu die Atmosphäre des Tages.

Praktiziert man Quantum Entrainment kurz vor dem Schlafengehen, dann hilft das nach meiner Auffassung, den Hormonhaushalt ins Gleichgewicht zu bringen und damit auch die Melatoninausschüttung der Zirbeldrüse, die den inneren Tag-Nacht-Rhythmus steuert.

Ein- und durchzuschlafen kann ein echtes Problem darstellen, wenn uns etwas plagt. Vielleicht hatten Sie eine Auseinandersetzung mit Ihrem Vorgesetzten, vielleicht „ertrinken" Sie gerade in lauter unbezahlten Rechnungen oder Ihre jugendliche Tochter hat sich gerade alle Mitglieder ihrer Lieblings-Heavy-Metal-Band auf beide Oberarme und den Hals tätowieren lassen; und das ganze Tattoo gipfelt in den gekreuzten Sticks des Schlagzeugers auf ihrer Stirn; und sie sagt, sie werde sie immer lieben ... Und Sie wundern sich, warum Ihnen der Schlaf versagt bleibt.

Stress kann unseren Verstand zur „Hyperaktivität" antreiben. Die Gedanken schwirren in unserem Kopf herum wie surrende Ventilatorblätter und wir hören uns selbst um wenigstens ein paar Minuten mentaler Stille flehen. Das ist der perfekte Zeitpunkt für Quantum Entrainment. Es beruhigt die Gedanken, indem wir sie einfach beobachten. Sie haben den gedankenfreien Zustand reinen Gewahrseins bereits erlebt und ebenso, wie sich die Gedanken sanft um Ihr Eu-Gefühl legen. Das funktioniert auch in Stresszeiten, aber anders.

Wenn Sie mitten in einer Stresssituation stecken und QE praktizieren, werden Sie die Erfahrung anders erleben als in Zeiten, in denen Sie ruhiger sind. Das ist alles recht relativ. Wenn Ihre Gedanken knattern wie die Kugeln eines Maschinengewehrs auf einem Blechdach und Sie mit QE beginnen, dann machen Sie vielleicht die Erfahrung, dass Ihre maschinengewehrähnlichen Gedanken Löcher in Ihr Bewusstsein stanzen. Ihre Gedanken rennen mit Ihrem Bewusstsein davon und QE ist vergessen, manchmal mehrere Minuten lang. Wenn das passiert, denken Sie daran: Das ist in Ordnung. Selbst wenn Sie sich dann nicht so ruhig fühlen wie zu anderen Zeiten, findet viel Heilung statt. Sie werden merken, dass Sie sich von dem Vorfall weit schneller erholen als sonst, selbst wenn Sie sich nicht zentriert fühlen. Beim Anwenden von Quantum Entrainment nehmen wir, was wir bekommen. Das ist immer weit besser, als wenn wir QE nicht praktiziert hätten.

Setzen Sie sich nur nicht das *Ziel*, inneren Frieden zu spüren. Wie Sie bereits wissen, erzeugt das eine Polarität, die Sie in zwei entgegengesetzte Richtungen zerrt. Ja, es ist herrlich, sich voller Frieden und frei von Unbehagen zu fühlen, doch *Arbeiten* in Richtung Frieden ist immer noch ein Arbeiten und steht damit im Gegensatz zu Frieden. Man braucht einfach nur zu *beobachten*.

Beobachten Sie und warten Sie ab. Wenn Sie einen elektrischen Ventilator ausschalten, dauert es auch immer noch eine Zeitlang, bis seine surrenden Blätter langsamer werden und stehen bleiben. So ist es auch, wenn Sie bei großer Aufregung QE durchführen. Emotionaler Stress ist wie elektrischer Strom, er bringt Ihre Gedanken zum Kreisen. QE schaltet den Stress aus, doch es dauert seine Zeit, bis die schwirrenden Gedanken sich verlangsamen und anhalten. Praktizieren Sie einfach QE, *ohne* etwas zu erwarten; Sie werden staunen, wirklich staunen!

Wenn Sie die Quantum-Entrainment-Methode praktizieren, während Sie *nicht* aufgeregt sind oder unter Druck stehen, dann ist das wie ein Sparguthaben auf der Bank. Sobald dann der Stress den Ventilator in Gang setzt, sind Sie nur ein paar Zentimeter entfernt vom reinen Gewahrsein und dem beruhigenden Einfluss Ihres Eu-Gefühls.

So können Sie anderen helfen

Mit Quantenheilung können Sie anderen zu einem guten Nachtschlaf verhelfen, manchmal innerhalb weniger Minuten:

> Wenn Sie mit jemandem das Bett teilen, der unruhig schläft, dann langen Sie einfach hinüber, legen Sie der Person Ihre Hand auf die Stirn, auf den Brustkorb oder den Rücken und praktizieren Sie QE. Schon bald wird er (oder sie) tief und gleichmäßig atmen.
>
> Selbst wenn die andere Person nicht sofort einschläft, wird sie durch QE eine tiefe Ruhe erleben. Natürlich ist QE auch ideal für Menschen, die wegen *Krankheiten* nicht schlafen können.

Kinder, denen es schwer fällt, Ruhe zu finden und einzuschlafen, oder die mit Albträumen aufwachen, sprechen außergewöhnlich gut auf eine sanfte QE-Sitzung an. Sobald Sie selbst mit dem QE-Prozess vertraut sind, können Sie den Kleinen sogar eine Gutenachtgeschichte vorlesen und dabei QE praktizieren.

16. Gesünderes Essverhalten

„Aus Nahrung sind alle Lebewesen geboren. Und nachdem sie geboren sind, gedeihen sie durch Nahrung. Alle Lebewesen essen Nahrung, und wenn sie sterben, isst die Nahrung sie."

Taittiraya-Upanishad

„Wenn Ihr Magen rebelliert, dann legen Sie sich hin und beruhigen Sie ihn mit gelassenen Gedanken."

Satchel Paige

Die meisten Menschen schenken dem Essen nur wenig Beachtung. Sie betrachten es als notwendige Tätigkeit, die einigermaßen angenehm ist, sie aber auch oft von anderen Tätigkeiten abhält, etwa vom Arbeiten. In den USA neigen wir dazu, unterwegs zu essen. Wir stopfen uns den Mund mit Burgers und Burritos voll, während wir unser Auto mit den Knien lenken – im Berufsverkehr. Wir achten vor allem *darauf*, dass wir *genug* essen und dass es bequem ist, und weniger auf die Qualität, die Umgebung und Atmosphäre und den Verdauungsprozess an sich.

Ernährungswissenschaftler behaupten, die meisten körperlichen Krankheiten würden durch schlechte Verdauung hervorgerufen oder verschlimmert. „Nun gut", sagen Sie vielleicht, „meine Verdauung kann ich nicht kontrollieren. Ich schlucke mein Essen und die Verdauung findet automatisch statt." Nun gut, und ich sage Ihnen jetzt, dass Sie Ihre Verdauung sehr wohl steuern können und dass Quantum Entrainment maßgeblich dazu beitragen kann.

Erstens beginnt Verdauung im Mund. Der Verdauungsprozess setzt ein, sobald Sie kauen und Ihre Nahrung sich mit Enzymen vermischt. Auch senden Rezeptoren auf der Zunge chemische Botschaften an das Gehirn und geben ihm Auskunft über die Art von Nahrung im Mund. Das Gehirn wiederum teilt dem Magen mit, auf welche Nahrungsmittel er sich vorbereiten soll.

Vieles findet also schon im Mund statt und Kauen ist ein bedeutsamer Teil der Verdauung und Assimilation. Wenn Sie das Essen nicht bis in einen fast flüssigen Zustand aufspalten, kann es nicht richtig verdaut werden und verursacht alle möglichen Probleme, von Allergien über Ekzeme und Erschöpfung bis hin zu Arthritis, emotionalen Störungen und so weiter.

Ich habe die Gewohnheit, Menschen beim Essen zu beobachten. Ich weiß, das ist vielleicht etwas seltsam, aber in Restaurants scheint der Arzt in mir hervorzukommen. Es überrascht mich immer wieder, wie wenig da gekaut wird. Ich schaue zu, wie ein Gast herzhaft in einen Burger beißt, seine Backen wölben sich nach außen, er kaut drei- oder viermal, hebt dann sein Kinn zur Decke und schluckt. Man kann buchstäblich sehen, wie die feste Pampe aus welkem Kopfsalat, Essiggurken, Weißbrot und Fleischbrocken sich die Speiseröhre hinunterarbeitet wie die besiegte Beute einer Königsboa. Meine Güte, was machen wir da, wenn wir uns entscheiden, nicht zu kauen!

Wie kann uns Quantum Entrainment also beim Essen und Verdauen helfen? Es stellt das Gleichgewicht wieder her. Ein gut funktionierendes Verdauungssystem muss, wie jedes andere Körpersystem auch, im Gleichgewicht sein, um einwandfrei zu arbeiten.

Indem Sie vor dem Essen 30 Sekunden lang QE praktizieren, bestimmen Sie die Atmosphäre für Ihre Mahlzeit. Das verlangsamt Ihr Tempo, sodass sich Ihr Verdauungssystem auf die Speisen vorbereiten kann. QE regt Sie an, gründlicher und langsamer zu kauen.

Falls Sie vergessen, vor der Mahlzeit 30 Sekunden lang QE zu praktizieren, dann holen Sie es einfach nach, unmittelbar bevor Sie zu essen beginnen. Werden Sie Ihres Eu-Gefühls gewahr und lassen Sie sich einen Augenblick Zeit, an das bevorstehende Essen zu denken. Falls Sie mögen, können Sie die Intention hinzufügen, dass die Nahrung Ihren Körper und Geist auf die bestmögliche Art nährt und unterstützt.

Leiden Sie unter einem Verdauungsproblem, dann praktizieren Sie QE jederzeit, wann immer Unregelmäßigkeiten auftauchen. Falls Ihre Gallenblase beispielsweise nach dem Essen dafür sorgt, dass Ihnen übel ist und Sie gereizt sind, dann greifen Sie zur immer griffbereiten „QE-Medizin". Sie werden staunen! Symptome wie Übelkeit, Sodbrennen und Blähungen lassen sich in Sekunden bis Minuten lindern. Bei einem meiner Klienten blähte sich der Magen bei jedem Essen auf wie ein Ballon. Außerdem hatte er Schmerzen und Blähungen und konnte deshalb Mahlzeiten im Lokal nicht genießen. Als wir das erste Mal QE praktizierten, war die Wirkung erst nach mehreren Minuten zu spüren. Doch langsam und dann immer schneller konnte man tatsächlich sehen, dass sein geblähter Bauch wie Butter in einer heißen Bratpfanne schmolz. Je kleiner sein Bauch wurde, desto größer wurde sein Lächeln; meines auch. Mit den Blähungen war es vorbei.

Er lernte Quantum Entrainment und wendet es nun selbst an. Seine Beschwerden bessern sich enorm und ebenso seine

Gemütsverfassung. Jetzt isst er im Lokal, wann immer er Lust dazu hat, und genießt Essen und Gesellschaft.

QE verhilft nicht nur Ihrem Körper zu einer tiefen, heilsamen Ruhepause, sondern harmonisiert auch Ihre Emotionen. Emotionen wie Besorgtheit oder Ärger wirken sich negativ auf Ihr Verdauungssystem aus. QE bringt Emotionen ins Gleichgewicht, die Essen und Verdauung zu beeinflussen scheinen. Eine ruhige Gemütsverfassung ist von vorrangiger Bedeutung für wirksame Verdauung und Assimilation.

Die Tatsache, dass wir etwas essen, bedeutet noch nicht, dass die in den Nahrungsmitteln enthaltenden Nährstoffe auch in unsere Zellen aufgenommen, assimiliert werden. Wenn wir essen, während wir es eilig haben oder emotional aufgewühlt sind, wirkt sich das verheerend darauf aus, ob die Nährstoffe in unsere Zellen gelangen oder nicht. Essen unter Stress kann zu Geschwüren in der Magenschleimhaut führen, zu Verstopfung oder Durchfall, zu Problemen mit der Bauchspeicheldrüse und der Gallenblase, zu Darmverschlingungen oder Entzündungen der Taschen und Ausbuchtungen des Darms (Divertikulitis) und zu vielem anderen.

Es wird zwar oft übersehen, doch Essen ist äußerst wichtig für unsere Gesundheit und Leistungsfähigkeit insgesamt. Gewöhnlich denken wir, Nahrung sei etwas Gutes für unseren *Körper*, doch auch unsere geistige Verfassung, unsere Emotionen und sogar unsere Sozialkontakte werden stark beeinflusst dadurch, was und wie wir essen und wie wir das Essen verdauen und assimilieren. Ich empfehle dringend, QE vor, während und nach einer Mahlzeit zu praktizieren. Was haben Sie schon zu verlieren – außer ein paar Verdauungsstörungen?

So können Sie anderen helfen

Zunächst einmal hilft ein ruhiges Gegenüber am Esstisch jemandem schon sehr dabei, selbst ruhiger beim Essen zu werden.

Wenn die Person, die mit Ihnen am Tisch sitzt, das Essen in sich hineinschlingt, als nähme sie an einem Wettessen auf dem Jahrmarkt teil, dann stellt es eine große Hilfe dar, wenn Sie selbst QE praktizieren, falls Ihr Gegenüber dazu nicht von sich aus bereit ist. QE ist zwar keine energetische Technik, doch es lässt jeden Anwender zu einer Quelle positiver und beruhigender Energie für sein Umfeld werden. Diese beruhigende Energie findet ihren Weg quer über den Esstisch und bringt den aufgeregten Tischnachbarn zur Ruhe. Im Laufe der Mahlzeit wird er ruhiger werden und sich angemessener verhalten.

Falls sein unangenehmes oder gar anstößiges Benehmen Ihrer Ansicht nach nicht schnell genug auf QE anspricht, stehen Sie einfach auf, gehen zur anderen Tischseite, legen Ihrem Gegenüber Ihre Hand auf die Stirn und praktizieren QE. Dieses Verhalten wird Ihren Tischgenossen garantiert dazu bringen, sein Essen zu unterbrechen, und sei es auch nur für den Moment, doch er wird verstehen.

Übrigens, je stärker sich jemand der reinen Bewusstheit gewahr ist, desto mehr Frieden strahlt er aus. Lassen Sie sich aber nicht weismachen, Frieden sei ein Gradmesser für Bewusstheit. Das ist nicht der Fall. Unangemessenes Verhalten am Essenstisch allerdings ist ein recht deutliches Anzeichen mangelnder Bewusstheit.

Natürlich können Sie anderen auch insofern helfen, als Sie QE mit der Absicht praktizieren, dass sich ihre schlechten *Essgewohnheiten* oder *Symptome* bessern. Sie brauchen niemals die Erlaubnis, QE für irgendjemanden anzuwenden. Und zwar deshalb nicht, weil Sie nichts *tun*. Sie werden nur der Bewusstheit gewahr und schauen, was passiert. Ihre Intention wird ohnehin nicht wirksam, wenn Sie der jeweiligen Person oder dem Umfeld irgendwie schadet. Sie sind auf der sicheren Seite, wenn Sie überall da, wo Sie es gerne einsetzen möchten, QE praktizieren. Ja, ich ermuntere Sie sogar dazu.

17. Problemlos reisen

„Reisen ist schöner als ankommen."

Buddha

„Auch wenn wir die Welt bereisen, um das Schöne zu finden, müssen wir es in uns tragen, sonst finden wir es nicht"

Ralph Waldo Emerson

Reisen macht den meisten Menschen Spaß, für andere ist es lästig, für einige wenige ist es ein „Horror". Lassen Sie uns alle drei Gruppen der Reihe nach näher anschauen, um festzustellen, wie QE das Reisen vergnüglicher, erfüllender und müheloser machen kann. Ich gehe zwar zuerst auf Flugreisen ein, doch alle Tipps hierzu gelten auch für Schiff-, Auto- und Zugfahrten, für Wanderungen, für Esel- und Straußenritte, um nur einige zu nennen ... Wenn Sie das Fliegen genießen oder sich zumindest damit arrangieren, weil sie so rasch an Ihren Wunschort kommen (zumindest meistens), dann finden Sie hier ein paar QE-Anregungen, die das Fliegen noch leichter und vergnüglicher gestalten.

Falls Sie die Grenzen zwischen den Zeitzonen überqueren, sind Sie dem sogenannten Jetlag ausgesetzt. Der Jetlag ist eine Störung Ihres Zirkadianrhythmus [in Kurzform: 24-stündiger Tag-Nacht-Rhythmus, Anmerk. d. Verlags], der von einem winzigen Areal im Hypothalamus geregelt wird, dem suprachiasmatischen Kern. (Diese Information können Sie jetzt hernehmen und sich in die Ohren stopfen – möge sie Ihnen nützen; ich dachte, ich gebe jetzt mal ein bisschen damit an, dass ich „Zirkadianrhythmus" „googeln" kann … F. K.)

Wenn ich fliege, und zwar besonders über Zeitzonen hinweg, dann praktiziere ich die meiste Zeit QE. Den größten Teil der Zeit lese ich nicht, unterhalte mich nicht mit Mitreisenden oder schaue so lange nicht aus dem Fenster, bis ich mich mit QE „aufgefüllt" habe. Ich liebe einfach diese Ruhe und den Frieden und das erfüllende Gefühl, das mir das „Quantenheilen" beim Reisen vermittelt.

In den eigentlichen Genuss komme ich jedoch erst, wenn ich in erfrischtem Zustand *ankomme* und, sobald ich mich einmal gestreckt und einmal gegähnt habe, bereit bin, der Welt zu begegnen.

Wie kann QE die Auswirkungen des Jetlags reduzieren? Meiner Meinung nach so:

Ungefähr alle 50 Meilen ändern sich die Kräfte (in Ermangelung eines besseren Wortes), die diese Region der Erde regieren. Wir werden uns dieser subtilen Naturkräfte, Schwingungen und Wirbel immer stärker bewusst, die die feinstofflichen Bereiche jenseits des mit unseren Sinnen Wahrnehmbaren beeinflussen. Die westliche Wissenschaft hat sie zwar noch nicht mit Sicherheit kartiert, doch östliche Kulturen und auch Tiere sind ganz auf ihr Vorhandensein eingestellt.

Tiere sind vertraut mit diesen elektromagnetischen und subtilen Kraftfeldern und richten ihr Verhalten daran aus. Vögel folgen über Tausende von Kilometern magnetischen Rastern oder Linien, ohne sich zu verirren. Tiere nehmen wahr, wann *Störungen* in den Energiefeldern auftreten. Wenn wir wissen, worauf wir in ihrem Verhalten achten müssen, können wir einen Sturm oder ein Erdbeben vorhersagen. Zu Hause habe ich einen kleinen weißen Shih-Tzu namens Daisy; oft bellt sie ungefähr fünf Minuten, bevor ich nach Hause komme, an der Tür. Genauso kann man bei Kindern beobachten, dass sie sagen können, wenn der Eismann kommt. (Für Eltern ist das zwar nichts Neues, doch ich dachte, der Rest von Ihnen würde es gern wissen, damit Sie nicht versehentlich den Eismann verpassen.)

Mein Lehrer in Transzendentaler Meditation, Maharishi Mahesh Yogi, lehrte uns, dass Kräfte, die er Devas nannte, darauf Einfluss haben, wie sich die Energie in einem bestimmten Teil unserer Welt manifestiert. „Ungefähr alle 50 Meilen", so erklärte Maharishi, „weicht der Einfluss eines Devas dem der nächsten 50 Meilen; so geht es rund um die Welt." Während unseres Heranwachsens kommen unser Körper und unser Geist mit den jeweiligen örtlichen „Gesetzen" in Einklang. Deshalb fühlen wir uns zu Hause, wenn wir dahin zurückkehren, wo wir aufgewachsen sind.

In meiner Ausbildung als Lehrer für Gehörlose lernte ich, dass ein guter Sprachwissenschaftler den Heimatort eines Menschen anhand von 50-Meilen-Zonen in etwa lokalisieren kann, allein indem er auf seine Sprachmuster hört. („Dieser Mensch muss aus der Gegend zwischen X und Y stammen …") Die in einem bestimmten Gebiet vorherrschenden energetischen „Gesetze" prägen unser Denken, unseren Körper und unsere Sprache. (Ich habe mich immer gewundert, wie die ersten englischen Siedler, die ja korrekt Englisch sprachen, später mit einem fetten New Yorker Akzent enden konnten oder mit der langsamen, weichen und schleppenden Sprechweise der Siedler, die sich in Georgia niederließen.)

Wenn Sie über den Einflussbereich Ihres Devas hinaus verreisen, ist Ihr Körper stärker gefordert, sich an die neuen, auf ihn einwirkenden Energien anzupassen. Beim Wandern hat Ihr

Körper Zeit für diese Anpassung. Eine Autofahrt verlangt Ihrem Körper und Geist mehr ab, sich auf die sich rasch wandelnden subtilen Energien einzustellen. [Anderswo werden diese Energien auch als „feinstofflich" bezeichnet. Anmerk. d. Verlags] Eine Flugreise wirkt noch destabilisierender, weil man energetische Einflussgebiete überquert. Die ziehen und zerren so rasch, dass Körper und Geist ständig aus dem Gleichgewicht sind. Dann noch Zeitzonen zu passieren, das führt zu zusätzlichem Stress, weil der Zirkadianrhythmus durcheinandergerät.

Wenn Sie beim Fliegen (und in geringerem Ausmaß gilt das Problem auch beim Autofahren) QE praktizieren, dann bleiben Sie in relativem Einklang mit den „vorbeihuschenden" örtlichen Energien. Dadurch, dass Sie der reinen Bewusstheit gewahr werden, setzt ein supraleitfähiges, reibungsarmes Fließen ein, das den Stress um Sie herum – und durch Sie hindurchfließen lässt, ohne dass Ihr Nervensystem, Ihr Zellstoffwechsel oder Ihre Gedankenprozesse in ihrer normalen Funktion beeinträchtigt werden. Reisen ist dann immer noch etwas anstrengend und kostet Energie, doch Sie richten keinen Schaden an, indem Sie gegen Naturgesetze verstoßen. Anders gesagt: Wenn Sie QE praktizierend die Einflussbereiche der einzelnen Devas durchqueren, dann ist das so, als hätten Sie Ihren Reisepass dabei, damit Sie am Zoll nicht aufgehalten werden.

Falls Sie unter Flugangst leiden, ist QE für Sie wie geschaffen. Führen Sie eine längere Sitzung für emotionales QE durch, *bevor* Sie zum Flughafen fahren, *während* Sie auf das Einsteigen warten und *während* Sie im Flugzeug sitzen. Denken Sie daran: Wenden Sie sich nicht von Ihrer Angst ab, sondern betrachten Sie sie gelassen, während Sie der reinen Bewusstheit gewahr sind. Dann breiten sich Frieden, Stille oder ein anderer Ausdruck Ihrers Eu-Gefühls in Ihrer Wahrnehmung aus; Besorgtheit und Angst verschwinden.

QE hilft Ihnen auch, falls Sie luftkrank werden. Anfangs mag sich die Übelkeit noch einige Minuten lang verstärken. Bleiben Sie dran, während die Heilung stattfindet, und schon bald können Sie die Übelkeit allein durch Bewusstheit in den Griff bekommen.

Beim Autofahren kann QE große Erleichterung bringen. Ich höre beim Fahren nur selten Radio. Ich liebe das Schweigen und empfinde reine Bewusstheit als unterstützende Beifahrerin. Sie hat mir noch kein einziges Mal gesagt, dass ich zu schnell fahre oder dass ich gerade an einer erstklassigen Parklücke vorbeigefahren bin, wie das eine Ehefrau tut, die ich kenne. (Nicht du, Liebling, ich denke da an eine andere Ehefrau, die so etwas macht ...) Gewöhnen Sie sich an, *mit Bewusstheit* Auto zu fahren. Sobald Sie mit der Gewohnheit „Ich brauche eine Geräuschkulisse im Hintergrund" brechen und das Radio ausschalten, werden Sie die Stille, die um Sie herum herrscht, in ihrer Fülle wertschätzen.

Apropos Parkplätze: Probieren Sie es mit QE, wenn Sie einen Parkplatz suchen oder wenn Sie im Verkehr feststecken. Formulieren Sie ganz gelassen Ihre Intention, einen freien Parkplatz zu finden oder dass sich der Verkehr nach Ihrer Absicht gestaltet, und denken Sie von da an nicht mehr daran. In der Mehrzahl der Fälle werden Sie überrascht sein, wie Ihr Eu-Gefühl die Dinge für Sie arrangiert.

So können Sie anderen helfen

Wenn Sie mit Ihren QE-Kenntnissen andere auf Reisen unterstützen, dann wird es für die anderen leichter und für Sie vergnüglicher. Die häufigsten Probleme, denen man am Flughafen begegnet, sind Reisemüdigkeit, Gereiztheit und das Syndrom „Ein wichtiger Termin – ich komme zu spät, ich komme zu spät!". Mitreisende, die Sie nicht kennen, können Sie mit Fern-QE unterstützen. Das Gleiche können Sie auch bei Familienmitgliedern und Freunden machen, indem Sie sie leicht berühren oder ebenfalls auf die Entfernung, wenn Sie mögen. Werden die Kinder während einer längeren Reise unruhig? QE! Müssen Sie zur Toilette und können Ihren Sitzplatz aber gerade nicht verlassen? QE! Verspüren Sie Hunger, Langeweile oder Übelkeit? QE, QE, QE! Denken Sie einfach zuerst an QE und dann an alles andere. Quantum Entrainment hilft immer, schadet nie und fühlt sich so gut an!

18. Finanzielle Probleme meistern

„Geld kommt, wenn wir zuerst nach dem Königreich Gottes streben – der Rest wird uns dazugegeben."

Mutter Teresa

„Die Glut eines warmen Gedankens ist mir mehr wert als Geld."

Thomas Jefferson

Geld kann ein Segen und ein Fluch sein. Geld hat die Macht, den Geist eines Menschen zu beleben und seine Leidenschaft zu entflammen. Es symbolisiert Wohltätigkeit und Gier, Gut und Böse. Wenn wir genug haben, wollen wir immer mehr. Brauchen tun wir es nur selten. Zumindest stiften Geldangelegenheiten Unruhe – sei es beim Einnehmen oder beim Ausgeben. Geld ist gespeicherte Energie. Geld, Geld, Geld, Geld, Geld – gibt es ein quälenderes Thema?

Während ich dieses Kapitel schreibe, ist das finanzielle Bild der Welt kein rosiges. Überall auf der Welt erleben die Menschen Geldnot. Multimillionäre haben ihr Vermögen verloren und der Durchschnittsverdiener kämpft, um im Meer der Schulden, die ihn überspülen, seinen Kopf über Wasser zu halten. Geldsorgen fordern viel mentale Energie und um die persönliche, nationale und weltweite Finanzlage herrschen Sorge und sogar Angst.

Geldsorgen haben fast immer zwei Komponenten: die *Sach-ebene* des Problems sowie die Sorge und Angst, die der Verstand dem Problem beimisst. Quantum Entrainment können Sie auf beide anwenden. Zuerst wollen wir auf den zweiten Punkt eingehen, die *emotionale Betroffenheit.*

Wir wissen bereits, dass Angst aus der Dualität geboren wird. Das heißt, das Ego trennt sich vom Gewahrsein der reinen Bewusstheit, ist also der reinen Bewusstheit nicht mehr gewahr und sieht die Welt als von seinem Selbst getrennt. Es muss allein gegen unzählige (als solche empfundene) Bedrohungen seiner Existenz ankämpfen. Ich sage „als solche empfundene" Bedrohungen, weil ein Wechsel in der Wahrnehmung einen Feind in einen Freund verwandeln kann. Ein Beispiel: Sie beobachten, dass ein Kollege, den Sie bisher für Ihren Freund hielten, sich „verdächtig" verhält, mit anderen Kollegen hinter Ihrem Rücken tuschelt und die Unterhaltung beendet, sobald Sie sich nähern; dass er unglaubwürdige Ausreden anführt, um nicht mit Ihnen zum Mittagessen gehen zu müssen oder nach der Arbeit noch auszugehen … Da fangen Sie an zu spekulieren und hegen möglicherweise negative Gedanken über seine Absichten. Das geht genau bis zu dem Zeitpunkt, da Sie eines morgens die Tür zum Besprechungsraum öffnen und er Ihnen – im Chor mit den anderen Kollegen – zuruft: „Überraschung!" und „Wir gratulieren zur Beförderung!" Sie haben nur einmal ausgeatmet und schon ist Ihr zweifelhafter Kollege wieder Ihr bester Freund geworden. Sie sehen, es ist alles eine Sache der Wahrnehmung und die Wahrnehmung folgt dem Bewusstsein.

Falls das Ego der reinen Bewusstheit nicht mehr gewahr ist, nimmt es aus einem Mangel heraus wahr. Das Verlangen nach mehr, als wir wirklich brauchen, ist zurückzuführen auf die fehlgeleitete Suche des Ego nach dem Wertvollsten überhaupt, der reinen Bewusstheit und ihrer Spiegelung in unserem Geist, dem Eu-Gefühl. In reiner Bewusstheit verankert ist das Ego ganz weit und erfüllt und spürt kein Verlangen nach mehr Geld, mehr Macht oder mehr Liebe.

Wenn wir einen Mangel an Geld empfinden, dann verspüren wir auch Angst oder eine ihrer untergeordneten Emotionen wie Besorgtheit, Frustration oder Ärger. Natürlich löst es nicht das Problem eines leeren Geldbeutels, wenn wir Angst empfinden. Ja, es verschlimmert das Problem sogar, indem es mentalen und körperlichen Stress erzeugt und *vernünftigere* Maßnahmen zum Lösen des Problems behindert.

Angst kann sogar von sich aus ein Problem verursachen, wo gar keines ist. So haben wir manchmal vielleicht Angst davor, Geld zu verlieren oder Besitztümer oder gar unsere Partner, selbst wenn das sehr unwahrscheinlich ist. Quantum Entrainment kann Ängste im Zusammenhang mit finanziellen Schwierigkeiten rasch lindern. Es zahlt die „Schulden" des Ego in der einzigen „Währung", die dieses wirklich versteht: in reiner Bewusstheit; und im Handumdrehen tritt Frieden an die Stelle der Angst.

Nachstehend folgt ein kurzer Bericht einer Frau aus Österreich, die aufgrund ihrer prekären Finanzlage vor Angst fast gelähmt war. Erst brachte ich ihr Quantum Entrainment bei, dann führte ich Fern-QE mit ihr durch. Über diese „Sitzung" berichtete sie Folgendes:

> „Geldsorgen gehören schon lange zu meinem Leben. Eines Tages hatte ich die Gelegenheit, in Kombination QE zu lernen und eine Sitzung mit Dr. Kinslow zu diesem Thema zu erleben. Im ersten Schritt bat mich Dr. Kinslow, alle Emotionen „hervorzuholen", die mit meiner Angst zusammenhängen, nicht genug Geld zu haben. Auf einer Skala von 0 bis 10 lag ich bei 10 plus!
> Danach brachte er mir bei, QE selbst zu praktizieren. Nach nur wenigen Minuten des Übens versuchte ich erneut, all die Emotionen hochzuholen, die mit meinen Geldsorgen zu tun haben.

> Das Ergebnis überraschte mich und machte mich sehr glücklich: Ich empfand die Emotionen als so weit weg, dass ich mir diese alten Gefühle gar nicht mehr heranholen konnte. Seit dieser Zeit sind sie ausgeblieben.
> Dann führte Dr. Kinslow eine Fernsitzung mit mir durch. Wir arbeiteten an einer Lösung für meine miserable Finanzlage. Nach der Fernsitzung empfand ich tiefen Frieden statt der alten Ängste und Sorgen. Und jetzt spüre ich ein tiefes Vertrauen und ich mache mir keine Gedanken mehr um Geld. Da hat ein enormer Wandel stattgefunden. Vielen Dank!"

Gut, das war einfach. Mühelos lindert Quantum Entrainment den zumeist schlimmsten Aspekt finanzieller Schwierigkeiten, die schwächenden Emotionen. Nun wollen wir uns den tatsächlichen Umständen zuwenden, die zum Geldmangel geführt haben.

Wir brauchen hier nicht auf Einzelheiten einzugehen. Das werden wir die Manifestation des reinen Gewahrseins durch die Linse des Selbst für uns machen lassen. Wenn man ein bestimmtes Ergebnis im Kopf hat, besteht das Schwierigste an QE darin, die Vorstellung von diesem Ergebnis loszulassen. Wir handeln dann vermeintlich gegen unsere Intuition, wenn wir nur zurücktreten, abwarten und beobachten, wie sich widrige Kräfte gegen uns richten und die Umstände sich entwickeln. Doch so funktioniert es. Zu warten und zu beobachten, das erscheint nur einem solchen Verstand widersinnig, der die Umstände nach seinem Geschmack manipulieren will. Sie haben also die Wahl: Sie können die begrenzten Ressourcen Ihres persönlichen Verstandes nutzen, den die Versagensangst antreibt, oder Sie können QE praktizieren und das Selbst, im Frieden zentriert, auf die grenzenlosen Ressourcen der Schöpfung zugreifen lassen. – Sind Sie bereit für den Sprung ins Nichts?

Setzen Sie sich auf einen bequemen Stuhl und sorgen Sie dafür, dass Sie fünf bis zehn Minuten ungestört bleiben. Beginnen Sie den QE-Prozess und genießen Sie Ihr Eu-Gefühl. Nehmen Sie es ganz deutlich wahr. Je klarer Sie dieses Gefühls gewahr werden, desto intensiver scheint es Sie zu ergreifen.

Sobald Ihr Gewahrsein davon ganz klar ist und das Eu-Gefühl sich völlig ungetrübt anfühlt, formulieren Sie eine ganz einfache Intention, wie wenn sie in der Gegenwart bereits erfüllt wäre. Nehmen Sie etwas Einfaches und Positives wie „finanzielle Unabhängigkeit" oder „Erfüllung meiner finanziellen Wünsche".

Werden Sie dabei nicht gierig – wenn Sie es richtig machen, wird Ihr Selbst Ihnen mehr bescheren, als Sie erwarten. Sie können sich auch eine Aktivität vorstellen, die zeigt, dass Sie frei von Geldsorgen sind. Was auch immer Sie da machen, tun Sie es ohne Erwartungen, aber mit Vergnügen! Falls Angst oder Besorgtheit das nicht zulassen, praktizieren Sie QE zu den damit einhergehenden Emotionen.

Die schwierigste Aufgabe dabei ist, sich nicht selbst im Weg zu stehen und abzuwarten, wie Ihr inneres Selbst das „Loch" in Ihrer Kasse füllt. Das heißt nicht, dass Sie gar nichts zu tun brauchen. Tun Sie, was in Ihrer schwierigen finanziellen Situation nötig ist, aber bleiben Sie offen für neue und ganz unerwartete Gelegenheiten. Möglicherweise tun sich ganz ungewöhnliche oder sogar bizarre, abenteuerlich erscheinende Perspektiven auf. Prüfen Sie sie ganz rational. Falls diese neuen Perspektiven noch nicht selbst eine vernünftige Lösung enthalten, so führen sie aber vielleicht zu einer Lösung. Das ist die Art, in der das Selbst für Sie arbeitet. Bleiben Sie offen und bereit für

Neues. Rückblickend werden Sie sich wundern, welcher Weg sich da ergeben hat. Er wird leichter und aufregender sein als derjenige, den Sie geplant hatten ... und weit erfolgreicher.

An dieser Stelle möchte ich kurz von meinen persönlichen Erfahrungen berichten: Zwei Jahre, bevor ich mit diesem Buch anfing, wurde mir gekündigt. Ich hatte sehr hohe Schulden und die Chancen, dass ein alter Kauz wie ich Arbeit fand, waren recht düster. Ich war mittellos und depressiv – ein perfekter Fall für QE.

Einen Monat nach meiner Kündigung entwickelte ich QE und begann, es an mir selbst und anderen auszuprobieren. Eines der ersten Themen, an denen ich arbeitete, war meine finanzielle Situation.

Vier Monate später schrieb ich das Buch *Quantenheilung* und ich setzte die Methode für mich selbst ein mit der Intention, dass das Buch um die Welt gehen und allen helfen möge, diesen erstaunlich wirkungsvollen Heilungsprozess zu lernen. Während ich nun am Folgeband arbeite, erkenne ich, dass jeder Setzling, den ich in den Anfangstagen von QE gepflanzt habe, gewachsen ist und zu blühen beginnt. Um nichts in der Welt hätte ich mir das selbst ausdenken können. Wenn ich zurückblicke, staune ich über den verschlungenen Pfad, die unvorhergesehenen Geschenke, die Freundlichkeit Fremder und das schiere Glück, das es brauchte, damit meine Absicht Wirklichkeit wurde.

Der Moment, in dem ich begann, war auch schon das Ende. Ich konnte mich größtenteils heraushalten und mein Selbst zu Werke gehen lassen. Wenn ich mich einmischte und die Kontrolle übernahm, dann steuerte ich nur Mühen und Stress bei und verlangsamte einen Prozess, der gut geölt war und glatt lief.

Jetzt verfügen also auch Sie über die Technik, sich Ihre tiefsten Sehnsüchte zu erfüllen: frei zu sein von Begierden und umfangen von den wohlwollenden Armen Ihres Selbst.

So können Sie anderen helfen

Mit Quantum Entrainment können Sie Menschen bei beiden Aspekten finanzieller Schwierigkeiten helfen: bei den emotionalen und den praktischen Hürden. Die emotionale Arbeit wurde in Kapitel 8 ausführlich erklärt. Für die Arbeit an den konkreten Umständen im Zusammenhang mit den Geldsorgen können die Betroffenen die oben genannten Intentionen einsetzen oder *Sie* können es für Ihr Gegenüber tun. Denken Sie daran, dass Sie die Sache nicht zu umfassend oder zu komplex angehen! Das reine Gewahrsein hat es gern einfach.

19. QE für Kinder

„Das Streben nach Wahrheit und Schönheit ist ein Gebiet, auf dem wir das ganze Leben lang Kinder bleiben dürfen."

Albert Einstein

„Die interessantesten Auskünfte stammen von Kindern, denn sie erzählen alles, was sie wissen, und dann hören sie auf."

Mark Twain

Die süße kleine Martina und das gemeine alte Ungeheuer

Es war einmal ein kleines Dorf, das am Ufer eines wunderschönen blauen Sees lag. Eine lange, lange Holzbrücke führte von dem kleinen Dorf quer über den See ans andere Ufer. Das war so weit, dass niemand das andere Ende der langen, langen Brücke sehen konnte.

Die Dorfbewohner waren die ganze Zeit sehr, sehr beschäftigt. Was machten sie alles? Nun, allerlei wichtige Dinge: Sie trugen Post aus, bauten Häuser, schrieben Unmengen von Zahlen auf, um alles Wichtige zu dokumentieren. Auch aßen sie viele leckere Speisen, Krapfen und Kuchen und Eis. Besonders gern mochten sie Eis. Das Eis mit Rum und Rosinen war, glaube ich, ihre Lieblingssorte.

Jeden Sonntag pflegten sich die Bewohner dieses kleinen Dorfes auf dem Marktplatz unter der riesigen Eiche zu treffen;

dann unterhielten sie sich über den wunderschönen blauen See am Rande des Dorfes. Einige erzählten von Männern, die vor vielen Jahren auf den See hinausgefahren waren und Geschichten darüber mitgebracht hatten, wie schön er war. Sie berichteten, wie klar und tief der See war und wie lachende, in allen Regenbogenfarben schillernde Fische an ihr Boot kamen, sich umdrehten und baten, ihren weichen Bauch zu streicheln. Sie erzählten davon, wie die Enten und Schildkröten der Sonne ein Lied sangen und die Hundshaie bellten und im Rhythmus der Musik mit ihren Schwanzflossen wedelten.

Die Menschen des kleinen Dorfes waren glücklich, wenn sie sonntags über den See sprachen. Doch am nächsten Tag und die ganze Woche über vergaßen sie das alles und widmeten sich wieder ihren Sorgen darüber, wie viel sie doch zu tun hatten.

In dem kleinen Dorf lebte in stillem Glück ein kleines Mädchen, die süße kleine Martina. Ihr blondes Haar, das um ihre Schultern wallte, sobald sie ihren Kopf bewegte, leuchtete so hell wie die Sonne. Ihre dunkelbraunen Augen glänzten wie Wasser im Sonnenschein, wann immer sie sie offen hatte, und wahrscheinlich auch, wenn sie geschlossen waren. Die süße kleine Martina hatte winzige Krücken aus Holz, die ihr beim Gehen halfen, denn ihre Beine waren sehr, sehr schwach. Doch das schien sie nicht sonderlich zu bemerken, denn sie spielte mit den anderen Kindern des kleinen Dorfes vom Sonnenaufgang bis zum Sonnenuntergang. Sie beklagte sich nie und sagte auch nicht, es sei nicht gerecht, dass sie nicht rennen oder springen könne wie die anderen Kinder. Die süße kleine Martina grüßte die Menschen immer mit einem freundlichen Lächeln und einem Glücksgefühl in der Stimme.

Dass die süße kleine Martina so glücklich war, lag auch daran, dass ihr Vater und ihre Mutter ihr beigebracht hatten, tapfer zu sein, und seitdem fürchtete sie sich ganz selten. Und wenn sie doch einmal Angst hatte vor einem ganz, ganz schlimmen Gewitter mit schaurigen Blitzen und lautem Donner oder wenn sie glaubte, ein Monster könnte unter ihrem Bett leben, dann erinnerte sie sich daran, was Mutter und Vater ihr beigebracht hatten, und dann verschwanden all diese schaurigen Dinge. Danach taten auch ihre Beine nicht mehr weh. Und wenn sie über ihre Krücken stolperte und sich ihre Hände und Knie aufschürfte, wie das beim Spielen mit den anderen Kindern manchmal passierte, dann machte sie das, was ihr Vater und ihre Mutter ihr beigebracht hatten, und der Schmerz verging. Ihre Mutter und ihr Vater nannten diesen Trick einfach „QE", doch die süße kleine Martina stellte es sich lieber als ihren „Glücksort" vor. Sie liebte es, an ihren Glücksort zu gehen; sie ging auch dann hin, wenn ihre Beine *nicht* wehtaten oder wenn sie sich *nicht* fürchtete. Ihr Glücksort war der Grund dafür, dass die Leute sagten, sie habe Sonnenscheinaugen.

Jeden Morgen saß sie vor dem Spiegel und bürstete ihr Haar hundert Mal, und dabei sang sie das Lied vom Haarebürsten:

„Diddel-die, diddel-dan,

schau mich an!

Ich bin ein großes Mädchen,

schau mich an!

Ich bürste meine Haare

bis zum Knie, diddel-die,

diddel-dan, schau mich an!"

Die süße kleine Martina war sehr höflich und sehr, sehr neugierig. Sie stellte schrecklich gerne Fragen. Manchmal fragte sie: „Woher kommen die Wolken?" Oder: „Was kommt am Ende aller Zahlen?" Oder: „Warum kann ich nicht fliegen wie die Vögel?" Wenn sie es könnte, würde sie mit weit ausgebreiteten Armen hoch in den Himmel hinauffliegen, und wenn sie müde würde, würde sie sich auf eine flauschige weiße Wolke legen und auf die Menschen des kleinen Dorfes hinunterschauen, die umherflitzten wie winzig kleine Ameisen auf einem Würfelzucker.

Eines Sonntags, als die Ältesten des Dorfes wieder Geschichten über den wunderschönen blauen See erzählten, zupfte die süße kleine Martina den ältesten Ältesten am Ärmel und fragte mit ihrer feinen, leisen Stimme: „Entschuldigen Sie, aber warum packen wir nicht einen Picknickkorb mit Kuchen und Limonade, die uns beim Trinken in der Nase kitzelt, und warum picknicken wir nicht einfach mal am Ufer des wunderschönen blauen Sees?"

Schweigen breitete sich aus unter den Dörflern, sie schauten ganz ernst drein und der Älteste sagte: „Wir können niemals zum wunderschönen blauen See gehen, denn unter der langen, langen Brücke lebt ein böses Ungeheuer." Sie erzählten der süßen kleinen Martina, dass sie niemals über das Ungeheuer sprachen, weil sie kleinen Kindern keine Angst einjagen wollten. Das Ungeheuer war nämlich doppelt so groß wie ein Mann und so dick wie die Eiche am Marktplatz, unter der sie gerade saßen. Die Haut des Ungeheuers war lila mit grünen Punkten und schleimig, sie stank und war zerfurcht. Es hatte gezackte grüne Zähne, aus denen alte Spaghetti wie Fäden hingen, weil es seine Zähne nach dem Essen nie geputzt hatte. Es war ein richtig ungezogenes Monster. Sein Atem roch nach Thunfisch vermischt mit Brokkoli und dreckigen Socken. Das Ungeheuer hatte ein rotes und ein schwarzes Auge und konnte auch hinter sich sehen, ohne sich umdrehen zu müssen. Deshalb konnte man sich nie von hinten heranschleichen, um es zu fangen. Viele tapfere Männer hatten das schon probiert und niemand weiß, wo die jetzt sind. Dieses Monster hieß Ego das Ungeheuer.

An diesem Abend hatte ihr Papa ihr eine Gutenachtgeschichte vorgelesen von der guten alten Zeit, *bevor* Ego das Ungeheuer unter der Brücke lebte. Die süße kleine Martina wollte, dass es wieder so würde, damit alle Einwohner des kleinen Dorfes am Ufer des wunderschönen blauen Sees ein herrliches Picknick machen könnten. Sobald der Hahn krähte und die Sonne über die fernen, fernen Berge blinzelte, schlüpfte sie leise wie eine Maus in Samtpantoffeln aus ihrem Bett, zog sich an, schnappte sich ihre Holzkrücken und machte sich auf den Weg zur langen, langen Brücke über den wunderschönen blauen See am Rande des Dorfes.

Auf ihrem Weg hörte sie den Vögeln zu, die für ihre Jungen in den Nestern sangen:

„Auf, auf, ihr Schlafmützen,
schüttelt euer Federkleidchen!
Schnabel auf –
Zeit für eure Frühstückswürmer
mit Marmelade und altem Lauch!"

Sie kicherte über das Lachen der Blätter in den Bäumen, die die flüchtige Morgenbrise kitzelte, wenn sie über ihre Bäuche strich. Am Rande des Feldes, wo der alte Kaufmann lebte, bückte sie sich, pflückte ein einziges Gänseblümchen und watschelte dann die dreckige Straße hinunter bis zur langen, langen Brücke.

Als sie zur langen, langen Brücke kam, hielt die süße kleine Martina an, lauschte und schaute genauso, wie du das tust, bevor du eine Straße überquerst, auf der Autos fahren. Alles war ganz friedlich. Sie dachte: Vielleicht hat Ego das Ungeheuer ja Frau Ungeheuer getroffen und geheiratet unter der großen, großen Brücke in der großen, geschäftigen Stadt, auf der anderen Seite der fernen, fernen Berge. Und sie dachte: Vielleicht sind sie ja unter eine angesehene Brücke in einer guten Gegend gezogen, wo er eine Familie mit zwei kleinen Ungeheuern gründen und ein Haustier halten konnte, einen Rumpeldidumpelschnick, den besten Freund eines Ungeheuers.

Ruhig und langsam schlurfte sie zum Anfang der langen, langen Brücke und wartete. Nichts. Dann schaute sie weit über die lange, lange Brücke, konnte aber nicht auf die andere Seite sehen; deshalb ging sie weiter. Als ihr winziges Zehenspitzchen beim ersten Schritt die Brücke berührte, hörte sie ein tiefes, rollendes Knurren und Brummen, wie einen Donner aus einem dunklen Keller. Die Brücke schwankte und schaukelte, doch das Wasser darunter blieb unbewegt und klar. Statt davonzurennen (habe ich erwähnt, dass sie ein *tapferes* kleines Mädchen war?), fragte die süße kleine Martina mit ihrer feinen, leisen Stimme: „Wer ist da unter der Brücke?"

Das Knurren wurde lauter und verdrießlicher und sagte: „Ich bin's, Ego das Ungeheuer. Willst du, dass ich dich fresse?"

„Nein", zitterte die süße kleine Martina, „ich möchte mich nur vorstellen und Hallo sagen."

„Verschwinde, bevor ich dich mit meinen Schlangen und Sägespänen und natürlich mit meinem täglichen Multivitaminsaft zum Frühstück verschlinge."

Die süße kleine Martina fürchtete sich sehr, aber in ihrer Vorstellung ging sie an ihren Glücksort und dann hatte sie keine Angst mehr. Sie ließ sich nicht unterkriegen und sagte mit vorgetäuschtem Ärger in der Stimme: „Ich werde nicht gehen, solange du nicht herauskommst und mich wie ein richtiger Herr begrüßt."

Diesmal schwankte die Brücke heftiger und die Stimme von Ego dem Ungeheuer dröhnte und hallte von den fernen, fernen Bergen in die weit entfernten Länder jenseits des Dorfes. Alle Dörfler hörten den Lärm und kamen in ihren Nachthemden aus ihren Häusern. Dabei spritzte der Kaffee aus den Tassen auf die Straße. Nur der Farmer hatte schon seit Stunden seine Kühe gemolken. Alle blickten nervös drein und sprachen besorgte Worte. Dann kamen Vater und Mutter der süßen kleinen Martina aus ihrem Haus angerannt und schrien: „Wo kann unsere süße kleine Martina nur sein? Sie ist nicht in ihrem Bett und hat noch nicht gefrühstückt."

Da suchten alle Bewohner überall in ihrem kleinen Dorf nach der süßen kleinen Martina, doch sie war nirgends zu finden. Darauf sagte der älteste Älteste: „Ich glaube, sie ist zur langen, langen Brücke gegangen, die über den wunderschönen blauen See am Rande des Dorfes führt." Die anderen stimmten zu und sie suchten alle Waffen zusammen, die sie nur finden konnten. Sie hatten Besen und Tennisschläger, Weidenäste und Boxhandschuhe; und ein Mann nahm das klapprige alte Schwert vom Denkmal des Horaz, des Ungeheuertöters, das auf dem Marktplatz neben der Eiche stand.

Während die Bewohner sich rüsteten und entschieden, wer in der ersten Reihe marschieren sollte, um die süße kleine Martina zu retten, war diese mit ihren eigenen Problemen beschäftigt. Als sie so dastand mit einer Zehe auf der Brücke, erhob sich Ego das Ungeheuer aus dem dreckigen Schlamm unter der Brücke, um sie zu verschlingen. Langsam krabbelte es unter der langen, langen Brücke hervor, wobei der Schlamm an seinen Händen und Knien zog und gurgelte. Es schlurfte schnüffelnd seitwärts, wie Ungeheuer das tun, direkt auf das kleine Mädchen zu. Ego blies sich auf wie ein riesiger grüner Kobold, aus dem violetter Schleim tropfte. Aus seinen Zähnen, die wie grüne Glasscherben aussahen, baumelten lange Fäden stinkender, alter Spaghetti über seine Lippen und sein Kinn, nur wenige Zentimeter von ihrem winzigen Gesicht entfernt, das zu ihm aufblickte. Es grölte: „Ich fress' dich auf!"

Die süße kleine Martina bekam es wieder mit der Angst zu tun, als sie dieses gruselige, alte Ungeheuer anschaute, doch sie war an ihrem Glücksort, deshalb fürchtete sie sich nur einen Augenblick lang, dann war die Angst weg. Sie stand da, die Hände hinter ihrem Rücken, und sagte gar nichts. Sie wusste, es ist klug zu warten, bis ein solcher Wüterich zu brüllen aufgehört hat, und dann erst selbst zu sprechen. Doch das wütende, alte Ungeheuer brüllte nur noch lauter: „Renn' jetzt weg, sonst fress' ich dich jetzt gleich."

Mit ihrer hauchzarten Stimme stellte die süße kleine Martina eine Frage, die Ego das Ungeheuer wie angewurzelt stehen bleiben ließ. Sie fragte: „Warum?"

„Warum?", knurrte es, und sein fürchterlicher Atem ließ die süße kleine Martina ihre Nase krausziehen. „Warum? Was meinst du mit ‚warum'?"

„Warum willst du mich fressen?", fragte sie ruhig.

„Weil, weil, umpf, ich will dich fressen, weil …" – doch es konnte seinen ersten Satz nicht zu Ende führen. Ihm fiel einfach keine Antwort ein. Ja, es konnte überhaupt nicht denken. Das war höchst ungewöhnlich, denn Ego das Ungeheuer hatte *immer* Gedanken im Kopf. Es dachte sonst *immer* daran, kleine Mädchen zu fressen. Es dachte daran, saubere, weiße Betttücher mit Dreck zu bewerfen, Schmetterlinge zu zertrampeln und mit offenem Mund zu essen. Es hatte sonst alle möglichen Gedanken, doch jetzt … war es in seinem Gehirn vollkommen still. Und weißt du was? Es fühlte sich gut an, mit dem Denken aufzuhören.

Ego das Ungeheuer stotterte flüsternd: „Ich, äähm, … ich weiß im Moment nicht, aber ich habe einen guten Grund dafür, der sich jetzt irgendwo in meiner Erinnerung versteckt. Ich … ich weiß, ich habe einen." Aber es fühlte sich nicht mehr ganz so zuversichtlich wie noch einen kurzen Moment vorher.

Dann fragte die süße kleine Martina das Ungeheuer etwas, was es innerlich dahinschmelzen ließ. Sie fragte mit ihrer hauchzarten Stimme: „Was magst du denn am allerliebsten?"

Die Frage war zwar recht einfach, doch wie Ego das Ungeheuer sie auch zu beantworten versuchte – keine Antwort schien ganz zu stimmen. Wollte es am liebsten einen Schatz, der eines Königs würdig wäre? Nein. Wollte es die süße kleine Martina fressen? Nicht wirklich. Es mochte dieses blasse, kleine Menschenkind irgendwie. Wollte es mehr zu fressen, eine saubere neue Brücke, unter der es leben konnte, oder sogar ein rotes Spielzeug-Feuerwehrauto, das wirklich schnell fuhr? Nein, nein, nein. Als das Ungeheuer darüber nachdachte, wusste es wirklich nicht, was es am meisten mochte. Vielleicht wollte es *nichts*!

Ego das Ungeheuer blickte hinab auf das unschuldige Gesicht der süßen kleinen Martina und fühlte sich verwirrt, weil es eigentlich überhaupt niemand verletzen wollte. Als es sie anschaute, zog die süße kleine Martina ihre Hände hinter dem

Rücken hervor und überreichte Ego dem Ungeheuer das einzige Gänseblümchen, das sie auf der Wiese am Straßenrand gepflückt hatte. Eine riesige, glitzernde, grüne Träne bildete sich im schwarzen Auge des Ungeheuers, kullerte seine gepunktete Wange hinab und tropfte auf den Boden, so schwer, dass ein Loch im Staub entstand.

Die süße kleine Martina sagte: „Weinen Sie nicht, Herr Ungeheuer. Ich bringe Ihnen bei, wie Sie in Ihrem Inneren den Glücksort finden und nie mehr traurig zu sein brauchen." Und das tat sie.

Herr Ungeheuer spürte, wie sein Herz immer größer wurde, wie ein mit Helium gefüllter Ballon. Es fühlte sich so an, als würde es seinen ganzen Brustkorb ausfüllen, sodass er bis zum Himmel fliegen könnte. Zum ersten Mal in seinem Leben war er wirklich glücklich und er war der süßen kleinen Martina sehr dankbar, weil sie ihm seinen Glücksort gezeigt hatte.

Er verbeugte sich tief und zeigte mit seinem riesigen grünen Arm zu der langen, langen Brücke. Dann sprach er mit sanfter Stimme, die die süße kleine Martina noch glücklicher machte: „Du kannst hinübergehen." Das tat sie.

In der Zwischenzeit kamen die Dorfbewohner langsam die Straße entlang zur langen, langen Brücke, um die süße kleine Martina vor dem bösen, alten Ungeheuer zu retten. Sie wussten nicht, dass sie schon unterwegs war über die lange, lange Brücke auf die andere Seite des wunderschönen blauen Sees. Sie kamen nur langsam voran, weil diejenigen in den vorderen Reihen dauernd Ausreden fanden, um wieder ans Ende der Schlange zu gehen: Dreiundzwanzig von den Bewohnern mussten stehen bleiben und ihre Schuhe neu schnüren, während die übrigen an ihnen vorbeigingen. Vierzehn von ihnen fanden Steine in ihren Schuhen oder klagten über Blasen an den Füßen und mussten sich hinsetzen. Sieben hatten plötzlich Hexenschuss. Elf von ihnen fiel plötzlich ein, dass sie im Dorf Töpfe auf dem Herd hatten stehen lassen … Die meisten von ihnen waren Männer, die noch nie in ihrem Leben gekocht hatten, die sich aber vornahmen, heute sogar mit Kochen zu beginnen, wenn sie nur nicht dem gemeinen alten Ungeheuer ins Gesicht sehen mussten.

Schließlich kamen die Dörfler an der langen, langen Brücke über den wunderschönen blauen See am Rande des Dorfes an. Sie sahen Ego das Ungeheuer, wie es am Beginn der langen, langen Brücke stand und an einem Gänseblümchen roch. Sie wussten sofort, dass dies das Gänseblümchen der süßen kleinen Martina sein musste, denn kein Ungeheuer, das etwas auf sich hielt, würde ein Gänseblümchen in der Hand halten, geschweige denn, daran riechen.

Die Bewohner waren ganz aufgeregt und fürchteten sich sehr, einer schrie sogar: „Was hast du mit unserer süßen kleinen Martina gemacht?" Ego das Ungeheuer antwortete: „Ich habe sie über die lange, lange Brücke gehen lassen."

„Lügner!", schrie ein Dörfler, „du hast sie gefressen!" Die anderen stimmten ein, brüllten und schwangen ihre Besen und Tennisschläger gegen das überraschte Ungeheuer. „Doch, es stimmt", sagte Ego, „sie ist auf die andere Seite des wunderschönen blauen Sees gegangen."

Die Wut der Dorfbewohner wuchs stärker als ihre Angst und sie bedrängten Ego das Ungeheuer. Der Mann mit dem klapprigen alten Schwert blieb gleich hinter den Vordersten stehen. Er dachte, solange Ego das Ungeheuer die Menschen *vorne* fraß, hätte er noch Zeit, wegzulaufen. Obwohl er das klapprige alte Schwert hatte, war er nicht besonders mutig. Er wollte nur, dass die Menschen ihn für mutig hielten.

Da trat dieser „Herr Ego" vor und zeigte den Dörflern das Gänseblümchen. Er erzählte ihnen, dass die süße kleine Martina es ihm gegeben habe, ihm seinen Glücksort gezeigt habe und nun seine Freundin sei. Er wollte ihnen erzählen, wie sie seinen Kopf von schlimmen Gedanken gereinigt habe und dass er ein seltsames Gefühl in sich spüre, das ihn glücklich mache, und dass er helfen statt verletzen wolle. Als er nach vorne trat, um ihnen das Gänseblümchen zu zeigen, fielen die Leute in der ersten Reihe rückwärts um und gleichzeitig drängten die Menschen hinter dem Mann mit dem klapprigen alten Schwert nach vorne. Der Mann mit dem klapprigen alten Schwert stolperte und fiel nach vorne. Sein Schwert bohrte sich bei Ego dem Ungeheuer in die linke Kniescheibe.

Wenn jemand dir oder mir mit einem klapprigen alten Schwert in die Kniescheibe sticht, dann mag das zwar recht wehtun, doch mit etwas frischem Wasser und einem Verband ginge es uns wieder gut. Bei Ungeheuern ist das anders. Die linke Kniescheibe ist die einzige Stelle, an der man ein Ungeheuer verletzen kann. Und ein Stich mit einem klapprigen alten Schwert ist das Einzige, was ein Ungeheuer töten kann.

Die Dorfbewohner sahen, wie Ego zu Boden fiel und sein Knie hielt – und dann geschah etwas ganz Seltsames. Der Körper von Ego wurde leichter und heller, als ob er sich in Engelsstaub verwandelte. Sogleich wurde er zu Licht und löste sich dann in Luft auf. In einem Moment war er noch da und im nächsten Moment – puff! – war er weg!

Als seine linke Kniescheibe durchbohrt wurde, verspürte Ego eine seltsame Empfindung, als ob sich sein Herz ausdehnte und er zum Himmel schweben würde. Auf seinem Weg nach oben blickte Ego, das Ungeheuer, hinunter und sah den Mann, der ihn erstochen hatte, nach vorn treten. Sein klappriges altes Schwert in die Luft hebend rief er: „Ich habe es getan! Ich habe das gemeine alte Ungeheuer mit meinem Können und meinem Geschick getötet. Ich bin der tapferste Mann im Dorf und ihr solltet mir alle Geschenke kaufen und auf immer nett zu mir sein."

Dann passierte *noch* etwas Seltsames, doch die Dorfbewohner hatten sich mittlerweile daran gewöhnt, denn der ganze Tag war schon voll seltsamer Ereignisse gewesen und es war noch nicht einmal Mittag. Als sie sahen, was dem Mann mit dem

Schwert vor ihren Augen widerfuhr, da traten sie einen Schritt zurück und sagten: „Oooh!"

Der Mann mit dem klapprigen alten Schwert, der damit prahlte, das gemeine alte Ungeheuer so tapfer getötet zu haben, verwandelte sich: Seine Haut wurde lila mit grünen Tupfen, sie wurde schleimig, begann zu stinken und bekam Furchen. Er bekam gezackte grüne Zähne, die aussahen wie Glasscherben, aus denen alte Spaghetti wie Fäden herunterhingen. Sein Atem begann nach einem Gemisch aus Thunfisch, Brokkoli und dreckigen Socken zu riechen. Und seine Augen veränderten ihre Farbe, eines wurde rot und das andere schwarz. Die Dorfbewohner fingen an, auf ihn zu zeigen und zu singen: „Ego, das Ungeheuer – Ego, das Ungeheuer – Ego, das Ungeheuer …"

Das klapprige alte Schwert fiel dem Mann aus der Hand, glitt in das klare, tiefe Wasser des wunderschönen blauen Sees und ward nie mehr gesehen. Und der Prahlhans verwandelte sich wirklich in ein gemeines, altes Ungeheuer. Er schämte sich so sehr, dass er sich ans Ufer schlich, um sich unter der langen, langen Brücke zu verstecken. Später an diesem Abend stahl er sich davon, um in einer Höhle tief in den weit, weit entfernten Bergen zu leben. Und er wurde nie mehr gesehen.

Dann passierte schließlich noch etwas anderes Seltsames (– gut, gut, das ist jetzt die letzte Merkwürdigkeit in dieser Geschichte, ich verspreche es!): Da kam nämlich von der anderen Seite des wunderschönen blauen Sees die süße kleine Martina zurück und sie lächelte herziger als je zuvor. Und rate mal, was noch …: Sie lief ohne Krücken! Die Dörfler rannten auf sie zu und nahmen sie auf die Schultern. Ihr Vater und ihre Mutter umarmten und küssten sie und sagten ihr, wie glücklich sie seien, dass sie noch am Leben sei. Sie fragten: „Wo warst du?"

Die süße Kleine antwortete: „Ich werde es euch erzählen." Und sie erzählte den Dörflern von ihrer Reise über die lange, lange Brücke:

„Ich lief und lief und glaubte nicht, dass ich es mit meinen Krücken bis zum Ende der langen, langen Brücke schaffen würde. Ich hielt an, um in das Wasser des wunderschönen blauen Sees zu schauen, und ich sah schimmernde Fische, die dort unten im See zwischen den blühenden Blumen sangen und spielten. Es war alles wunderschön und ich wollte bleiben, doch eine leise Stimme in meinem Herzen drängte mich, weiterzugehen. Das tat ich auch. Ich lief und lief und schließlich sah ich das Ende der langen, langen Brücke. Als ich dort ankam, schaute ich über das Land und da war *nichts*. Ich starrte eine Weile in das Nichts. Ich trat herunter von der langen, langen Brücke ins Land des Nichts – da spürte ich ein Kribbeln in meinen Füßen und hatte ein Gefühl, als würden sie sich auflösen. Dieses Gefühl war nicht unangenehm. Es war wunderbar – wie wenn man in eine warme Badewanne steigt, ohne dabei nass zu werden. Dann lösten sich meine Beine ins Nichts auf und mein Bauch, mein Brustkorb und danach löste sich auch mein Kopf ins Nichts auf …

Ich weiß nicht, wie lange ich da war, aber ich bin nicht eingeschlafen. Ich war wach, aber ich sah, hörte oder fühlte … *nichts*. Plötzlich fand ich mich wieder auf der langen, langen Brücke stehen, den Blick nach Hause gerichtet. Meine Krücken lagen neben meinen Füßen, aber ich brauchte sie nicht mehr, deshalb ließ ich sie zurück. Ich machte mich auf meinen weiten Heimweg, da passierte etwas Erstaunliches: Meine Füße hoben von der langen, langen Brücke ab in die Luft. Hinauf und noch weiter hinauf flog ich wie ein Vogel. Ich bin geflogen. Ich flog über das klare Wasser des wunderschönen blauen Sees, doch das Einzige, was ich sah, war ein Spiegelbild meines Selbst, das mich anschaute. Es war so wunderschön … Ich fühlte mich tapfer und heiter und sehr, sehr glücklich und mir war, als liebte ich *alles*. Es war, als hätte sich mein Glücksort immer weiter ausgedehnt und nähme nun die ganze Welt auf einmal ein.

Ich flog hinauf bis zu den Wolken und wurde dabei gar nicht müde. Ich sprang von einer Wolke zur nächsten, wie auf einem Trampolin, und dabei flogen mir meine Haare fast vom Kopf. Das machte riesigen Spaß. Auf einer großen, bauschigen, weißen Wolke legte ich mich auf den Rücken und schaute direkt in den Himmel hinauf. Und wisst ihr, was? Da sah ich den allerschönsten Engel vorbeischweben. Er hatte große Federflügel aus Licht und Spaghettifäden hingen ihm aus den Zähnen, die aussahen wie Spaghetti aus Engellicht. Der Engel winkte und warf mir einen Kuss zu, während er nach oben davonflog.

Dann drehte ich mich auf den Bauch, blickte über den Rand der Wolke und wisst ihr, was ich da sah? Ich sah den wunderschönen blauen See mit der langen, langen Brücke, die hinüber ins Land des Nichts führt. Und vor allem sah ich euch alle an der langen, langen Brücke stehen und ihr wart alle so traurig. Deshalb flog ich hinunter, um zu schauen, was los war. Doch jetzt, da ich hier bin, sehe ich, dass ihr alle sehr glücklich seid, das macht mich auch glücklich."

*

Das ganze Dorf machte sich auf den Heimweg. Die süße kleine Martina hielt auf dem Weg ihre Eltern an der Hand. Sie schaute ihre Mutter liebevoll an und dann ihren Vater, und als sie beide gleichzeitig sah, stieg eine tiefe, unendliche Liebe in ihrem Herzen auf. Ihre Liebe hüllte ihre Eltern ein, und als sie alle Bewohner des kleinen Dorfes einschloss, wurden auch sie glücklich und brauchten sich nicht mehr so zu plagen. Die süße kleine Martina ging mit ihrer Mutter und ihrem Vater und den anderen Dörflern zu dem friedlichen kleinen Dorf zurück und dort lebten sie alle glücklich und zufrieden.

Am wunderschönen blauen See neben der langen, langen Brücke, genau an der Stelle, an der die Träne von Ego, dem Ungeheuer, auf die Erde getropft war, wuchs ein einziges Gänseblümchen.

Ende

So können Sie Ihrem Kind QE beibringen

Der Geist eines Kindes strebt von Natur aus nach Eu-Gefühlen. Während das Kind heranwächst, wird das immer weniger offensichtlich, und zwar wegen des Einflusses kontrollierender Eltern, Lehrer und sogar Gleichaltriger. Im Laufe der Kindheit gibt ein Kind seine völlige Hilflosigkeit und die Freiheit des Kleinkindalters auf und tauscht sie gegen die Fähigkeit ein, Dinge und Menschen in seiner Umgebung immer stärker zu kontrollieren. Kinder müssen lernen, mit den ihnen auferlegten Grenzen zu leben. Dieses Wachstum ist gut und notwendig. Wir müssen erst lernen, „selbst-ständig" zu werden, wenn es uns überhaupt je gelingen soll, „unserem Selbst Genüge zu tun". [Wortspiel im Englischen: *self-sufficient – Self-sufficient*] Wir müssen lernen, dem Druck des Erwachsenseins nachzugeben. Das ist nicht das Problem. Das Problem ist vielmehr: Sobald wir gelernt haben, unser Leben zu regeln, müssen wir uns weiterentwickeln und die verlorenen Freuden der Kindheit wiedergewinnen und unseres Selbst ganz natürlich gewahr sein.

Ein Kind, das sich selbst überlassen bleibt, stirbt. Es muss lernen zu überleben. Sobald es das kann, wird es erwachsen. Um sein Leben zu vervollständigen, muss der Erwachsene das magische Reich der Kindheit wieder aufsuchen und sich mit seinem Selbst wieder anfreunden. Hier werden die beiden Hälften zu einem Ganzen. Das innere Kind ist erwachsen geworden und der Erwachsene wird wieder mehr zum Kind. Die Gesamtheit beider Hälften ergibt die Freiheit, sich innerhalb von Grenzen auszudrücken; das Beste beider Welten. Kurz gesagt können wir dann auf zwei Hochzeiten tanzen.

Aus Unwissenheit oder Trägheit kehren die meisten Erwachsenen nicht zurück. Das ist das zweitschlimmste „Verbrechen", das ein Erwachsener begehen kann. Das schlimmste besteht darin, ein Kind sein Selbst nicht erkennen zu lassen. Alle Missstände der Menschheit – und ich meine wirklich *alle* unsere Missstände – würden sich innerhalb einer Generation auflösen, wenn unsere Kinder nur lernen könnten, freie Erwachsene zu werden, die ihres Selbst voll gewahr sind, auf der höchsten Schöpfungsebene, der Heimat des Eu-Gefühls. Ich biete Ihnen diese Möglichkeit an. Bringen Sie es Ihrem Kind bei; lehren Sie jedes Kind die einfachen Regeln des Selbst-Gewahrseins. Bieten Sie ihm eine Möglichkeit, frei zu werden und diese Freiheit bis in das Erwachsenenleben hinein zu bewahren. Lassen Sie Ihr Kind lernen, dass sein Selbst das Beständige ist, das jenseits allen Wandels liegt. Machen Sie Ihrem Kind das größte Geschenk, das es je bekommen kann, treten Sie dann einen Schritt zurück und schauen Sie zu, wie sich Frieden auf die Erde senkt.

Es hängt letztlich vom einzelnen Kind ab, in welchem Alter es QE lernen kann. Sie können im Allgemeinen schon im Alter von drei Jahren damit beginnen, Ihr Kind auf QE vorzubereiten. Falls es noch sehr klein ist, müssen Sie ihm vielleicht helfen, erst einmal positive und negative Gefühle zu unterscheiden, bevor es QE lernt. Schon das ist besonders nützlich für solche Jungen, die von ihrer Kultur vielleicht dazu angehalten werden, ihre Emotionen zu unterdrücken und sich so auf ihr Mannsein vorzubereiten. Sobald ein Kind weiß, was es fühlt, kann es QE lernen.

QE für Kinder – kurzgefasst

• Gehen Sie einer Aktivität nach, die bei Ihrem Kind eine positive Reaktion auslöst, etwa ein Glücksgefühl, Spaß, das Gefühl von Abenteuer, Liebe oder Ähnlichem.

Je ruhiger die Emotion, desto leichter ist es, nach innen zu schauen, deshalb eignen sich Glücksgefühl und Liebe besser als Abenteuergefühl oder Spaß. Ihm ein Buch vorzulesen, in dem die Hauptpersonen ihre Gefühle ausdrücken, eignet sich hervorragend als ruhige Aktivität für unsere Zwecke. (Beispiel: die Geschichte von der süßen kleinen Martina und dem gemeinen alten Ungeheuer)

- Wenn Ihr Kind eine positive Emotion empfindet, bitten Sie es, zu bestimmen, um welche Emotion es sich dabei handelt.
- Bitten Sie es, ganz ruhig zu sein und das Gefühl zu beobachten und zu schauen, was dann passiert.

  Lassen Sie es das nur fünf oder zehn Sekunden lang tun, denn der Geist Ihres Kindes wird zu anderen Dingen abschweifen wollen.

- Weisen Sie Ihr Kind darauf hin, dass es innerlich ruhiger oder glücklicher wird, wenn es seine Gefühle ruhig beobachtet.

  Sagen Sie ihm: „Wenn du deine guten Gefühle ganz ruhig anschaust, dann spür doch mal, wie du dich dabei innerlich glücklich fühlst!"

- Bitten Sie es, das Glücksgefühl zu beobachten (oder welches Eu-Gefühl es sonst empfindet) und Ihnen mitzuteilen, was in ihm vorgeht. Dann sagt es Ihnen vielleicht, was es denkt oder fühlt, oder es erzählt Ihnen eine Geschichte.

- Lassen Sie es kurz darüber reden, dann soll es innehalten und prüfen, ob das gute Gefühl noch da ist. Das wird es bejahen.

- Bitten Sie es erneut, das gute Gefühl zu beobachten, und machen Sie es darauf aufmerksam, wie glücklich es sich dadurch fühlt.

- Fahren Sie mit diesem Zyklus fort, nachdem Sie die Aktivität beendet haben. Schon bald werden Sie Ihr Kind nur daran erinnern müssen, im Inneren nach seinem Glücksgefühl zu schauen, dann hat es das sofort wieder. Recht schnell wird Ihr Kind erkennen, dass sein gutes Gefühl (Eu-Gefühl) immer da ist. Diese Freude wird es mitnehmen in sein Erwachsenenleben und mit der übrigen Welt teilen, die nach Eu-Gefühlen hungert.

Anhang A
Fragen und Antworten zu QE

Übersicht:

21. Kann ich *alles* wissen und erkennen, wenn ich im reinen Gewahrsein bin?
22. Wie kann ich mit QE mein Ego überwinden?
23. Wird QE mir in meinem nächsten Leben helfen?
24. Kann ich QE mit anderen Techniken verquicken?
25. Kann man das Ego überwinden, indem man dankbar ist und anderen dankt?
26. Kann QE Krebs heilen?
27. Warum kann ich nicht im reinen Gewahrsein *bleiben*?
28. Wie viele QE-Lehrer gibt es weltweit?
29. Kann QE das Wetter beeinflussen?
30. Kann QE einen müde machen und verwirren?
31. Kann *eine* QE-Sitzung tiefer gehen als eine andere?
32. Was ist der Unterschied zwischen reiner Bewusstheit und Eu-Gefühl?
33. Wie kann ich QE praktizieren, wenn ich auf die Ergebnisse fixiert bin?
34. Arbeiten Sie auch mit Zeitreisen oder Energiefrequenzen?
35. Kann man auch Lebensmittel mit QE „behandeln"?
36. Wäre mit QE meine Küche genau *so* geworden, wie ich sie wollte?
37. Wie kann QE Finanzen und Beziehungen verbessern?

Frage 1:
Kann QE mir helfen, mich selbst zu lieben?

Ich fahre jeden Morgen mit dem Fahrrad zur Arbeit. Die Strecke ist ungefähr zehn Kilometer lang, wunderschön und führt durch einen herrlichen Wald. Wenn ich ankomme, verspüre ich sehr viel Energie. Gestern empfand ich spontan diese guten Gefühle, deshalb sagte ich mir, es solle mir möglich sein, jetzt tiefer und kräftiger zu atmen. Ich machte QE nur in meiner Vorstellung und kurz darauf fühlte sich meine Atmung viel kräftiger an. Ich dankte dem Universum für diese Erfahrung.

Ich habe zwei Fragen. Die erste: Seit einigen Monaten bin ich deprimiert, weil ich mich nicht selbst lieben kann. Meine Eltern brachten mir bei, es sei wichtig, sein Bestes für andere zu geben, aber nicht für sich selbst. Ist es möglich, mich selbst mit QE zu heilen? Falls ja, wie? Dieses Problem liegt mir sehr am Herzen und ich habe nicht die richtige Energie, um QE zu praktizieren.

Die zweite Frage ist einfach: Darf ich QE für andere Menschen anwenden, ohne dass sie davon wissen? Oder muss ich ihre Erlaubnis einholen? Ich habe das Gefühl, QE hilft uns, uns selbst und unsere Erde zu retten.

Antwort:

Danke für Ihre freundlichen Worte. Die Welt ist, genau wie Sie und ich, reines Gewahrsein. Auf einer bestimmten Ebene besteht keine Notwendigkeit, irgendjemanden oder irgendetwas zu „retten". Das Wahrnehmen von Unterschieden gestattet dem Ego, zu trennen und in Negativ und Positiv einzuteilen. Letztlich wird alles gut ausgehen. Das Beste, was wir tun können, ist, QE zu praktizieren und der reinen Bewusstheit stärker gewahr zu werden. Wirklich, das ist alles, was wir tun können oder tun müssen. Der Rest erledigt sich von selbst. Sie werden sehen!

Nun zu dem Problem der Selbstliebe. Es gibt zwei „Selbste": das *kleine* Selbst, auch „Ich" genannt, und das *universelle* Selbst, das unsterblich ist, reine Liebe. Das kleine Selbst möchte ich gern als „Ich" bezeichnen, um Verwirrung zu vermeiden. Das „Ich" ist der relative, veränderliche Anteil in uns, der eine Vergangenheit und eine Zukunft hat. Eine Gegenwart scheint er nicht zu haben. In der Gegenwart ist das (universelle) Selbst. „Ich" ist das, was Sie zu sein *glauben*. Sie könnten etwa sagen: Ich bin eine Frau, 35 Jahre alt, ich mag meine Arbeit nicht, ich gehe gern im Wald spazieren ... Verstehen Sie? Das „Ich" ist begrenzt und verändert sich, das Selbst nicht. Das Selbst ist das erste Schimmern der Bewusstheit in der Welt der Form.

Wissen Sie, mit welchem Namen ich das Selbst auch noch bezeichne? Als Eu-Gefühl.

Ja, das Selbst ist das Eu-Gefühl. Selbst-Liebe bedeutet einfach, des Eu-Gefühls gewahr zu sein. Stimmt das nicht? Wenn Sie Ihres Eu-Gefühls gewahr sind, fühlen Sie sich gut, nicht wahr? Sie fühlen sich ruhig, empfinden Frieden oder Freude oder Glückseligkeit. Werden Sie erst der reinen Bewusstheit gewahr und achten Sie dann auf das Eu-Gefühl, das Sie empfinden; das ist Ihr Eu-Gefühl oder Ihr inneres und grenzenloses Selbst. Sie werden Ihr Selbst immer akzeptieren, wenn Sie seiner gewahr sind. So einfach ist das. QE ist sozusagen die direkte Methode der Selbst-Liebe. Praktizieren Sie einfach weiterhin QE in all seinen Formen und Sie werden sich immer mehr und immer tiefer in Ihr Selbst verlieben.

Sie brauchen niemandes Genehmigung, wenn Sie QE praktizieren. Und zwar deshalb, weil Sie nichts *tun*. Sie haben lediglich Ihre eigene Absicht, werden der reinen Bewusstheit gewahr und lassen dann die reine Bewusstheit die Arbeit tun. In Wirklichkeit gibt es kein „Sie" oder „ich" oder „sie". Es gibt nur *eine* Bewusstheit, *ein* umfassendes Gewahrsein und man braucht keine Erlaubnis, um etwas mit eben diesem zu machen. Im Grunde genommen kann man gar nichts tun, doch diese Geschichte heben wir uns für ein andermal auf. Sie und ich und all dieses Zeug im sichtbaren Universum sind nur eine Illusion, ein *Traum* von Getrenntheit. Das reine Gewahrsein und das Eu-Gefühl ermöglichen uns, aufzuwachen und zu beobachten, wie sich der Traum entwickelt. Das ist, wie wenn wir im Schlaf zu träumen anfangen und uns *bewusst* sind, dass wir träumen (luzides Träumen). Wir werden uns nur bewusst, dass wir im Wachtraum träumen. Wir tauchen ein in das reine Gewahrsein, das jegliche negativen oder falschen Absichten reinigt. Wir können mit QE keinen Schaden anrichten; falls wir also für jemanden besser *kein* QE praktizieren sollten, dann wird es auch nicht funktionieren. So einfach ist das.

Frage 2:
Kann QE bei emotionalen Problemen helfen?

Mein Partner leidet unter emotionalen Problemen. Kann QE helfen?

Antwort:

Wir brauchen uns keine Gedanken darüber zu machen, *warum* jemand leidet, etwa wegen einer schlimmen Kindheit oder wegen Selbstwertproblemen. Ja, wir brauchen nicht einmal zu wissen, was körperliche Beschwerden wie Rückenschmerzen oder einen verstauchten Fuß verursacht hat. Wir müssen nur die reine Bewusstheit kennen. Sobald wir der reinen Bewusstheit gewahr sind, findet die Heilung von selbst statt, sowohl die unseres Partners als auch unsere eigene.

Wenn wir nämlich unser Bewusstsein von der reinen Bewusstheit abwenden, dann vergessen wir, *dass es die harmonisierende Kraft der ganzen Schöpfung ist.* Dann schwemmen uns die Wogen unseres Alltags davon. Wenn wir uns im Meer reiner Bewusstheit verankern, können uns die Wellen von Sorge und Leid nicht von unserem Kurs abbringen. Nun, ich glaube, ich habe diese Analogie ein wenig zu weit geführt, aber Sie verstehen, was ich meine. Ihr Partner ist von den Ergebnissen seines Handelns überwältigt, doch die tiefere Bedeutung sieht er nicht …: absoluten Frieden.

QE heilt gar nichts. Menschen und Techniken heilen nicht. Das Gewahrsein der reinen Bewusstheit heilt. QE zeigt uns, wie wir der reinen Bewusstheit gewahr sein können. Wenn Ihr Partner der reinen Bewusstheit gewahr wird, wird er gesunden. Er wird heil durch die Weisheit der reinen Bewusstheit und nicht nach unserem Zeitplan. Seien Sie also bereit, QE zu praktizieren, und beobachten Sie dann einfach, was geschieht. Von daher kann ich Ihnen nicht sagen, wie viele QE-Sitzungen notwendig sein werden. Ich kann Ihnen nur sagen, dass alle Probleme schließlich der Heilkraft der reinen Bewusstheit weichen werden. Und das tun sie in jeder Hinsicht schneller und gründlicher.

Frage 3:
Muss ich mein Gegenüber wirklich berühren?

Ich bin Psychotherapeut in Deutschland und habe eine Frage an Sie. Ist es wirklich notwendig, die Klienten zu berühren? Wirkt es nicht auch, wenn ich einfach ganz gewahr bin, während mir ein Klient sein Problem schildert? Sollte nicht mein Gewahrsein, meine Bewusstheit, die richtige Lösung finden und dem Klienten den nächsten Schritt zeigen? Ich arbeite mit normalen Methoden, aber ich vertraue auf eine andere Macht, die den Prozess lenkt.

Sollte reine Bewusstheit uns nicht *immer* begleiten und andere Menschen heilen können, ohne dass diese etwas davon wissen? Ein großes Problem und eine Gefahr liegen meiner Ansicht nach darin, dass unser Ego die Erfolge sofort als persönliche Leistung für sich reklamiert. Das Ego sagt: „Jetzt bin ich ein großer Heiler!" Ich glaube, mit Ihrer Methode zu arbeiten erfordert viel Reife. Glauben Sie, dass mit der QE-Methode auch das Ego größer werden kann?

Antwort:

Nein, es ist nicht notwendig, Ihr Gegenüber zu berühren. (Vgl. das Kapitel über Fernheilung im Buch *Quantenheilung*.) Wenn Sie QE praktizieren, ist da keine „andere" Macht, nur reines Gewahrsein. In Wirklichkeit braucht man nirgendwo hinzugehen und es ist nichts zu tun. Doch es erscheint wohl so, als müsste Heilung „bewirkt" werden, als müssten wir den Heilungsprozess in Gang setzen und zuschauen, wie er sich gestaltet. Ich *muss* es so vermitteln, um eine Brücke vom üblichen Denken zum Nicht-Denken zu bauen.

Vermischen Sie Quantum Entrainment bitte nicht mit anderen Konzepten, Ideen, Gefühlen, Empfindungen oder sonst irgendetwas. QE wirkt am besten so, wie es ist. Wenn Sie eine andere Technik ergänzen möchten, dann wenden Sie sie *nach* QE an. Wenn Sie mit Vorstellungen oder Gefühlen arbeiten, kommen Sie wieder zurück in das Alltagsbewusstsein, auf die Verstandesebene, die Spielwiese des Ego. Wenn Sie QE genau nach der Anweisung praktizieren, lässt das Ego los und wird nicht stärker. Im Laufe der Zeit wird QE dem Ego schließlich gestatten, in der Welt der Relativität zu spielen und seinen Spaß zu haben, aber nicht die Kontrolle zu übernehmen. Das Ego wird dann eher wie ein Haustier, wie ein liebenswerter Hund, immer zu Streichen aufgelegt und spielfreudig. Das ist ein spielerischer Seinszustand, der für Menschen, die QE den Tag über immer wieder praktizieren, durchaus zu erreichen ist.

Frage 4:
Muss ich die Ursache des Problems kennen?

Ich praktiziere *Applied Kinesiology* nach Dr. Klinghardt. Kein emotionales Problem und keine Krankheit sind ohne Ursache. Wenn Sie nun jemanden mit QE heilen, dann existiert die Ursache dieses Problems immer noch – und deshalb kann das Problem, so glaube ich, erneut auftreten, falls der Betreffende nichts an der Ursache ändert. Habe ich recht?

Antwort:

Bei emotionalen Problemen: ja. Bei allen anderen Problemen spielt es keine Rolle, was die Ursache ist. Die Lösung ist *mehr* reines Gewahrsein. Das *traditionelle* Denken denkt in den Kategorien von Ursache und Wirkung: Wenn man die Ursache finde und beseitige, dann verschwinde auch die Wirkung. Auf der *relativen* Ebene des Lebens funktioniert das, doch wir haben eine tiefergehende Möglichkeit gefunden, das Problem der Probleme anzugehen: Wir lassen das Eu-Gefühl die Heilung übernehmen. Wir brauchen unsere Vorgehensweisen nicht zu ändern, das macht das Eu-Gefühl für uns. Sie können und sollten Ihre bisherigen Heilmethoden weiterhin anwenden. Aber: Stellen Sie ihnen einfach QE voran und das Eu-Gefühl lenkt die Ergebnisse. Ärzte, die diesen Ansatz hinzunehmen, machen die Erfahrung, dass ihre Verfahren besser wirken. Sie arbeiten nicht mehr so hart und die Ergebnisse sind tiefgreifender und weitreichender.

Nach meiner klinischen Erfahrung sind die Veränderungen bemerkenswert dauerhaft. Doch diese Feststellung müssen weitere Untersuchungen erst noch bestätigen. Ich empfehle Ihnen: Praktizieren Sie QE und achten Sie auf die Ergebnisse. Je stärker man die reine Bewusstheit wahrnimmt, desto mehr Harmonie scheint man auszustrahlen. Lassen Sie mich wissen, was Ihre Untersuchungen ergeben.

Frage 5:
Welche Intention sollte ich bei chronischen Krankheiten wie ALS (Amyotrophe Lateralsklerose) verwenden?

Ich bin 30 Jahre alt und bekam die Diagnose Amyotrophe Lateralsklerose (ALS). Das ist die gleiche Krankheit, unter der auch Stephen Hawking leidet. Die Schulmedizin hat keine Ahnung, wie sie ihr Fortschreiten stoppen oder beeinflussen kann, deshalb suche ich nach alternativen Möglichkeiten, diese Krankheit zu bekämpfen. Weil ich auch ein Fan der modernen Philosophie der Quantenphysik bin, habe ich vor drei Tagen ihr Buch gekauft und muss sagen, ich bin total begeistert! Ihre Methode scheint sehr wirkungsvoll zu sein, doch ich habe so meine Probleme, die reine Bewusstheit außerhalb meines Körpers zu spüren, wenn ich Ihre Übung mache. Ich übe täglich. Ist es möglich, diese Technik zur Selbstheilung einzusetzen? Wie soll ich meine Heilungsabsicht formulieren? Diese Krankheit ist sehr komplex und Sie sagten, die Intention solle präzise und einfach sein.

Antwort:

Ja, Sie können QE zur Selbstheilung anwenden, aber anfangs ist es in der Regel leichter, andere zu heilen als sich selbst, weil man dazu neigt, sich an persönliche Heilungsbedürfnisse zu klammern, und das kommt der Wirkung in die Quere.

QE ist zwar keine energetische Technik, doch wenn Sie der reinen Bewusstheit gewahr werden, entsteht heilende Energie und findet ihren Weg ganz von selbst dahin, wo sie gebraucht wird. Bei ALS wird der Körper, wie bei jeder chronischen Erkrankung oder Beschwerde, sehr viel heilende Energie absorbieren und Sie bemerken vielleicht anfangs keine Resultate, doch die werden sich einstellen. *Welche* Ergebnisse auftreten und welchen Umfang sie haben werden, weiß niemand.

Wenn Sie der reinen Bewusstheit gewahr werden, geschehen Wunder. Sie sollten *optimistisch* und gleichzeitig *realistisch* sein. Aller Wahrscheinlichkeit nach wird Ihre Erkrankung weiter fortschreiten. Falls Sie mithilfe von QE *nicht* geheilt werden, erleben Sie in jedem Fall eine körperliche, mentale und emotionale Unterstützung. Der wirkliche Wert besteht darin, dass sich Ihre Anhaftung an Körper und Geist lockert und Sie inneren Frieden finden. Selbst wenn sich Ihr körperlicher Zustand verschlechtern mag, wird die Tatsache, dass Sie Ihrer inneren Essenz gewahr sind, Sie vom Leiden freimachen und Sie von den Beschränkungen dieser Krankheit befreien.

Ihre Heilungsintention sollte ganz sanft sein und Sie sollten sich überhaupt nicht darauf versteifen. Das heißt: Formulieren Sie einen einfachen Gedanken, was Sie gern hätten, praktizieren Sie QE und dann lassen Sie los! „Lassen Sie los" bedeutet: Machen Sie mit Ihrem Leben weiter und schauen Sie nicht nach Resultaten. Die werden Sie bemerken, wenn sie auftreten. Wenn die Ergebnisse sich zeigen und Sie nicht danach suchen, dann wissen Sie, dass sie real sind. So einfach ist das alles. Je weniger Sie sich auf ein Ergebnis fixieren, desto wirksamer wird es sein. Praktizieren Sie QE und leben Sie weiter, das ist alles.

Frage 6:
Warum erscheint Quantum Entrainment weniger wirksam, wenn ich es bei mir selbst anwende?

Ich habe Ihr Buch mit großem Interesse gelesen und habe sofort angefangen, die Übungen zu machen. Nach mehreren Selbstversuchen hatte ich nur sehr dürftige Ergebnisse. Allerdings fühlte ich mich an einem Tag besonders glücklich. Ich weiß nicht, ob ich diese Methode korrekt anwende. Ist es besser, zuerst bei jemand anderem zu üben? Könnte es sein, dass ich vorher mehr Bewusstheit im Sinne von Gewahrsein entwickeln muss? Ich habe Erfahrung mit Meditation, Reiki, EFT usw., was meiner Meinung nach von Nutzen sein könnte.

Mein Hauptproblem sind meine Bronchien und die Nase und ich leide oft unter Husten. Wahrscheinlich habe ich auch Allergien. Am liebsten wäre mir, ich bekäme von Ihnen einen kurzen Leitfaden, denn ich fahre am Samstag für zwei Wochen in Urlaub auf eine Nordseeinsel und plane, dort zu üben – oder vielmehr, zu versuchen, mich selbst zu heilen.

Antwort:
Es ist manchmal besser, anfangs mit jemand anderem zu arbeiten. Wenn man für sich selbst arbeitet, hält man Ausschau nach Ergebnissen und ist der reinen Bewusstheit nicht mehr gewahr. Lesen Sie die Anleitung in Abschnitt I, wie Quantum Entrainment durchzuführen ist, so oft durch, bis Sie sich beim Praktizieren ganz sicher sind und sich dabei wohlfühlen. Es sollte leicht und mühelos sein und Spaß machen. Machen Sie keine Pflichtübung daraus. Ein Eu-Gefühl ist subtil. Sie können diese Erfahrung nicht erzwingen. Es ist nicht so, wie wenn Sie etwa ein Vogelhäuschen bauen: Dafür beschaffen Sie sich alle Einzelteile und dann fügen Sie sie mit Nägeln und Leim zusammen. Quantum Entrainment ist ein sanfter, lösender Prozess, eher so, als würden Sie zuschauen, wie sich eine Sandburg wieder im Meerwasser auflöst.

Etwas Wunderbares, was Sie tun können, ist Folgendes: Gehen Sie auf die QE-Website (www.QuantumEntrainment.com) und dort auf die Seite „QE-Discussions" [auf der Sie auch ein „Forum" für deutschsprachige Interessenten finden]. Dort treffen sich Menschen aus der ganzen Welt mit der Absicht, einander mitzuteilen, was sie über QE gelernt haben, und anderen zu helfen, die praktischen Anwendungsmöglichkeiten von QE zu verstehen. Dort ist auch ein „Thread" für Leute, die Fern-QE geben oder empfangen wollen. Das QE-Forum ist lebendig, es unterstützt und inspiriert.

Noch ein anderer Vorschlag: Finden Sie einen Freund oder jemanden, der QE mit Ihnen üben möchte, und arbeiten Sie miteinander. Machen Sie das, falls möglich, öfter am Tag; je mehr, desto besser. Sie brauchen sich dafür nicht einmal „physisch" zu treffen, denn QE wirkt über die Entfernung ebenso gut. Je mehr Sie *geben*, desto mehr „gesunden" Sie selbst. Das ist ein sehr wichtiges und kraftvolles Heilungsprinzip. *Geben* Sie, geben Sie, geben Sie, ohne sich Gedanken zu machen, ob Sie auch etwas bekommen – Sie werden über die Ergebnisse staunen.

Mit Abstand am besten ist es, wenn Sie QE für sich selbst und andere Menschen praktizieren, sooft Sie nur können; möglichst 20 bis 30 Mal pro Tag. Machen Sie mehrmals täglich Fern-QE und erweitertes QE. Bei chronischen Erkrankungen wie Ihrer eigenen dauert es länger. Natürlich sollten Sie sich auch um angemessene medizinische Behandlung bemühen.

Tun Sie erst einmal diese vorgeschlagenen Dinge und lassen Sie mich dann wissen, wie es Ihnen geht. Ich helfe Ihnen, so gut ich kann. An QE-Workshops teilzunehmen ist enorm hilfreich.

Frage 7:
Wirkt QE weniger gut, wenn ich es bei *Familienmitgliedern* anwende?

Ich suche dringend Hilfe für meinen Mann. Er ist geistig und körperlich krank und hat auch vor vielen Dingen und Menschen Angst – er ist schon seit Jahren nicht mehr aus dem Haus gegangen. Er kann nachts nicht schlafen und hat unter anderem Atemnot, Diabetes, Bauchschmerzen und andere Schmerzen. Meine größte Angst ist, dass er sterben könnte. Ich bin nicht imstande, ihn zu unterstützen oder ihm zu helfen, weil ich mich hilflos, schwach und schuld an seinem Zustand fühle. Aus diesem Grund gehe ich zu einem Psychologen. Ich lese gerade Ihr fantastisches Buch und hoffe, dass QE uns beiden helfen wird.

Antwort:
Falls Sie jemand anderen kennen, der QE praktiziert, dann lassen Sie diesen Menschen mit Ihrem Mann arbeiten, selbst wenn es Fernbehandlungen sind. Ich glaube, Sie selbst sind vielleicht zu nahe an dem Problem dran, und da QE neu für Sie ist, erwarten Sie wahrscheinlich bestimmte Ergebnisse – das ist die beste „Methode", keine zu bekommen. Das ist ganz natürlich, wenn Sie mit QE beginnen, weil Sie sich verzweifelt Veränderungen wünschen. QE wirkt am besten, wenn Sie in reines Gewahrsein eintauchen und ihm die Heilung überlassen. Sie sehen vielleicht eine Zeitlang keine Ergebnisse … und dann passiert ganz plötzlich ein Wunder.

Angesichts der Probleme Ihres Mannes sehen Sie vielleicht anfangs keine große Veränderung. Am besten ist es für Sie, jemand anders arbeitet mit ihm. Ich weiß nicht, wie es um seine mentalen Fähigkeiten steht oder wo seine Neigungen liegen; falls es möglich ist, lassen Sie ihn selbst QE lernen und es für *andere* anwenden. Das wird ihm guttun. Es wird ihm besser helfen, gesund zu werden, als wenn er an sich selbst arbeitet.

Frage 8:
Was unterscheidet QE von Richard Bartletts Methode *Matrix Energetics*?

Ich bin Arzt. Falls es nicht zu viel verlangt ist, würde ich mich sehr freuen, wenn Sie mir kurz die Unterschiede und Vorteile *Ihrer* Methode im Vergleich zu *Matrix Energetics* schildern könnten.

Antwort:

Das ist eine sehr gute Frage und ein Vergleich zwischen den beiden Techniken wäre interessant und lohnend. Bedauerlicherweise bin ich nicht kompetent genug, diesen Vergleich anzustellen. Ich habe nur Dr. Bartletts Buch gelesen und fand es sehr informativ und inspirierend. Es waren schon viele Matrix-Energetics-Practitioner in meinen Workshops, doch alles in allem könnte ich weder die Philosophie noch die Praktiken von Matrix Energetics kompetent kommentieren. Ich bin jedoch Experte für Quantum Entrainment und ich kann Ihnen ein tieferes Verständnis der Funktionsweise von QE vermitteln – dann können Sie Ihre eigenen Schlüsse ziehen.

Quantum Entrainment ist sozusagen *Advaita-Vedanta* in manifestierter Form; das ist die altindische Philosophie, die heutzutage Eckhart Tolle und Ramana Maharshi vertreten. Der Quantum-Entrainment-Prozess versetzt den Anwender in das unveränderliche, unbewegte Jetzt; und während er in dieser alles durchdringenden reinen Bewusstheit „badet", beobachtet er, wie Heilung ohne jegliches Bemühen stattfindet. QE ist gewissermaßen der Weg zu innerer Entwicklung und Selbst-Bewusstheit für diejenigen, die es gerne bequem haben.

Während einer QE-Sitzung fühlt sich der Empfänger zuerst körperlich entspannt wegen der tiefen Ruhe, die mit dem Prozess einhergeht. Dann erwacht Frieden in Geist und Herz. Diese Erfahrung vertieft sich rasch und der Körper mag anfangen zu schwanken oder sich zu krümmen, weil jede einzelne Zelle mit dem Gewahrsein der reinen Bewusstheit erfüllt wird. An diesem Punkt kann der Verstand längere Phasen erleben, die von Gedanken frei sind. Zu diesem Zeitpunkt können auch Glückseligkeit und Freude auftreten; dem Empfänger erscheint die ganze Welt in Ordnung – sie ist es auch. Die Ergebnisse sind oft dramatisch oder grenzen an Wunder.

Der Empfänger kann sich etwa beugen oder schwanken, mitunter kippt er um, weil ihn ein tiefes Gefühl von Entspannung und Glückseligkeit überkommt. Gemäß der Philosophie, dass einfacher = wirkungsvoller ist, trachtet QE danach, *Überflüssiges* zu entfernen und sich immer weiter zu verfeinern, hin zum einfachsten und kraftvollsten Zustand reinen Gewahrseins. Heilung ist im Grunde eine Nebenwirkung davon, dass man der reinen Bewusstheit gewahr wird.

QE ist nicht wirklich eine Heilmethode, sondern vielmehr ein Prozess für tiefgehende innere Arbeit, die rasch zu einer tiefen inneren Bewusstheit führt. Wenn Sie darüber nachdenken, ist das ziemlich erstaunlich. Sie werden einfach Ihres inneren Selbst gewahr und es findet eine Art Heilung statt, ohne dass Sie etwas tun. Quantum Entrainment legt Wert auf die Stille jenseits des Verstandes. Der QE-Anwender findet und hält das reine Gewahrsein und beobachtet, wie es sich im Denken widerspiegelt. Die Betonung liegt auf dem *Nicht*-Tun und die Ergebnisse unterscheiden sich grundlegend.

Den Verstand anzuregen bedeutet, die unendlichen Unterschiede im Leben zu unterstreichen. So sehen wir normalerweise unsere Welt, wenn wir von Beziehung zu Beziehung, von Arbeitsplatz zu Arbeitsplatz gehen. Es ist der steinige Weg des flüchtigen Glücksgefühls, des Kampfes und der Verwirrung. Wenn der Verstand aber im unveränderlichen, grenzenlosen reinen Gewahrsein ruht, wird die Straße ebener und nach und nach dominieren Frieden und Harmonie.

Quantum Entrainment ist weder ein nach außen gerichtetes energetisches Heilsystem noch eine nach innen gerichtete stille

Meditationstechnik. QE ist eine Kombination von beidem und das ist das Geniale daran. QE verankert den Geist in reinem Gewahrsein, während er gleichzeitig begeistert handelt; dadurch verhilft es ihm zum Besten aus beiden Welten und öffnet das Alltagsbewusstsein rasch für das innere Selbst und den Frieden, der das innere Selbst begleitet.

Der Quantum-Entrainment-Anwender erzeugt keine Schwingungen und manipuliert keine Materie, sitzt aber auch nicht still da, auf der Suche nach „Erleuchtung". Ob beim Heilen, beim Essen oder beim Lieben – er wird einfach der reinen Bewusstheit gewahr und schaut dann zu, wie sich in dieser alles durchdringenden reinen Bewusstheit das Leben gestaltet. Weil QE ein natürlicher Vorgang des menschlichen Bewusstseins ist, kann man es leicht und rasch sogar aus einem Buch lernen. Zum Vergleich: Atmen ist ein natürlicher Ausdruck jedes Menschen. Sie brauchen das Atmen nicht zu lernen – alles, was Sie brauchen, ist Luft. Ebenso brauchen Sie das Heilen nicht lernen. Alles, was Sie brauchen, ist reines Gewahrsein.

Frage 9:
Was kann ich tun, um Gewahrsein zu lernen?

Ich habe die ganze Woche keine Sekunde lang geschlafen. Gestern war ich beim Arzt und bekam Medikamente. Meine Probleme hängen auch mit meiner äußerst stressigen Arbeit zusammen. Ich habe zu wenig Zeit für alle Aufgaben im Haushalt und das ruiniert mich körperlich und seelisch. Mein Herz schlägt ständig zu schnell, ich kann mich nachts nicht entspannen und nicht schlafen. Außerdem habe ich Zukunftsängste. Ich kann mein Denken nicht „umschalten" und das zieht nichts Gutes an. Bedauerlicherweise habe ich niemanden in meinem Umfeld, der mir mit Quantum Entrainment helfen könnte. Ich lebe allein. Ich habe einzig Zugang zum Internet. Während ich mich um meinen mittlerweile verstorbenen Sohn kümmerte, habe ich viele Freunde und Bekannte verloren. Mein Leben dreht sich in einem Kreis, aus dem ich gern herauskäme, aber ich kann mir selbst nicht helfen. Ich habe zwar Ihr Buch gelesen, aber es ist mir nicht gelungen, Quantum Entrainment zu praktizieren. Mein drittes Auge (mein reines Gewahrsein) ist nicht geöffnet. Ich weiß wirklich nicht, wie ich weitermachen soll.

Antwort:

Ihr Wunsch, frei zu sein, wird letztlich Wirklichkeit werden. Sie brauchen Ihr drittes Auge nicht zu öffnen, um gewahr zu sein. Sie sind bereits gewahr, sonst wäre Ihnen nicht bewusst, dass Sie Ihr drittes Auge öffnen müssten. Verstehen Sie, was ich meine? Sie brauchen nichts zu tun, außer gewahr zu sein, dass Sie gewahr sind; der Rest erledigt sich von selbst. Es wird wahrscheinlich etwas dauern, aber nicht zwingend. Aus den größten Schwierigkeiten kommt die größte Rettung. Ramana Maharshi und Eckhart Tolle glaubten beide erst, sie würden sterben. Mein eigener Bewusstseinswandel kam nach mehreren Jahren des Chaos und ich glaube, so war es auch bei Karl Renz. Wie auch immer, seien Sie Ihres Unbehagens gewahr. Versuchen Sie nicht, ihm auszuweichen oder sich vor ihm zu verstecken. Sie sind Ihrer Situation emotional recht verhaftet. Wissen Sie, wie ich Problem definiere? Ein Problem ist eine Situation, an der Sie negative Emotionen festmachen. Ein Spaziergang im Regen könnte also eine Situation sein oder ein Problem, je nachdem, ob Sie ihm eine negative Emotion anhängen oder nicht. Schauen Sie sich Ihre Probleme an, Ihre Emotionen und Ihre Gedanken – *ohne* sie zu beurteilen. Falls Sie doch urteilen, dann beobachten Sie Ihren Verstand, während er urteilt. Wenn Sie Ihre Probleme ganz klar und genau betrachten, wird der Schmerz schnell vergehen. Falls er wieder auftritt, schauen Sie sie wieder genau an. Zwar bleibt die Situation, doch Sie sind bald frei von der negativen Emotion, die Ihr Leiden verursacht.

Frage 10:
Kann man auch *zu viel* QE praktizieren?
Und wie ist das insbesondere bei chronischen Erkrankungen?

Wie oft soll man QE geben – zu welchen Zeitabständen raten Sie? In Fällen schwerer Erkrankungen öfter oder „nur" erweiterte QE? Ist Gruppen-QE wirksamer?

Antwort:

Sie können nicht zu viel QE praktizieren, aber Sie können ein wenig labil werden, besonders bei erweiterten Fernanwendungen. In solchen Fällen werden vermehrte körperliche Betätigung und frische Luft die Ergebnisse rasch stabilisieren.

Eine chronische Erkrankung wird die QE-Wirkungen wie ein Schwamm aufsaugen. Praktizieren Sie QE, so viel Sie nur wollen. Schielen Sie aber nicht nach Ergebnissen. Chronische Probleme sind Einladungen, so viel QE zu praktizieren wie möglich.

Bleiben Sie bei Ihrer Krankheit dran, aber wenden Sie QE auch auf die Labortests, die Apparate usw. an. Und tun Sie auch das ohne Erwartungen. Praktizieren Sie QE und machen Sie mit Ihrem Leben weiter wie zuvor. So erzielen Sie die besten Ergebnisse. Angst ist das, was uns in den Grenzen der Krankheit festhält. Während der Quantum-Entrainment-Anwendung wird Ihre Wahrnehmung grenzenlos. Falls Sie sie danach wieder in dasselbe (alte) Glaubenssystem zurückschlüpfen lassen, holen Sie sich die gleiche Krankheit wieder. Wir werden alle von unseren Wahrnehmungen begrenzt, deshalb müssen wir häufig QE praktizieren und auf die Zeit warten, wenn wir in völliger Freiheit wieder auftauchen.

Zweifel und Enttäuschungen halten uns in unserer Krankheit gefangen. Versuchen Sie nicht, die Zweifel auszuräumen, praktizieren Sie einfach QE und nehmen Sie, was Sie bekommen. Das ist der schnellste Weg in die Befreiung.

Frage 11:
Wie arbeiten wir mit Stellvertretern?
Können wir QE auch für eine ganze *Gruppe* von Menschen praktizieren?

Was die Arbeit mit Ersatzpartnern oder Stellvertretern in der QE-Fernbehandlung angeht: Sie schreiben, man könne mit einem Foto arbeiten oder nur mit dem Namen auf einem Blatt Papier. Müssen wir in so einem Fall die Finger auf das Foto legen oder auf unsere eigenen Muskeln? Und ist es möglich, die Heilung auf eine ganze Personengruppe anzuwenden? Wie sollen wir im letzten Fall unsere Finger auflegen? Von der Logik her sollte es möglich sein, denn das reine Gewahrsein schließt sie alle in sich ein, aber ich weiß nicht, wie ich dabei praktisch vorgehen soll.

Antwort:

Der Stellvertreter ist einfach ein Hilfsmittel dafür, den Geist auf etwas gerichtet zu halten. Dabei braucht man nicht sehr genau zu sein. Das Eu-Gefühl weiß, wohin es sich wenden muss und was es zu tun hat. Sie stupsen das Eu-Gefühl lediglich leicht in die Richtung, die es Ihrem Wunsch nach einschlagen soll, dann treten Sie zurück und beobachten. Sie können mit Ihren Fingern arbeiten oder auch nicht, das bleibt Ihnen überlassen. Wenn Sie Ihre Finger einsetzen, können Sie sie auf Ihren Körper legen, auf ein Bild, in die Luft oder wohin immer Sie wollen.

Eine Personengruppe mit QE gleichzeitig behandeln – natürlich, warum nicht? Ich praktiziere es oft für eine Gruppe oder richte meine Vorstellung auf eine Gruppe. Dann arbeite ich mit jeder Person in der Gruppe einzeln, wobei ich die ganze Gruppe im reinen Gewahrsein halte. Reines Gewahrsein manifestiert sich durch das Eu-Gefühl in jedem von uns anders, deshalb lade ich Sie ein, zu forschen und zu experimentieren. QE ist nicht in Stein gemeißelt – es ist ins Nichts geschrieben. Spielen Sie und haben Sie Spaß dabei! Je mehr Grenzen Sie niederreißen, desto mehr werden Sie staunen.

Frage 12:
Kann das „Gesetz der Anziehung" *mehr* Probleme hervorrufen?

Indem ich QE und die Übungen praktiziere („Tor-Technik" und „Reines Bewusstsein"/„Reine Bewusstheit"), werde ich friedvoller, selbst wenn mein Körper manchmal Angstreaktionen zeigt wie Schwitzen, und bin doch immer mehr im Frieden. Ich habe getan, was Sie erwähnt hatten, ich spürte das Verlangen, ich wandte QE darauf an, ohne eine Aussage zur Absicht, und ich muss sagen, ich fühlte mich innerhalb weniger Minuten sehr gut. Ich spürte mein Verlangen, eine Freundin zu haben, ich visualisierte es und wandte QE darauf an und jetzt geht es mir recht gut damit.

Meine Frage ist jetzt: Wenn ich an einer Angst arbeite, unter der ich leide, wäre es da nicht besser, die Situation zu visualisieren, vor der ich mich fürchte, und dann QE anzuwenden, statt einer bloßen Aussage wie: „Ich bin jetzt frei von …"

Ich muss auch sagen, mir gefällt Ihre Philosophie, das eigene Leben nicht zu kontrollieren. Es gibt viele „spirituelle Lehren" wie das Gesetz der Anziehung, die uns im Grunde genommen zurück in den Verstand bringen und dazu führen, dass wir materielle Dinge nur umso stärker begehren. Das Gegenteil trifft auf QE zu. Hier lassen Sie jedes Verlangen los und lassen das Eu-Gefühl bewirken, was am besten für Sie ist.

Antwort:

Sie haben recht, dass die Philosophie des Gesetzes der Anziehung das Verlangen nur stärker weckt. Danke für diese Beobachtung. Das ist ein wesentlicher Punkt zum Nachdenken. Die klare Beobachtung dessen, was ist, wird alle Wünsche reduzieren, indem sie uns mit dem *Ziel* jedes Verlangens erfüllt, dem reinen Bewusstsein. Dann gibt es kein Bedürfnis mehr, zu versuchen, Dinge, Gedanken und Vorstellungen zu manipulieren, um zu bekommen, was man braucht. Nehmen Sie das reine Gewahrsein wahr und Sie haben es geschafft.

Und ein Ja zu Ihrer ersten Beobachtung: Wenn Sie sich die belastende Emotion oder das emotionale Ereignis in Erinnerung rufen und dann QE praktizieren, dann ist das viel erfolgreicher, als wenn Sie nur Ihre Absicht als Aussage formulieren. (Lesen Sie dazu auch Kapitel 15 in *Quantenheilung*.)

Frage 13:
Brauche ich die Technik „Reines Bewusstsein" / „Reine Bewusstheit", um QE praktizieren zu können?

Wie kann man in einem Zustand reinen Gewahrseins sein, ohne die Technik „Reines Bewusstsein" zu durchlaufen? Können Sie das bitte erklären?

Antwort:

In Wirklichkeit kann man gar nicht *außerhalb* des Zustands des reinen Bewusstseins sein. Die Frage ist nur: Sind wir des reinen Bewusstseins *gewahr*? Doch um Ihre spezielle Frage zu beantworten: QE gestattet dem Geist, seine Affinität zu Formen von Dingen und Konzepten zu lockern und tatsächlich Grenzenlosigkeit zu erfahren. Ich biete die Technik „Reines Bewusstsein" an, um das Gewahrsein des reinen Bewusstseins, das wir auch *Bewusstheit* nennen, ganz deutlich zu machen. Manchen Menschen bevorzugen eine Anleitung und hören sich diese jeden Tag an. Doch Sie können sich reinen Bewusstseins genauso leicht und viel schneller gewahr werden, indem Sie einfach QE praktizieren.

Es gibt unendliche viele Möglichkeiten, sich der reinen Bewusstheit gewahr zu werden. Die *Shiva Sutras* stellen 112 Wege vor, den Geist von Grenzen zu befreien. Um zu lehren, wie man rasch des reinen Bewusstseins gewahr wird, habe ich QE entwickelt. Es vermittelt den leichten und sofortigen

Zugang zu diesem Meer des Nichts. Und das widerspiegelt puren Frieden und Glückseligkeit im Geist – wenn man damit in Kontakt ist.

[Die Technik „Reines Bewusstsein" finden Sie als Audiodatei im MP3-Format zum kostenlosen Downloaden auf der Website www.quantenheilung.info. – Anm. d. Verlags]

Frage 14:
Kann QE bei genetisch bedingten Krankheiten helfen?

Mein Kind (schon im Jugendalter) hört liebend gern Ihre „Tor-Technik". Wir praktizieren sie fast jeden Tag miteinander. Junge Menschen sind heute so wunderbar offen für das, was richtig ist. Sie haben keinen intellektuellen Widerstand, etwas Neues zu akzeptieren.

Mein Blutdruck ist zu hoch, im Schnitt 140:95. Meine Ärzte sagen, das liege in der Familie, werde als ererbter Bluthochdruck bezeichnet und lasse sich nicht ändern. Ich fühle mich wie eine Kerze, die an beiden Seiten angezündet ist und deshalb schneller verbrennt.

Ich habe QE die letzten beiden Male angewandt, als ich morgens früh aufwachte und mir Sorgen machte wegen meiner derzeitigen finanziellen Situation. Als ich meinen Blutdruck vor dem Frühstück maß, war er gestern und heute unter 90. Ist das ein Anzeichen für einen kleinen Erfolg? Haben Sie einen Tipp, wie ich damit umgehen sollte, dass ich mich tief innen nicht entspannen kann? Ich glaube, Sie haben absolut recht, dass reines Gewahrsein alles und jedes heilen kann.

Antwort:

Sie haben recht, QE wird Ihrem Blutdruck helfen. QE wirkt sich bei regelmäßiger Anwendung merklich auf den Blutdruck aus. Ebenso die „Tor-Technik". Es gibt neue Hinweise, dass eine genetische Krankheit veränderbar ist. Wir brauchen uns *nicht* damit abzufinden, unseren Genen ausgeliefert zu sein. Nehmen Sie das Buch *Die neue Medizin des Bewusstseins* von Dawson Church zur Hand oder *Intelligente Zellen* von Bruce Lipton; sie werden Ihnen Mut machen. Nach der neuesten Forschung kann die Wahrnehmung die Genfunktion verändern. Wenn wir Quantum Entrainment praktizieren, lässt unsere Wahrnehmung die Fesseln von Grenzen ganz allgemein hinter sich. Und Sie brauchen nicht einmal an QE zu *glauben*, damit es wirkt. Die Wahrnehmung des reinen Gewahrseins wirkt sofort auf Körper und Geist. Es bietet Ihrem Verstand etwas an, was er sonst nicht bekommt: völlige Freiheit. Ihr Verstand ist ständig mit Alltagskram beschäftigt und das erzeugt gewissermaßen eine mentale „Reibung". Diese Reibung entsteht dadurch, dass ein Gedanke nach dem anderen auftritt. Das vermittelt uns das Gefühl, dass die Gedanken und Dinge überhaupt kein Ende nehmen. Sie kommen so schnell, dass wir sie nicht würdigen können, und wir ertappen uns vielleicht bei der Frage: „Ist das *alles* im Leben?" Die Antwort lautet: „Nein, da ist noch mehr … oder, im Grunde genommen: weniger." Was das Gleichgewicht und die Harmonie in Ihrem Geist angeht, da ist *weniger* besser und *nichts* am besten. Das Reines Gewahrsein macht *nichts* her, aber es bringt Ihren Verstand zur Ruhe und tut Ihrem Körper gut.

[Die „Tor-Technik" finden Sie als Audiodatei im MP3-Format zum kostenlosen Downloaden auf der Website www.quantenheilung.info. – Anm. d. Verlags]

Frage 15:
Hilft QE auch *zornigen* Menschen?

Haben Sie Erfahrung damit, sehr aggressive Menschen mit QE zu behandeln? Mein Neffe beispielsweise ist sehr aggressiv und neigt zu Gewalt. Sein Vater und sein Großvater waren auch schon so. Er ist 17 und sehr zornig. Er fühlt sich nicht geliebt und akzeptiert. Ich habe schon Fern-QE mit ihm probiert, als er schlief, weil er nicht an solche Sachen glaubt. Er war mir immer sehr wichtig, obwohl ich mich vor seinem Temperament fürchte, denn wenn er wütend wird, schreit er laut und schlägt gegen die Tür. Er ist ziemlich stark und sieht viel älter aus, als er ist. Ich mache mir die ganze Zeit Sorgen um ihn. Glauben Sie, dass dies in seinem Fall der richtige Ansatz ist? Irgendwie habe ich die Hoffnung aufgegeben.

Antwort:

Als Erstes müssen Sie dafür sorgen, dass Sie körperlich sicher sind. QE wirkt Wunder bei zornigen und gewalttätigen Menschen, doch es dauert gewöhnlich eine gewisse Zeit, besonders wenn sie Widerstand dagegen leisten, an ihrem Problem zu arbeiten. Sicherheit geht vor, erst dann praktizieren Sie QE.

Wenn Sie QE für Ihren Neffen praktizieren, bringt das zwei große Vorteile mit sich: Mit der Zeit wird es seine Wut abschwächen und es erzeugt eine friedlichere, stabilere Atmosphäre in Ihnen selbst. Das ist nicht nur gut für Sie, es wird auch ihn beruhigen, wenn er sich in Ihrer Nähe aufhält. Es ist wie ein feiner psychischer Schutz, der auf einer ganz ruhigen Ebene auf Sie beide einwirkt.

Sie sollten mindestens zweimal täglich jeweils 10 bis 30 Minuten lang erweitertes QE praktizieren. Gute Zeiten sind abends vor dem Einschlafen und morgens nach dem Aufwachen, doch alle anderen Zeiten gehen auch. Sie können zusätzlich noch kürzere „Sitzungen" machen, wenn Sie es für nötig halten.

Frage 16:
Können wir ein *Bild* verwenden statt einer *Intention*?

Bevor ich QE praktiziere, soll ich eine Intention auswählen. Warum kann ich mir nicht einfach ein positives Bild meines Klienten vorstellen, wie er voll Freude und glücklich ist? Bedeutet die Wahl der Absicht nicht, dass ich mich einschränke?

Imagination umfasst so viel mehr als genau festgelegte Worte. Sie wissen ja, ein Bild sagt mehr als tausend Worte.

Antwort:

Ob wir unsere Absicht mit Worten oder in einem Bild formulieren, spielt keine große Rolle. Das Eu-Gefühl bekommt das Bild schon mit, noch bevor es in unserem Kopf entsteht. Wenn Sie sich ein klares Bild von dem machen, was Sie wollen, dann grenzen Sie in Wirklichkeit Lösungen außerhalb dieses Bildes aus. Das heißt, Sie beschränken die Anzahl möglicher Lösungen auf das Bild, das Sie sich ausgemalt haben. Falls diese gedachte Lösung nicht allgemein unterstützend ist, wird sie sich nicht manifestieren. Wir verstehen das dann nämlich so, dass wir irgendwie dem Eu-Gefühl helfen, die Disharmonie zu finden, und ihm dann zeigen, wie es dieses Versehen seinerseits wieder ausbügeln kann. Das ist eine egozentrische Sichtweise, die die Realität der universellen Harmonie ignoriert. In Wirklichkeit gibt es keine Disharmonie. Da ist nur die *Vorstellung* von Gut und Böse, Richtig und Falsch, die sich unser Verstand so zusammenfantasiert hat. Es gibt kein allgemeines Falsch. Das bedeutet auch, dass es kein allgemeines Richtig geben kann. Es ist, was es ist. Deshalb sagen wir bei Quantum Entrainment: „Wir nehmen, was wir bekommen." Das hält uns von dem Versuch ab, das Ergebnis zu kontrollieren. Kontrolle ist das wichtigste Werkzeug des Ego und begrenzt das Ergebnis auf eine einzige Absicht.

Wenn wir in tiefer Stille sind, frei von den ruhelosen Wünschen, viel Geld zu verdienen oder einen höheren Berg zu besteigen, dann sind wir auch frei von dem Wunsch zu heilen. Oder nicht? In tiefem Frieden heben sich „Täler und Gipfel" auf. Der Impuls zu heilen ist offensichtlich, aber der Wunsch, das *Verlangen* zu heilen ist verschwunden. Der Wunsch ist weg, weil Sie schon im Frieden sind. Toll, nicht wahr? Das *letztendliche* Ziel jedes Verlangens ist, der reinen Bewusstheit gewahr zu sein. Wenn Sie gleich zur Sache kommen und direkt zur reinen Bewusstheit gehen, dann löst sich der Wunsch in leise kreative Impulse auf, die vollkommen mit der universellen Weisheit harmonieren. Sie können mit sehr präzisen Bildern oder mit allgemeinen Vorstellungen heilen, darauf kommt es nicht an. Sie selbst „bewirken" die Heilung ebenso wenig wie die Technik, die Sie einsetzen.

Frage 17:
Wie lange braucht QE normalerweise, um etwas zu heilen?

Ich habe festgestellt, dass nach QE die Heilung manchmal innerhalb von Sekunden auftritt und dass sich ein andermal nach fünf Minuten noch kaum etwas geändert hat. Wie schnell sollte eine Heilung mithilfe von QE eintreten?

Antwort:

QE heilt nicht wirklich. Auch *Sie* heilen nicht wirklich. Selbst reine Bewusstheit heilt nicht wirklich. Heilung scheint stattzufinden, wenn sich Ihr Bewusstsein von *einer* Realität, oder besser gesagt: Illusion, auf eine andere verlagert. Ja, Heilung ist nur eine Sache der bewussten Wahrnehmung. Die Qualität unserer Wahrnehmungen wird davon bestimmt, wie viel *reine Bewusstheit* wir wahrnehmen. Je mehr reine Bewusstheit wir wahrnehmen, desto mehr Heilung scheint stattzufinden. Der Wechsel vom eingeschränkten Bewusstsein zum grenzenlosen Gewahrsein öffnet uns für eine alternative Erkenntnis, die bereits existierte, die wir jedoch nicht wahrnahmen, bis wir uns dafür öffneten. – Oh, habe ich gerade die Katze aus dem Sack gelassen?

Frage 18:
Warum *wirkt* QE zuerst und hört dann auf zu wirken?

Ich erziele bei meinen Klienten und bei mir selbst großartige Ergebnisse, wenn ich QE praktiziere. Doch manchmal halten diese Ergebnisse nur wenige Tage an und dann muss ich QE erneut anwenden. Warum ist die Heilung nicht immer dauerhaft?

Antwort:

Heilung ist eine Frage der bewussten Wahrnehmung. Falls reines Gewahrsein eindeutig realisiert wird, ist die Heilung dauerhaft. Wenn reines Gewahrsein nur einige Tage lang gehalten wird, dann hält die Heilung weniger lange an. Dann braucht der Partner einen neuen „Schuss" QE. Das heißt, er muss an das reine Gewahrsein erinnert werden.

Hier ist ein sehr verständliches Beispiel für das, was ich meine: Ein Freund erzählte mir von einer Frau, die ihn bat, ihr Sehvermögen mit QE zu „bearbeiten". Sie konnte die Wörter auf einer bedruckten Seite nicht lesen. Er praktizierte ungefähr zwei Minuten lang QE und sie staunte, als all die verschwommenen Schnörkel scharf wurden und sie die Seite deutlich lesen konnte. Doch bevor sie zu Ende gelesen hatte, wurden alle Buchstaben wieder unscharf. Ihre Erfahrung mit QE passte eigentlich nicht zu ihren persönlichen Überzeugungen und sie verlor daher zuerst das Gewahrsein des reinen Gewahrseins und dann auch ihr klares Sehvermögen. Sie wird wieder scharf sehen und lesen können, wenn sie immer wieder mit dem reinen Gewahrsein in Kontakt kommt. Sie weiß bereits, dass es möglich ist – ein Anfang ist gemacht. Jetzt braucht sie nur mehr Zeit darauf zu verwenden, reines Gewahrsein kennenzulernen. Ihr neuer „Freund" wird ihr altes Glaubenssystem automatisch und mühelos auflösen, genau wie beim ersten Mal.

Frage 19:
Kann QE mein Bankkonto auffüllen?

Wie kann ich QE wirksam einsetzen, um mehr Geld auf mein Konto zu bekommen? Ich verstehe sehr wohl, dass QE Fülle in anderen Lebensbereichen einbezieht – ich denke mir nur, dass ich den Prozess vielleicht etwas beschleunigen könnte?!

Antwort:

Die erste Frage, die Sie sich stellen sollten, lautet: „*Warum* will ich mehr Geld?" Natürlich, falls Sie am Verhungern sind, liegt die Antwort auf der Hand. Doch falls Sie genug haben, warum wollen Sie dann mehr? Das Ego, das der reinen Bewusstheit nicht gewahr ist, wird von Angst getrieben. Angst ist die Wurzel aller negativen Emotionen und vieler positiver. Das Streben nach Glück ist oft eine Flucht aus Angst. Ihr Ego kann nie genug bekommen, das heißt, bis es sich mit der reinen Bewusstheit verbindet. Fest verankert in reiner Bewusstheit wird sich Ihr Ego in die Unendlichkeit ausdehnen und die Verlustangst wird wegfallen.

Wie sieht es also aus mit der Knete in der Kasse? Natürlich wird Ihnen QE helfen, mehr Geld zu bekommen. Der Trick besteht darin, QE für mehr Geld zu *praktizieren* und das Thema dann völlig zu *vergessen*. Sie können es oft anwenden, doch unmittelbar nach der QE-Sitzung, die zwischen 15 Sekunden und 15 Minuten dauern kann – länger ist dabei nicht besser –, machen Sie mit Ihrem Leben weiter wie gewohnt. Die Kräfte der Natur werden sich auf Ihre Intention fokussieren und mit der Zeit werden sie Ihnen mehr Geld einbringen. Eines kann ich Ihnen garantieren: Sie werden es nicht so bekommen, wie Sie sich das ausmalen, oder dann, wenn Sie es wollen. Sich das mit einem Gefühl der Dringlichkeit zu wünschen wird den Prozess vielmehr nur verlangsamen. Praktizieren Sie einfach oft QE und vergessen Sie es dann. So bekommen Sie weit mehr, als Sie sich in den Kopf gesetzt hatten.

Frage 20:
Können wir mit QE effizienter *lesen*?

Können wir mit QE effizienter Bücher lesen? Könnten wir zum Beispiel eine Hand auf das Buch legen und die andere an unseren Kopf, verbunden mit der Intention „Der Inhalt dieses Buches steht mir immer zur Verfügung."? Ich meine das ernst!

Antwort:

Diese „Buch-in-den-Kopf"-Technik kenne ich noch nicht. Ich würde sie gerne mal live erleben. Ich selbst lese langsam; einem Buch auf die von Ihnen beschriebene Weise genaue Angaben zu entnehmen wäre in der Tat äußerst effizient!

Bei Quantum Entrainment suchen wir nicht nach gezielten Informationen. Wir haben eine einfache, *abstrakte* Intention und dann lassen wir das Eu-Gefühl die Arbeit machen. So steht es der organisierenden Kraft reiner Bewusstheit frei, aus der ganzen Schöpfung das zusammenzulesen, was unsere Bedürfnisse befriedigt. Sie weiß besser, was wir brauchen, als wir selbst. Den Wunsch nach genauen Informationen zu befriedigen ist in Wirklichkeit eine Nebenwirkung, wenn man der reinen Bewusstheit gewahr wird. QE *zügelt* das Ego und genau dieses Ego will die ganze Zeit etwas Bestimmtes wie Macht oder Wissen, diese beiden Kräfte des Universums. Es ist nichts verkehrt daran, nach speziellen Kenntnissen zu streben, außer man sucht sie, ohne der reinen Bewusstheit gewahr zu sein. Wenn Sie das sind, dann wissen Sie, dass Sie nichts wissen. Im Kontext von QE sagen wir: „Kenntnis ist Unwissenheit."

Es ist wunderbar, dass Sie so denken, und ich bin froh, dass es Ihnen ernst damit ist. Wir alle sind begrenzt, eingesperrt von unseren Überzeugungen und unseren ungesicherten Wahrnehmungen (unbestätigt vom reinen Gewahrsein). *Mir* ist es noch nicht gelungen, mir mit QE das Lesen eines Buches zu ersparen und trotzdem den Inhalt mühelos aufzunehmen, aber vielleicht schaffen *Sie* es. QE öffnet das Bewusstsein für unbegrenzte

Möglichkeiten. Die einzigen Einschränkungen sind die, die wir uns selbst auferlegen. Das heißt nicht, dass wir das Joch der Unkenntnis nicht abwerfen können, wann immer wir wollen. Wir wollen nur nicht gegen das ankämpfen, was ist. Wir wollen der Weisheit der Bewusstheit gestatten, uns diese unglaubliche Welt so zu schenken, wie sie ist. Sie ist großartiger als alles Buchwissen zusammen.

Selbst die großen Heiligen blieben an die Grenzen der Konventionen gekettet. Größtenteils verspürten sie immer noch Frustration, Traurigkeit und Besorgnis, bekamen Erkältungen und Gelenkschmerzen und sind schließlich gestorben (– natürlich abgesehen von denen, die gegenwärtig unter uns leben). Der Unterschied zwischen ihnen und dem Rest der Menschheit bestand darin, dass sie in reinen Bewusheit ruhten; sie litten nicht. Ob sie nun Wissen wie mit einem feuchten Schwamm aufsaugen konnten oder nicht – sie waren im Frieden mit allem, was ihnen begegnete.

Also nichts wie ran! Wenden Sie QE auf ein Buch an, um sich sein Wissen einzuverleiben, oder breiten Sie Ihre Flügel aus und fliegen Sie zum Mond. Vielleicht überraschen Sie uns alle, die wir noch in unseren alltäglichen Denkgewohnheiten festhängen. Da wären Sie nicht der Erste. Doch eines ist sicher: Wenn Sie QE praktizieren, stehen Ihre Chancen, die Fesseln zu sprengen, die Sie an das Mittelmaß ketten, viel besser als *ohne* QE. Und selbst wenn Sie nicht erreichen, was Sie sich vorgenommen haben, haben Sie immer noch die reine Bewusstheit, die wertvoller ist als alles, was Sie überhaupt besitzen oder tun könnten.

Frage 21:
Kann ich *alles* wissen und erkennen, wenn ich im reinen Gewahrsein bin?

Ich verstehe es, wenn Sie schreiben, dass das Ego Kontrolle und Macht gewinnen will, doch andererseits glaube ich, dass Spiritualität irgendwie auch in unserem Alltag anwendbar sein sollte. Meine Frage ist: Wenn ich mich auf eine Prüfung vorbereite, worin besteht dann der Unterschied zwischen dem *herkömmlichen* Lernen (auf die *anstrengende* Art) und dem neuen Ansatz, das reine Gewahrsein die Arbeit machen zu lassen? Ich verstehe das menschliche Bewusstsein so, dass es bereits alles weiß, deshalb geht es nur darum, dass und wie man sich auf diese Informationen einstimmt oder einschwingt.

Antwort:

Sie haben recht, wenn Sie sagen, dass uns auf einer bestimmten Ebene der Schöpfung alles verfügbar ist. Es geht lediglich darum, die richtige Art und Weise zu finden, die Informationen zu suchen und zu finden. Dafür gibt es mehrere Techniken: mit der Akasha-Chronik oder mit anderen feinstofflichen Wissenssammlungen Verbindung aufzunehmen … Doch das ist nicht Quantum Entrainment. QE gestattet uns einfach, der reinen Bewusstheit gewahr zu sein, sodass wir alles, was wir tun, besser machen, mit mehr Freude, Mitgefühl und Liebe. Wenn Sie sich Wissen aus einem Buch aneignen wollen, dann praktizieren Sie zuerst QE und dann eine Technik zum Wissenserwerb. *So* ist Spiritualität „im Alltag anwendbar".

Ich bin nicht sicher, wie Sie „Bewusstsein" definieren. Für mich ist *consciousness*, das Alltagsbewusstsein, ein fixiertes Bewusstsein, das nicht mit dem „reinen Gewahrsein" oder der „reinen Bewusstheit" zu verwechseln ist. Die reine Bewusstheit umfasst offensichtlich auch Bewusstsein, aber Bewusstsein ist nicht reine Bewusstheit. Reine Bewusstheit transzendiert alles und umfasst alles, ohne davon berührt zu werden. Wie auch immer, bevor wir uns zu sehr darin verstricken, das Undefinierbare zu definieren, stellen wir fest, *dass Sie reine Bewusstheit nicht wie Energie verwenden können.* Sie ist jenseits von Energie und Form. Praktisch ausgedrückt: Werden Sie nur der reinen Bewusstheit gewahr und tun Sie dann, was Ihrem Gefühl nach zu tun ist. In Wirklichkeit tun Sie ohnehin nichts. Es erscheint nur so. Doch das ist eine andere Geschichte für ein andermal.

Frage 22:
Wie kann ich mit QE mein Ego überwinden?

Ich lerne und praktiziere seit ungefähr fünf Jahren Energiearbeit – EFT, TAT, Body Talk, Quantum Touch, Healing Codes, Jin Shin Jyutsu, die Yuen-Methode und ein wenig Matrix Energetics (das Quantum Entrainment sehr zu ähneln scheint). Üblicherweise praktiziere ich es täglich für zwei bis fünf Freunde oder Familienmitglieder. Ich glaube, ich brauche etwas mehr Unterstützung in meiner Arbeit daran, mein Ego loszuwerden; mich nicht an die Ergebnisse zu klammern; Dinge nicht persönlich zu nehmen, wenn die Ergebnisse nicht so gut sind, wie ich es gern hätte; meine Intuition weiterzuentwickeln, mich nicht von allen getrennt zu erleben und mehr Liebe und Mitgefühl für Menschen zu empfinden.

Ich habe mit einigen Anwendern von Matrix Energetics und der Yuen-Methode gearbeitet, die sehr intuitiv sind, und ich möchte gern können, was diese können oder was Sie können. Ich möchte mein Eu-Gefühl verbessern und der reinen Bewusstheit stärker gewahr sein, nicht nur wegen der Energiearbeit, die ich praktiziere, sondern auch für mein spirituelles Wachstum, das schließlich und endlich der wirkliche Grund ist, warum wir alle hier sind.

Antwort:

Sie schildern mir, dass Sie mit vielen verschiedenen Heiltechniken zu tun haben. Es könnte sich die Frage lohnen, warum Sie so viele Systeme in so kurzer Zeit gelernt haben. Was ist Ihr wirklicher Impuls dahinter? Es scheint, dass dieses ganze Tun Sie ein wenig frustriert hat, wie an Ihrem Wunsch zu erkennen ist, spirituell reifer zu werden. Seltsamerweise kommt Heilung aus der Stille, nicht aus der Aktivität. Keine Technik hat je geheilt, auch nicht QE. Übrigens hat auch kein Mensch je geheilt. Heilung kommt nur aus dem Eu-Gefühl und das Eu-Gefühl ist keine Aktivität, sondern ein Seinszustand: das Gewahrsein der absoluten Stille. Alle großen Heiler schöpfen aus der Stille im Inneren. Es mag für Sie mit all Ihrem Wissen von Heiltechniken an der Zeit sein, Ihr Bewusstsein jetzt dem reinen Gewahrsein zuzuwenden und zu schauen, was ohne die Kontrolle des Bewusstseins passiert. Alles, was Sie gerne hätten – das Ego loswerden, sich nicht an die Ergebnisse klammern, mehr Liebe und Mitgefühl –, all das wird durch Nicht-Anhaften erreicht. Das heißt, durch Loslassen. Der QE-Prozess ist erfolgreich, wenn er aufhört zu wirken; wenn der Anwender im reinen Gewahrsein „stillsteht" und Zeuge dessen wird, was sich entfaltet. Aus dem Blickwinkel des stillen Beobachtens kann man sich nicht an Ergebnisse klammern und man kann nur Mitgefühl, Liebe und Glückseligkeit empfinden, das Eu-Gefühl. Es spielt keine Rolle, welche Technik angewandt wird. Erfolg oder Versagen bestimmt der Grad reinen Gewahrseins, der sich im Gewahrsein des „Heilers" widerspiegelt.

Nach Ihrer Erfahrung mit QE fühlten Sie sich „friedlich und entspannt", Sie genossen eine „subtile Energie". Darauf basiert Heilung. Ja, darauf basiert jegliches Tun, sei es spirituell, körperlich, mental, sozial … Halten Sie das reine Gewahrsein immer mehr aufrecht und Ihr Leben kommt immer mehr in Einklang mit Ihren natürlichen Neigungen.

Frage 23:
Wird QE mir in meinem nächsten Leben helfen?

Seit drei Jahren laufe ich nur mit Krücken und immer nur zehn Schritte, ganz, ganz langsam. Die Ärzte sagen, ich hätte Multiple Sklerose. In meiner Seele sind immer Kraft und Leichtigkeit. Ich bin die ganze Zeit positiv gestimmt, trotz meiner Schmerzen. Meine Mutter sagt, dass ich in *diesem* Leben nicht gesund werde, aber vielleicht in meinem nächsten. Hoffentlich hat sie nicht recht. Ich wäre so glücklich, wenn ich gesund sein, ohne Krücken laufen und wieder Klavierspielen könnte. Können Sie mir bitte helfen?

Antwort:

Ich vertraue nicht besonders auf vergangene und nächste Leben. Das Leben unmittelbar vor mir genügt mir vollkommen. Praktizieren Sie weiterhin QE für sich selbst, doch was noch wichtiger ist: Praktizieren Sie es auch für andere. Machen Sie anderen dieses wunderbare Geschenk und Ihre innere Heilung wird sich erstaunlich entwickeln. Lesen Sie dieses Buch nochmals, während Sie QE für andere anwenden. Dann, und das ist ganz wichtig, hören Sie auf mit dem Versuch, zu heilen. So vertreiben Sie die Heilung nur. Konzentrieren Sie sich auf die Freuden, die Sie haben, und praktizieren Sie QE. Welche Heilung Sie dann auch erfahren, sie wird mühelos sein. Und wie viel Heilung stattfindet, wir werden es einfach abwarten müssen. Doch wenn Sie Ihr psychisches Leiden ausräumen, sind Sie frei für maximale körperliche Heilung.

Frage 24:
Kann ich QE mit anderen Techniken verquicken?

Vor ungefähr zwei Wochen begann ich Transzendentale Meditation zu lernen; in Ihrem Buch las ich, dass auch Sie lange Zeit TM praktiziert haben. Ist es möglich, TM in Verbindung mit Ihrer Heiltechnik auszuführen?

Antwort:

Es stimmt, ich habe einige Jahre lang TM gemacht und ich bin Maharishi sehr dankbar für seine Lehren, besonders für die tiefe Weisheit der Wissenschaft der kreativen Intelligenz (*Science of Creative Intelligence*), der ich viel verdanke. Doch QE und TM sollten nicht vermischt werden. Kombinieren Sie QE mit keiner anderen Technik. Praktizieren Sie zuerst QE! Dann wird jede andere Technik, die Sie anschließend anwenden, besser wirken. TM ist eine gute Technik, bei der man still sitzt. Praktizieren Sie QE wie eine aktive Meditation. Machen Sie es den ganzen Tag und schauen Sie nicht auf Ergebnisse; wenden Sie QE einfach an und machen Sie weiter; und dann wenden Sie QE auf die nächste Tätigkeit an. Bald werden Sie feststellen, dass Gleichmäßigkeit und Leichtigkeit zunehmen und Ärger und Disharmonie zu verblassen beginnen. Es ist recht verblüffend, dass Sie dafür nichts versuchen müssen. Indem Sie einfach QE praktizieren, erreichen Sie das mühelos. Ja, anders geht es gar nicht. Praktizieren Sie QE also vor der TM und ebenso, bevor Sie essen, baden oder schlafen. Praktizieren Sie QE und immer wieder QE! So einfach ist das.

Frage 25:
Kann man das Ego überwinden, indem man dankbar ist und anderen dankt?

Ich übe mich gerne darin, mich zu bedanken und meine Dankbarkeit ausdrücken gegenüber der Quelle, Erzengel Raphael oder wem auch immer. Das „schiebt" mein Ego sozusagen beiseite. Wie würde das bei *Ihnen* funktionieren, mit QE?

Antwort:

Man kann das Ego nicht mithilfe des Verstandes entfernen, denn der Verstand ist die Spielwiese des Ego. Allein schon die Idee, das Ego zu beseitigen, könnte ein egoistischer Wunsch eines cleveren Ego sein, das im Hintergrund die Fäden in der

Hand hält. Selbst gute Taten können egoistischen Motiven entspringen. Die einzig sichere Art und Weise, egozentrisches Denken und Handeln auszuräumen, besteht darin, über den Verstand hinauszugehen und das reine Gewahrsein das Denken und Handeln übernehmen zu lassen. Deshalb schielen wir nicht nach Ergebnissen. Wir richten unsere Aufmerksamkeit einfach auf das reine Gewahrsein, treten zurück und lassen das Leben sich vor unseren Augen entfalten. Dieses „Wir" ist in diesem Fall das „Ich", das im reinen Gewahrsein zu finden ist, nicht das Ego, das den Verstand manipuliert.

Frage 26:
Kann QE Krebs heilen?

Ich habe Krebs und auch das Atmen fällt mir sehr schwer. Ich mache mir große Sorgen wegen meiner Erkrankung und frage mich, ob QE meinen Krebs heilen kann.

Antwort:

Erst einmal heilt QE gar nichts. Ärzte heilen nicht und Medikamente heilen auch nicht. Das *Eu-Gefühl* heilt, das entsteht, wenn man der reinen Bewusstheit gewahr ist. Ihr Problem besteht aus zwei Teilen: a) Da ist die Situation mit Krebs und Atemproblemen und b) ist da die Art, wie Sie diese Situation *empfinden*. Wenn wir eine Situation als negativ empfinden, dann macht das die Situation zum Problem. Das emotionale Verhaftetsein an eine Erkrankung, die ich als Problem betrachte, ruft das Leiden hervor. Durch QE werde ich der reinen Bewusstheit gewahr und die reine Bewusstheit wirkt auf beiden Ebenen, auf der Ebene der körperlichen Erkrankung und der des emotionalen Verhaftetseins. Gewöhnlich spricht so etwas wie die Atmung sehr rasch auf QE an, der Krebs langsamer, doch das ist nicht immer so. Für Ihren Krebs und für Ihre Sorgen gehen Sie am besten so vor, dass Sie QE so viel wie möglich für andere praktizieren und andere es für Sie tun. Freuen Sie sich des Lebens und lassen Sie die reine Bewusstheit den Rest erledigen.

Frage 27:
Warum kann ich die reine Bewusstheit nicht aufrechterhalten?

Ich habe hart daran gearbeitet, QE im Alltag auf all meine Probleme anzuwenden. Ich praktiziere QE und komme in reine Bewusstheit, aber ich kann sie nicht halten. Was mache ich falsch?

Antwort:

Reine Bewusstheit braucht man nicht zu finden, weil sie schon da ist. Sie müssen ihrer nur gewahr werden. Sobald Sie der reinen Bewusstheit gewahr werden, indem Sie QE praktizieren, sagt Ihr Verstand: „Jetzt muss ich sie halten!" Das ist das Rezept für Versagen. In diesem Moment hören Sie auf, QE zu praktizieren, und lassen Ihren Verstand wieder das Heft in die Hand nehmen. Sie bemühen sich zu sehr, sie zu sehen, zu erkennen oder zu erfahren. Hören Sie auf mit diesem Bemühen! Hören Sie auf damit, Ihren Verstand analysieren zu lassen, was geschieht! Ihr Verstand kommt Ihnen nur in die Quere.

Gehen Sie zurück und machen Sie die Übung „Die Gedanken anhalten", bei der Sie sich die Frage stellen: „Woher kommt mein nächster Gedanke?" Sie werden eine Pause in Ihrem Denken bemerken, eine Art kurzzeitigen Stopp im Denken. In dieser „Lücke" ist *nichts*, doch Sie sind immer noch gewahr, richtig? Keine Gedanken oder Gefühle, nur ein Anhalten der Gedanken. In diesem „Nichts" sind Sie immer noch gewahr? Richtig, ja? Sie sind gewahr und ohne Gedanken – das ist „reine Bewusstheit". Doch Sie brauchen Ihre Gedanken nicht einmal *fernzuhalten*, weil Sie reine Bewusstheit haben können und *gleichzeitig* auch Gedanken oder Emotionen haben und sogar

Tätigkeiten ausüben können. Alles, was Sie haben können, *ohne* der reinen Bewusstheit gewahr zu sein, das können Sie auch *mit* reiner Bewusstheit haben. Versuchen Sie nicht, das zu analysieren! Ihr Geist wird es nie verstehen. Deshalb ist Quantum Entrainment so unglaublich. Es richtet Ihr Gewahrsein auf die reine Bewusstheit, ohne dass Sie das verstehen müssen. Sie praktizieren einfach QE und schon sind Sie da. Sie praktizieren einfach nur QE …

Frage 28:
Wie viele QE-Lehrer gibt es weltweit?

Meine Schwester berichtete mir von einem Therapeuten, der hier in Deutschland QE lehrt. Sie sagte, er sei von Ihnen darin ausgebildet, QE zu unterrichten. Ich war mir da nicht so sicher. Können Sie mir sagen, wie viele Lehrer für QE es weltweit gibt?

Antwort:

Derzeit gibt es nur *einen* QE-Lehrer auf der Welt – raten Sie mal, wer das sein könnte … Richtig, das bin ich. QE, die schnelle „Heilmethode", ist zwar leicht zu erlernen, doch als Lehrender muss man nicht nur sehr klar und der reinen Bewusstheit zutiefst gewahr sein, sondern auch verstehen, wie sie sich auf allen Ebenen unseres Lebens manifestiert. Ich bezweifle, dass irgendjemand, der eine *Technik* lehrt und diese Quantum Entrainment oder QE nennt, wirklich die tieferen Werte des QE-Prozesses zum Ausdruck bringt oder die reine Bewusstheit klar wahrnimmt. Wenn diese Person das wirklich *könnte*, würde sie doch ihre *eigene* Technik entwickeln, statt sich diejenige eines anderen (nämlich meine) „auszuleihen". Wenn wir der reinen Bewusstheit vollkommen gewahr sind, gibt es keine Grenzen. Dann ist für alle genug da.

Ich habe dieses Buch geschrieben, damit alle Menschen, die das wollen, *für sich selbst* QE lernen können. Das ist es, was ich vor allem will: Sehen, wie Millionen Menschen der reinen

Bewusstheit gewahr werden, und die beste und schnellste Art und Weise, die ich kenne, ist diejenige mithilfe von QE. Der reinen Bewusstheit gewahr zu sein ist ein Geburtsrecht aller Menschen; und weil es das ist, ist es natürlich und leicht zu lernen.

Ich kenne viele Menschen, die QE aus dem Buch gelernt und es auch anderen beigebracht haben. Das vermittelt mir durchaus ein gutes Gefühl. QE einem Menschen *direkt* zu vermitteln ist eine wundervolle Erfahrung, die Menschen auf der tiefsten Ebene verbindet. Natürlich werden „Unreinheiten" und Ungenauigkeiten mit dieser Vermittlung weitergegeben werden, damit rechne ich. Doch die werden sich im Laufe der Zeit auflösen, denn der Prozess selbst (der reinen Bewusstheit gewahr zu werden) wird sie „ausmerzen".

Meiner Erfahrung nach haben andere, die versuchten, *Gruppen* von Menschen QE zu vermitteln, mehr Schaden angerichtet als Gutes bewirkt. Eine Gruppe erhöht die Übertragung von Fehlern exponentiell und ein einziger Fehler vonseiten des Lehrers wird sich um ein Vielfaches verstärken.

Haben Sie Geduld! Je mehr Menschen QE praktizieren, desto mehr werden der reinen Bewusstheit gewahr sein. Dann werde ich Lehrer ausbilden und dann können wir sicher sein, dass es das Gewahrsein der reinen Bewusstheit ist, was exponentiell zunimmt.

Frage 29:
Kann QE das Wetter beeinflussen?

Wir haben ein stark belastendes Wetter, heiß und gewitterschwül; das setzt mir körperlich und emotional sehr zu. Hilft QE da auch?

Antwort:

Vedische Gelehrte können das Wetter beeinflussen. Ein Freund erzählte mir, wie er dabei zusah, wie sie direkt über sich Wolken auftauchen und verschwinden ließen. Wenn *die* das können, warum sollten *Sie* es nicht können? Ich habe das auch einmal gemacht, aber danach war ich so aufgeregt und eingebildet, dass ich dieses Kunststück nie mehr wiederholen konnte.

So können Sie vorgehen, um das Wetter zu beeinflussen: Denken Sie kurz an Ihre Intention und praktizieren Sie dann QE. Wenn Sie in Ihrer eigenen Schweißlache sitzen und Stechmücken totschlagen, dann praktizieren Sie wieder QE. Früher oder später ändert sich das Wetter. Das ist immer so. Das können Sie sich als Verdienst anrechnen, wenn Sie wollen, aber wenden Sie besser erst QE an und zählen Sie dann die Schweißbäche, die Ihnen vom Gesicht rinnen.

Wetter und Umweltfaktoren werden unseren Körper und Geist immer beeinflussen. Und selbst inmitten Ihres emotionalen Unbehagens herrscht Frieden. Suchen Sie die Stille, in ihr finden Sie Frieden; das mag ein recht verschwitzter Frieden sein, aber besser schwitzen und im Frieden sein als schwitzen und wütend oder bange sein.

Frage 30:
Kann QE einen müde machen und verwirren?

In den letzten zwei oder drei Tagen, an denen ich QE gemacht habe, war mein Kopf leer; ich bin benommen und ein wenig verwirrt.

Antwort:

Für Ihr „benebeltes" Denken könnte es mehrere Gründe geben: bestimmte Nahrungsmittel, zu wenig Ruhe, viel Stress oder Ähnliches. Es könnte auch von QE kommen, doch das ist sehr unwahrscheinlich, außer wenn Sie es viele Stunden lang praktiziert haben. QE *beseitigt* Stress und heilt den Körper – und das sehr wirksam.

Falls Sie QE sehr lange anwenden, können Sie „denkfaul" werden oder vielleicht nur unklar denken. Das ist darauf zurückzuführen, dass Ihr Körper und Ihr Geist zusätzliche Ruhe zum Heilen brauchen. Das macht Sie auch müde, denn Schlaf und Ruhe sind genau das, was der Körper braucht, um den Heilungsprozess zu vollenden, der auf der sehr feinen und wirksamen Ebene des Eu-Gefühls begonnen hat. Gönnen Sie sich Ruhe und Ihre Symptome sollten sich in einem oder zwei Tagen auflösen. Falls das nicht der Fall ist, suchen Sie nach anderen Ursachen für Ihr unklares Denken und Ihre Mattigkeit. Vielleicht müssen Sie sich auch an einen Arzt oder Heilpraktiker wenden.

Frage 31:
Kann *eine* QE-Sitzung tiefer gehen als eine andere?

Die *zweite* QE-Sitzung über die Entfernung, die ich bei Ihnen nahm, ging unglaublich tief und fast sofort fand sehr viel Heilung statt. Warum war diese eine tiefer und wirkungsvoller als die andere?

Antwort:

In der reinen Bewusstheit oder beim Eu-Gefühl gibt es kein „tiefer". Es mag sich tiefer oder anders anfühlen, doch das ist subjektiv und hat nichts mit den Ergebnissen zu tun. Wie immer sich das subjektiv für uns anfühlt, das Eu-Gefühl heilt immer ganz. Ihre körperlichen oder emotionalen oder sozialen Anliegen bekommen immer die „volle Dosis" ab (– ich kann es nicht besser ausdrücken).

Wenn wir alle möglichen Ursachen und Auswirkungen bedenken, können wir nie hundertprozentig wissen, was bei einem Problem am besten ist. Das Eu-Gefühl weiß das schon. Heilung findet jedes Mal statt, ob wir sie bemerken oder nicht. Oder, genauer gesagt: Die reine Bewusstheit und das Eu-Gefühl sind vollkommen und wir merken das entweder oder wir merken es nicht. *Das* ist natürlich auch in Ordnung so, wie es ist.

Frage 32:
Was ist der Unterschied zwischen reiner Bewusstheit und Eu-Gefühl?

Und wie wende ich QE für die Umwelt an? – Warum arbeitet man in der Dreiecksverbindung mit zwei Fingern?

Die Idee, die Kraft der „reinen Bewusstheit" anzuwenden, ist für mich als theoretischen Physiker von großer Bedeutung, nicht nur, weil sie mit den Ergebnissen meiner Wissenschaft übereinstimmt, sondern auch, weil sie frei von jeglichem Glauben und Dogma ist. Und natürlich, weil sie jedem die Möglichkeit gibt, das unmittelbar im eigenen Leben und für alles Leben auf unserem Planeten anzuwenden.

Ich habe einige Fragen zur Anwendung von QE; vielleicht finden Sie die Zeit, sie zu beantworten:

- Als ich mir die Übung „Reines Bewusstsein" auf dem MP3-Player anhörte, konnte ich am Ende gar nichts spüren. Ich würde nicht sagen, ich hatte ein „Gefühl", vielmehr war es eine völlige Leere, nur ein „Nicht-Gefühl"! Ist das in Ordnung oder habe ich die Übung irgendwie falsch durchgeführt?
- Wenn es darum geht, QE für Menschen anzuwenden, die weit entfernt leben, oder sogar für die gesamte Umwelt, weiß ich nicht genau, wie ich das machen soll.
- Warum brauchen wir eine Technik? Genügt es nicht, einfach der reinen Bewusstheit gewahr zu sein?

Antwort:

Das Gefühl von „nichts" ist genau richtig. Das Nichts ist Bohms implizite Ordnung oder reine Bewusstheit – das ist nicht zu verwechseln mit dem „Nullpunkt" oder „Vakuumzustand". Im Zustand des Nichts – so werden Sie herausfinden, wenn Sie sehr aufmerksam sind – ist Ihr Körper entspannt und Ihr Geist sehr friedvoll. Dieser Frieden ist ein Eu-Gefühl. Das Eu-Gefühl ähnelt dem Nullpunkt und ist der erste Schimmer individuellen Bewusstseins. Es ist sowohl grenzenlos wie auch individuell, das heißt: Es ist der universelle Aspekt des Individuums. Ich bezeichne es als das Selbst. Ihr Fokus lag auf der reinen Bewusstheit, die alles ist. Das Eu-Gefühl war mit ihr da, doch Ihre Aufmerksamkeit war bei dem Nichts, der reinen Bewusstheit. Gut für Sie!

Ja, für Fern-QE können Sie an Ihrem eigenen Körper arbeiten oder mit einem Bild, mit Ihrer Vorstellungskraft, einem Stofftier …, was immer sich für Sie am natürlichsten anfühlt. Stellen Sie sicher, dass Sie *nicht* etwa auf Ergebnisse spekulieren. Das ist sehr wichtig. Praktizieren Sie einfach Fern-QE und nehmen Sie, was kommt. Sie werden überrascht sein.

Eine Technik ist ein Werkzeug zum Lernen. Sie entbindet den Geist von Dingen und ermöglicht, dass er mit reiner Bewusstheit bzw. mit Eu-Gefühl erfüllt wird. Wenn Sie direkt zur reinen Bewusstheit gehen können, ist das gut. Das ist reines QE, reine Bewusstheit ohne ein vorgetäuschtes Versuchen. Es ist wirklich die einzige Art und Weise, wie man reine Bewusstheit erfahren kann. Die QE-Technik trickst den Verstand aus und bringt ihn zum Nicht-Denken.

Frage 33:
Wie kann ich QE praktizieren, wenn ich auf die Ergebnisse fixiert bin?

Ich habe Ihnen schon von meiner schwerkranken Hündin Marcie erzählt. Das Problem hat sich seitdem nicht verändert. Ich habe ihr jeden Tag QE gegeben, doch ich hatte keinen Erfolg. Sie sagten, ich hinge vielleicht zu sehr an Marcie. Aber wie kann ich meinem Hund helfen, ohne mein Herz daran zu hängen? Diese Hündin ist wie mein Kind (ich habe keine Kinder) und es tut mir so weh, sie leiden zu sehen. Ich weiß, dass ich so bin, und es ist nicht leicht, sie loszulassen.

Antwort:

Sie machen QE vielleicht genau richtig. Das könnte ich genauer nur feststellen, wenn ich überprüfen könnte, wie Sie es anwenden. Machen Sie sich wegen der Technik keine Gedanken. Sie können an Marcie hängen, das ist völlig in Ordnung. Fixieren Sie sich nur nicht auf die *Ergebnisse* von QE. Verstehen Sie den Unterschied? Lieben Sie Ihren Hund, aber seien Sie ganz locker in Bezug auf QE. Wenn Sie es richtig praktizieren, dann ist alles, was geschieht, genau richtig.

Das Eu-Gefühl entscheidet, was wann geheilt wird, nicht Sie und nicht ich. Das ist für manche Menschen schwer zu akzeptieren, doch wenn sie es so annehmen, ändert sich ihr Leben auf wundersamste Weise. Dann sehen sie alle Dinge und Umstände so als vollkommen an, wie sie sind. Das heißt nicht, dass es keinen Konflikt gibt. Ein Konflikt wird auf der konkreten, eingeschränkten Ebene wahrgenommen. Die Vollkommenheit erkennt man, wenn man nach und nach der reinen Bewusstheit gewahr wird. Dann wird sogar ein Konflikt als entscheidender und wichtiger Anteil des Ganzen akzeptiert.

Bitte machen Sie sich keine Gedanken, ob Sie QE korrekt praktizieren. Lesen Sie einfach die Anleitung noch einmal. Und haben Sie dann Spaß mit QE. Fangen Sie mit etwas Kleinem an, mit kleinen Wehwehchen. Sobald Sie da Erfolge sehen, sind Sie bereit für die größeren und chronischen Probleme, vor denen Sie stehen. Sie können sich auch ein Exemplar meines Buches *Beyond Happiness. How You Can Fulfill Your Deepest Desire* besorgen. [Deutsche Ausgabe: ab Herbst 2010 bei VAK. Anm. d. Verlags] Gehen Sie dort zum letzten Kapitel. Durch dessen Lektüre werden Sie einige Ihrer Probleme besser verstehen und Sie werden besser vertraut werden mit der Wirkungsweise von QE.

Frage 34:
Arbeiten Sie auch mit Zeitreisen oder Energiefrequenzen?

Dieses Jahr lernte ich in Miami *Matrix Energetics*. Danach las ich Ihr Buch. Ja, ich habe es sogar schon zweimal gelesen. Vielen Dank für dieses großartige und interessante Buch. Hier meine Frage: Arbeiten auch Sie mit Zeitreisen? Und haben Sie einige weitere Heilfrequenzen?

Ich stelle Ihnen diese Frage, weil mir Unterschiede zwischen QE und Matrix Energetics aufgefallen sind. Dr. Richard Bartlett lehrt diese Dinge (wie Zeitreisen), doch ich weiß, dass die Zeit nicht wirklich existiert. Ich schätze die Art und Weise, wie Sie das Konzept vorgestellt haben, aus der Zeit herauszutreten. Vielen Dank im Voraus für Ihre Antwort und viele Grüße aus Deutschland.

Antwort:

Zeitreisen sind nicht wirklich ein Anliegen, wenn wir mit QE und reiner Bewusstheit arbeiten. Sobald wir reine Bewusstheit erfahren, brauchen wir nichts anderes mehr zu tun. Ja, wir *können* gar nichts anderes tun. *Tun* ist eine Illusion, Ergebnis eines in der Zeit gefangenen Denkens. Wenn Sie also Zeitreisen unternehmen wollen, müssen Sie an die Illusion der Zeit glauben.

Praktisch müssen wir natürlich alle im Rahmen der Illusion der Zeit arbeiten, aber wir brauchen nicht an sie zu *glauben*. Im Grunde ist „glauben" nicht das richtige Wort. Wir können nur aus der Zeit heraustreten, wenn wir ganz gewahr sind, der reinen Bewusstheit gewahr sind. Dann geht das Leben weiter wie vorher, doch irgendwie sind wir gleichzeitig, sozusagen zur selben „Nicht-Zeit", draußen und drinnen ... [Wortspiel im Engl.: *we are somehow beyond and within at the same no-time*] In diesem Fall sagt die *Erfahrung* mehr als tausend Worte.

Abgesehen davon gibt es, sobald wir der reinen Bewusstheit gewahr sind, keinen Grund, warum wir nicht in der Illusion *spielen* sollten. Leben ist Fülle in reiner Bewusstheit. Sobald Sie die reine Bewusstheit kennengelernt haben, nehmen Sie sich Zeit für Energiearbeit oder anderes. Reine Bewusstheit zuerst und dann alles andere. Energiearbeit an sich ist super, doch ohne Basis, wenn man nicht unmittelbar wahrnimmt, wo die Energie herkommt. Energiearbeit *ohne* reine Bewusstheit neigt dazu, sich auf Energie und Grenzen zu konzentrieren und dabei die Fülle der Grenzenlosigkeit zu vergessen.

Frage 35:
Kann man auch Lebensmittel mit QE „behandeln"?

Kann man QE anwenden, um Essen zu reinigen oder um die Wirkung von Vitaminen zu erhöhen? Und was halten Sie vom *Beten* vor den Mahlzeiten?

Antwort:

Natürlich können Sie QE auch auf Lebensmittel anwenden, genauso, wie Sie es bei allem anderen machen. QE an Nahrungsmitteln zu praktizieren ist toll, weil es Sie beruhigt und Ihre Verdauung auf die bevorstehende Mahlzeit vorbereitet. Außerdem hilft es, die Negativität um Pestizide, Hormone und andere Giftstoffe zu vertreiben, die sich ihren Weg in unsere Köpfe und in unser Essen bahnt. Falls Sie vor dem Essen beten, praktizieren Sie QE noch *vor* dem Gebet. Sie werden dann ruhiger und Ihr Gebet wird wirkungsvoller.

Frage 36:
Wäre mit QE meine Küche genau *so* geworden, wie ich sie wollte?

Nachdem ich meine neue Küche monatelang geplant hatte, ist sie nun doch nicht so geworden, wie ich sie wollte. Wäre meine Küche mit QE so geworden, wie ich sie wollte?

Antwort:

Nichts im Leben entwickelt sich wirklich so, wie wir es wollen. Wenn wir QE praktizieren, dann gestalten sich die Dinge oft besser; und wenn sie das nicht tun, dann können wir das leichter *annehmen*, weil wir schon den letztendlichen Grund dafür genießen, weshalb wir eine neue Küche wollten …: Frieden in reiner Bewusstheit. Das Ego macht Urlaub.

In Wirklichkeit haben wir keine echte Kontrolle darüber, wie unsere Gedanken und Handlungen ausgehen. Das kommt uns nur so vor, weil das Ego uns recht geschickt vom Gegenteil überzeugt. Doch wenn wir darüber nachdenken, geht im Leben nicht viel genau *so* aus, wie wir es geplant haben. Wenn wir der reinen Bewusstheit gewahr sind, dann schauen wir nur zu, wenn die Schöpfung ihrem eigenen Geschäft nachgeht. Wir *beobachten*, wie ihre Wunder auftreten, und verspüren kein Bedürfnis, sie uns selbst als Verdienst anzurechnen.

Frage 37:
Wie kann QE Finanzen und Beziehungen verbessern?

Ich habe jedes Ihrer drei Bücher gelesen. Ich weiß jetzt, wie ich meine Gesundheit und emotionale Probleme mit QE heilen kann, doch wie manifestiere ich Veränderungen in bestimmten Lebensbereichen? Wie beispielsweise verbessere ich meine finanzielle Situation, Beziehungen und so weiter? Wie kann ich den QE-Prozess auf diese Lebensbereiche anwenden? Besonders wenn ich nicht weiß, was am besten für mich ist, weil ich das große Bild meines Lebens nicht kenne. Wie wichtig ist die Intention in diesem Szenario?

Wenn ich etwa eine Freundin finden möchte, wäre dann folgende Intention in Ordnung: „Ich bin in einer liebevollen Partnerschaft mit einer wunderbaren Frau."?

Antwort:

Der Trick besteht in der Erkenntnis, dass Sie nicht die Kontrolle haben, deshalb können Sie nicht wirklich etwas tun, damit sich Ihr Leben so gestaltet, wie Sie es wollen. Wenn wir versuchen, ein Verlangen zu befriedigen, dann finden wir auf der einen Seite der Münze eine unechte Fülle, wie ein Glücksgefühl oder Stolz, und auf der anderen Seite der Münze Enttäuschung, Frustration und Leiden. Die Schönheit des Lebens liegt in seiner Einfachheit. Suchen Sie danach! Seltsamerweise wird Ihr Leben nur dann erfüllter, wenn Sie es vereinfachen. Ja, ich weiß, es klingt ein wenig mysteriös, doch so ist es. Das Leben ist voll scheinbarer Widersprüche, doch in Wirklichkeit ist das Leben vollkommen harmonisch, so wie es ist.

Das ist der erste Schritt: erkennen, dass Sie nicht die Kontrolle haben und dass das Leben vollkommen ist, wie es ist. Wenn das Leben vollkommen ist, dann brauchen Sie ganz offensichtlich auch gar keine Kontrolle. Toll, hmm? Es ist das Ego, das alles verdirbt. Es möchte, dass die Dinge so laufen, dass es sich sicher fühlt. Natürlich wird es sich niemals vollständig fühlen, der Weg des Ego ist also der Weg der Einzelteile und Stücke. Sie bekommen ein Stück Glücksgefühl, ein Stück Traurigkeit, ein Stück Hochstimmung und ein Stück Angst und Besorgtheit. Doch Sie können niemals ein Stück Frieden bekommen. Erstens können Sie überhaupt nicht *bekommen*, was Sie bereits *haben*, und zweitens können Sie Frieden nicht in Stücke brechen.

Letztlich bitten Sie um ein Stück Frieden [Wortspiel im Original: *a piece of peace*. Anm. d. Übers.]: „Gib mir Geld oder eine tolle Beziehung und ich bin zufrieden und im Frieden." Warum nicht direkt zur Quelle des Friedens gehen, zur reinen Bewusstheit? Nun, dazu haben Sie sich entschlossen und das ist gut so. Doch Ihr Verstand schaut immer noch auf die Stücke. Sehen Sie, die Fülle des Friedens hat den Weg in Ihr Denken noch nicht gefunden. Das wird sie bald, wenn Sie weiterhin der reinen Bewusstheit gewahr sind, indem Sie Quantum Entrainment praktizieren.

Sie brauchen das nicht zu glauben oder es logisch auszutüfteln. Herz und Geist sind zwei verschiedene Wege zur Erleuchtung, doch beide scheitern unmittelbar vor der Erkenntnis der Vollkommenheit. Was ist also zu tun? Die ganze Theorie ist ja gut und schön, doch was ist mit dem „Ich", das in der „realen" Welt feststeckt? Was kann ich tun? Die Antwort ist dennoch die gleiche: Nichts. Sie können nichts tun; sobald Sie diese einfache Wahrheit erkennen, wird das Ziel jedes Gedankens, jedes Wortes und jeder Handlung vollständig realisiert.

Sie haben das Gefühl, Ihr Leben gehöre Ihnen. Das heißt, Sie haben die Entscheidungen getroffen, die Sie in Ihre derzeitige Lage gebracht haben. Und Sie können jetzt wieder Entscheidungen treffen, in der Gegenwart, die Ihr künftiges Leben beeinflussen. Aber Sie wissen auch, dass es nur das Jetzt gibt. Ihr Verstand erschafft ständig die Zeit als eine Möglichkeit, sich aus Ihrem momentanen Zustand herauszuarbeiten und darüber hinauszukommen. Sie verspüren einen Mangel und der stachelt Sie zu Veränderung an.

Das ergibt Sinn, nicht wahr? Es ergibt für Ihren Verstand Sinn, aber Sie sind nicht Ihr Verstand, oder? Sie *sind* Bewusstheit. Das haben Sie auf den ersten Seiten in jedem meiner Bücher gelernt. Wenn Sie vergessen, dass Sie Bewusstheit sind, dann gleiten Sie sanft in die Fänge des auf die Zeit ausgerichteten Verstandes zurück. Wie kommen Sie da heraus? Noch einmal, Sie gehen über das Arbeiten und Erfolghaben hinaus und tun nichts. Und *wie* tun Sie nichts? Praktizieren Sie QE!

In der Theorie *haben* Sie die Antwort auf Ihre Frage schon und dann habe ich aus gutem Grund ein wenig mit Ihnen gespielt. Falls Sie sich darauf verlassen, dass QE Ihnen „Dinge" verschafft, dann spielen Sie auf der Spielwiese des sich ständig wandelnden Geistes. Der Wert von QE besteht darin, dass Sie zuerst Ihr Selbst „kennen" und dann die Dinge kommen lassen, wie sie wollen. Verstehen Sie? QE lädt Sie behutsam ein, die Kontrolle aufzugeben, und belohnt Sie mit allerlei Dingen, sobald Sie das tun.

Doch wenn Sie das nur einen Moment lang vergessen und den Dingen einen höheren Wert beimessen als Ihrem Selbst, dann haben Sie QE in eine weitere energetische Heiltechnik verwandelt. Vergessen Sie Ihr Selbst nicht! Vergessen Sie nicht, der reinen Bewusstheit gewahr zu sein. Dann werden Sie feststellen, dass alles zu Ihnen kommt. Und zwar mehr, als Sie für möglich halten können. Das ist die einfache Wahrheit. Seien Sie gewahr und lassen Sie dann das Leben zu Ihnen kommen. Das ist es! Mehr ist nicht nötig.

Wenn Sie das nächste Mal Auto fahren, machen Sie doch folgendes Experiment: Statt zu denken, Sie befänden sich in einem Auto, das über die Straßen und durch die Stadt fährt, sehen Sie sich selbst als unbewegt in dem Auto und alle Gebäude, Autos und Menschen kommen auf Sie zu! Nehmen Sie wahr, dass Sie sich entspannter fühlen, weniger gestresst, wenn die Dinge auf Sie zukommen. Es ist nur ein Wechsel in der Wahrnehmung, doch der verändert unser Empfinden und Verhalten. Genauso ist es, wenn wir erkennen, dass wir reine Bewusstheit sind. Dann entsteht unsere Welt, ohne dass wir daran beteiligt sind. Wir werden ein unschuldiger Zeuge, während sich die Schöpfung vor uns entfaltet. Was für eine Freude! Wir sind einfach gewahr. Mehr braucht es nicht.

Um Ihre Frage konkret zu beantworten: Vergegenwärtigen Sie sich einfach, was Sie sich wünschen, ganz unschuldig und allgemein, und praktizieren Sie dann QE. Sie können QE an Ihrem Körper praktizieren, mit einem Stellvertreter arbeiten oder nur in Ihrer Vorstellung. Formulieren Sie diese unschuldige Absicht, was Sie sich wünschen, und lassen Sie dann los. Lassen Sie die reine Bewusstheit die Intention übernehmen, sie hegen und sie Ihnen zurückgeben, in größerem Umfang, als Sie es sich vorgestellt haben. Sitzen Sie mit offenem Herzen da, das heißt, werden Sie Ihres Eu-Gefühls gewahr und seien Sie einfach in dieser Bewusstheit des Selbst. Verstehen Sie? Schon bald werden Sie die Vorstellung aufgeben, dass Sie etwas wollen oder brauchen; und dann bekommen Sie alles, was Sie wirklich wollen.

Anhang B
Die Geschichte vom Nichts
und wie es die Welt verändert

Als Junge lebte ich im Japan der Nachkriegsjahre. Ich erinnere mich, dass ich gern Dinge machte, die alle Jungen gern machen: Bienen in einem Glas fangen, aus Steinen und Stöcken Festungen im Schmutz bauen und auf dem Rücken liegend zuschauen, wie weiße, bauschige Wolken über den tiefblauen Himmel gleiten. Das Auge des Kindes ist das Auge des Heiligen. Doch das alles verändert sich mit der Zeit, nicht wahr? – Damals hatte ich auch mein erstes spirituelles Erwachen. Ich war entmutigt und frustriert wegen meiner miserablen Leistungen im Judo. Als ich wieder einmal „sauer" und verzweifelt auf der Matte saß, brachte mir mein Meister eine „Geist-ist-stärker-als-Materie-Technik" bei, durch die sich mein Ärger auflöste und die mich mit innerer Ruhe erfüllte. Ich war überrascht vor Freude.

In meinen Jugend- und jungen Erwachsenenjahren las ich viel über Yoga und praktizierte es auch, ebenso Atemübungen und Meditation. Ich konnte mir die Kinderaugen sogar noch an der Hochschule bewahren und als ich heiratete und eine Familie gründete. In den frühen 1970er-Jahren wurde ich Lehrer für Transzendentale Meditation und lernte die „Wissenschaft von der kreativen Intelligenz" (SCI) unter der einfühlsamen Anleitung von Maharishi Mahesh Yogi. Später wurde diese Lehre die Grundlage für mein eingehenderes Erkunden des Bereichs jenseits des Verstandes: der reinen Bewusstheit.

Fünfzehn Jahre lang widmete ich mich hingebungsvoll der spirituellen Suche. Ich meditierte täglich dreieinhalb Stunden; zusätzlich studierte und lehrte ich spirituelle Praktiken. Ich verbrachte insgesamt mehr als zweieinhalb Jahre in stiller, tiefer Meditation, für die ich mich monatelang in die Französischen und Schweizer Alpen zurückzog. Die treibende Kraft hinter meinem Einsatz war der höchste und äußerst flüchtige Zustand der Erleuchtung. Ich war der Meinung, ich könne durch Willenskraft und ebenso strenge wie obskure Praktiken „erleuchtet" werden.

In dieser Zeit machte ich viele tiefe und bedeutsame spirituelle Erfahrungen. Ich begann, mit immer feineren Ebenen der Existenz in Resonanz zu gehen. Ich verbrachte Zeit damit, einiges über die Engel zu lernen, ich lernte von den „aufgestiegenen Meistern", ich glaubte die Gestalt Gottes zu erfassen und beobachtete, wie sie sich wieder in die formlose Essenz des „Göttlichen" auflöste. Schließlich wurde ich der reinen Bewusstheit gewahr, des alles durchdringenden Nichts, aus dem alles entsteht und in das sich alles wieder auflöst.

Ich fand mich mit meinen Füßen sozusagen in zwei Welten stehend wieder: mit dem einen Fuß im vom Wettbewerb geprägten Alltag und mit dem anderen Fuß in den ätherischen Reichen feinstofflicher Wesen und sanfter Hingabe. Diese Zeit war für mich körperlich und emotional nicht einfach. Es fiel mir schwer, mich auf meine Familie und meinen Beruf zu konzentrieren, wenn die heitere Stille der anderen Welt mir überall zuwinkte.

In den späten 1980er-Jahren traf ich mich mit einer kleinen Gruppe spirituell Suchender, um mich mit Meditationstechniken zu beschäftigen und sie zu praktizieren. Damals begann ich Anweisungen zu erhalten von meinem nicht verkörperten Lehrer, dem Zerstörer der Unwissenheit, Shiva. Ich gab die Lehren an die Gruppe weiter, wir praktizierten sie und vermittelten sie dann anderen. Diese Techniken waren die Vorläufer von Quantum Entrainment. Wir konnten heilen, Readings anbieten und sogar die Erfahrung von Frieden in anderen wachrufen. Ich lehrte sieben Jahre lang, doch wenn ich nach innen blickte, um festzustellen, ob ich der Erleuchtung nähergekommen war, konnte ich das nicht ehrlich bejahen. Ich schaute mir die Menschen an, die meine Lehren befolgten, und sah, dass sie zwar Heilung initiieren und Interesse an esoterischen Praktiken wecken konnten, dass aber auch sie kein nennenswertes inneres Wachstum zeigten. Mitte der 90er-Jahre trennte ich mich von meinen Schülern und meinen Lehren und begann, tief in mir selbst nach einer Antwort zu suchen auf mein lebenslanges Streben danach, von Leiden frei zu sein.

Ich beschloss, alles aus meinem Leben zu entfernen, was meine Erleuchtung nicht förderte. Ich entfernte alles, was nicht funktionierte. Dieser Prozess dauerte über sieben Jahre. Das war die schmerzlichste Zeit meines Lebens. Damals beendete ich eine dreißig Jahre während Ehe, gab meine Unterrichtstätigkeit auf und meine Praxis als Chiropraktiker, verliebte mich und „entliebte" mich wieder, zog weg von meinen Freunden und von meiner Familie in eine Stadt, in der ich praktisch allein war. Damals begann ich mein erstes Buch zu schreiben: *Beyond Happiness. How You Can Fulfill Your Deepest Desire.*

In dieser Zeit stellte ich auch fest, dass nichts, was ich getan hatte, wirklich funktionierte. In meinem neuen Zuhause, allein und ohne Richtung, wurde ich sehr krank. Ich lag Tag für Tag im Bett, unter einer dunklen Depressionswolke, während mein Körper dem jahrelang angesammelten Stress und der Enttäuschung nachgab. Ich entwickelte körperliche Krankheiten, die mich auslaugten und es mir unmöglich machten, klar zu denken. Zehn Monate lang konnte ich nicht schreiben.

In dieser Phase tiefster Dunkelheit erlebte ich ein erstaunliches Erwachen, ganz anders als alles, was ich zuvor erlebt hatte. Es ragte heraus wie ein Leuchtturm aus der Schwärze der Nacht. In einem Gedankenblitz erkannte ich, *dass sich nichts bewegt* und dass alle erschaffenen Dinge und Gedanken reglose Widerspiegelungen der reinen Bewusstheit sind: Eigentlich – in einer bestimmten Sichtweise, die ich nicht erklären kann –

existiert „Form" gar nicht. Form und Bewegung sind ein und dieselbe unbewegliche Leere. Jegliches Bemühen, diese Erfahrung zu erklären, ist lächerlich unzulänglich. Aber ob ich diese Erkenntnis erklären kann oder nicht, sie geht in tiefe Resonanz zu der Stille, die meine Essenz ist. Nein, nicht *meine* Essenz, sondern *die* Essenz. Von ihr aus denke, arbeite, liebe und weine ich … Damals wurde mir der „Mechanismus" der Schöpfung nach und nach bewusst. Hieraus entstand Quantum Entrainment und ich lernte zu heilen.

Es dauerte noch einige Jahre, bis sich die Auswirkungen meiner Erkenntnis vollständig durchsetzten. Eigentlich schaue ich immer noch zu, wie sich der Prozess entwickelt. Es ist, als ob die Widerspiegelung der reinen Bewusstheit, die ich „Ich" nenne, langsam über eine scheinbare Zeit angefüllt werden müsse. Und so beobachte ich nun ohne Anstrengung eine ruhige Transformation von innen nach außen. Währenddessen bin ich sowohl im Frieden wie auch in scheinbarem Chaos. Mein Leben ist so wie zuvor. Ich werde frustriert, wütend, traurig und glücklich. Vorübergehend überschattet mich die menschliche Verfassung, doch rasch und ohne neuerliche Anstrengung komme ich in die innere Ruhe zurück, wie eine unberührte Wiese nach einem Sommergewitter. Doch mein Leben, oder genauer gesagt: dieses Leben, ist auch unermesslich, frei von Form und Funktion, frei, nichts zu sein.

Ich sagte mir weiterhin, dass nichts wirkte. Dann fiel mir auf, dass tatsächlich *nichts* wirkte. Das heißt, das „Nichts" der reinen Bewusstheit ist das Einzige, was wirkt, und zwar deshalb, weil es nichts ist. Die ganze Zeit über, als ich meditierte und las und lehrte, hatte ich das Ziel, frei von Leid zu sein. Solange ich ein Ziel hatte, war ich da, wo ich war, nicht zufrieden. Verstehen Sie? Ein Ziel kreiert einen Weg und ein Weg führt Sie weg von da, wo Sie sind. Doch meine Erkenntnis der reinen Bewusstheit zeigte, dass das Nichts der reinen Bewusstheit überall ist, immer. Das heißt, man muss nirgendwo hingehen und man kann nichts tun, um Frieden zu erlangen, weil er schon da ist, wo Sie sind. Sie können nichts erlangen, was Sie schon haben. Sie brauchen nur gewahr zu werden, dass Sie ihn haben, stimmt's? Ziel und Weg sind Illusionen. Sie führen den Geist weg vom unbewegten Gewahrsein und verwickeln ihn in eine illusionäre Welt von Gut und Schlecht, Richtig und Falsch, flüchtigem Glücksgefühl und größtem Leid.

Hier liegt der Kern meiner „Lehre":

Sie brauchen nichts zu *tun*, um der reinen Bewusstheit gewahr zu sein. Sie *haben* die reine Bewusstheit schon, deshalb brauchen Sie ihrer nur noch gewahr zu werden. Die ganze Zeit, die ich in tiefer Meditation verbrachte und mich damit beschäftigte, vom Leiden frei zu sein, vertiefte mein Leiden nur. Das war nicht nötig. Nur der reinen Bewusstheit gewahr zu sein ist notwendig, um frei zu sein, und das ist das Einfachste überhaupt.

Vor nicht ganz zwei Jahren sann ich still über die Misere der Menschheit auf der Erde nach. Ich fragte mich, wie sich unser Leiden durch inneren Frieden ersetzen ließe, den Heilige und Weise gleichermaßen schon zu allen Zeiten gerühmt haben. Ich fragte mich, warum sich so viele von uns nach außen wenden, weg von der inneren Glückseligkeit, um sich bereitwillig flüchtigen Sinnesfreuden hinzugeben. Es war dieses einfache Nachsinnen, das mein Bewusstsein der Genialität öffnete, die ich später Quantum Entrainment nannte. Nehmen Sie bitte zur Kenntnis, dass ich mir diese Einsicht nicht als Verdienst anrechne. Ich übernehme nicht einmal die Urheberschaft dafür, die Frage gestellt zu haben. In Wirklichkeit sind sowohl die Frage als auch die Antwort überflüssig, doch das ist eine andere Geschichte für ein andermal.

Unser eigensinniger Verstand muss irgendwie von etwas fasziniert sein, um wirklich aufmerksam zu sein; das habe ich festgestellt. Deshalb bot ich dem Verstand den Gedanken der sofortigen Heilung an. Das weckte anfangs sein Interesse, doch das Problem ist, dass das Nichts reiner Bewusstheit für unseren Verstand nicht aufregend ist. In Wirklichkeit können unsere Sinne niemals reine Bewusstheit erfahren und unser Verstand wird sie nie verstehen. Was können wir da machen? Ich sah mich vor der Herausforderung, den Verstand für etwas zu interessieren, was sich nicht erfahren lässt, und etwas zu lehren, was sich nicht verstehen lässt. Dann musste der Verstand lange genug in diesem nicht erfahrbaren Zustand reiner Bewusstheit bleiben, um die harmonisierende Wirkung auf Körper und Geist zu spüren. Das musste ein sehr schneller Prozess sein, denn der Verstand ist extrem ruhelos. Die Antwort kam in Form des Eu-Gefühls – ein absoluter Geniestreich. Das Eu-Gefühl bringt den Verstand in ein Gleichgewicht zwischen der absoluten Nicht-Bewegung reiner Bewusstheit und seiner eigenen ständigen, impulsiven Aktivität. Das Eu-Gefühl hält den Verstand dort, bis nicht nur Körper und Geist des Initiators/ Impulsgebers davon profitieren, sondern auch Körper und Geist seines Partners, mit dem er arbeitet. Das war eine ganz erstaunliche und völlig einzigartige Idee. Ich konnte gar nicht erwarten, sie auszuprobieren.

Ich probierte sie aus und war überwältigt, wie schnell und tief dieser neuer Prozess heilte. Als Nächstes versuchte ich ihn zu lehren und stellte fest, dass andere den QE-Prozess genauso schnell und leicht lernen konnten, wie er durchzuführen ist. Mehrere Monate, nachdem ich Quantum Entrainment entdeckt hatte, schrieb ich das Buch *Quantenheilung*, damit Menschen auf der ganzen Welt lernen konnten, reine Bewusstheit durch Heilung zu erfahren. Während ich diese Zeilen schreibe, ist die deutsche Übersetzung von *Quantenheilung* schon seit sieben Monaten die Nummer 1 in den Kategorien Natürliches Heilen und Esoterik. Das wurde durch Mundpropaganda erreicht und die Kunde verbreitet sich weiter. Dem übrigen Europa, ja der übrigen Welt – von Australien bis Österreich, von Angola bis Estland – beginnt das erfreuliche Potenzial von

Quantum Entrainment gerade bewusst zu werden. *Quantenheilung* wird bald in Spanien, Tschechien und etlichen anderen Ländern erscheinen.

Alles in allem ist die Entwicklung von Quantum Entrainment phänomenal, wenn Sie bedenken, dass es erst vor zwei Jahren entstand und noch in den Kinderschuhen steckt. Andererseits sollte das nicht überraschen, denn eine der ersten Intentionen, die ich in meinem Geist wiegte, nachdem ich QE entwickelt hatte, war, dass es sich rapide ausbreiten möge und mit ihm Harmonie auf dieser Welt. Es scheint, als sei die Zukunft von QE an das künftige Schicksal unserer Welt gekoppelt. Die Detailprobleme von Weltfrieden, ökologischem Ungleichgewicht, Armut und so weiter haben keine einfachen Lösungen, zumindest nicht, wenn man auf derselben Ebene der Disharmonie ansetzt, die sie hervorgerufen hat. Disharmonisches Denken muss sich zwangsläufig in disharmonischem Handeln widerspiegeln. Die Antwort auf die Harmonie in der Welt sind nicht die Detailprobleme, sondern die Erkenntnis unseres innersten, harmonischen Wesens. Wie die Hinterhältigkeit chaotischen Denkens unsere Welt geschwächt hat, so können die nährenden Strahlen des Selbst sie heilen. Ich glaube, Quantum Entrainment wird die notwendige spirituelle „Hebelwirkung" ausüben, um einen Umkehrpunkt für Frieden zu schaffen. Dann werden wir als Ganzes erreichen, was bislang nur einige wenige, isolierte „Leuchten" verwirklicht haben. Wir werden in Ruhe sein, *ganz* sein und eine vollkommene Harmonie in einer Welt widerspiegeln, die im Frieden mit ihrem Selbst ist.

Begriffserklärungen

Angst – Angst ist der Funke, der entsteht, wenn sich der Geist vom Selbst trennt. Angst ist sozusagen die Gesamtsumme all Ihrer Gefühle, Glücksgefühle und Vergnügen eingeschlossen. Sie ist die Hauptmotivation des vom Selbst getrennten Geistes. Zeit, Angst und Ego sind gleichbedeutend.

Beobachter – siehe Zeuge

Bewusstsein (unser übliches Bewusstsein) – Wahrnehmung unserer relativen Welt, ohne Selbst-Bewusstheit. Das augenscheinliche Fließen des reinen Gewahrseins innerhalb der engen Grenzen des Verstandes. Wenn dieses (Alltags-) Bewusstsein sich nach innen wendet und des Selbst gewahr wird, erlangt es Selbst-Bewusstheit.

Ego – Das Ego entsteht, wenn der Geist vergisst, dass er (in seinem Wesenskern) Selbst ist. Es ist die Kontrollinstanz des unbewussten Geistes. Geboren wird es aus der Angst; sie ist ihm Grundlage und Nahrung. Es möchte *ganz* sein und mit dem Selbst verschmelzen, doch es fürchtet, vom Selbst einverleibt zu werden. Das Ego versucht auszuschalten, was es nicht kontrollieren kann. Es hat das Gefühl, wenn es alles kontrollieren könne, könne es *ganz* sein. Es ist die Hauptursache des Leidens. Zeit, Angst und Ego sind letztlich ein und dasselbe. Das Ego ist eine Illusion. Selbst-Bewusstheit schaltet den zerstörerischen Einfluss des Ego auf den Geist aus, nicht indem sie das Ego zerstört, sondern indem sie es unendlich erweitert.

Eu-Gefühl(e) – Eu-Gefühle sind reine und nicht an Bedingungen geknüpfte Gefühle. [engl.: *Eufeelings*, ein vom Autor neu geprägter Begriff. Die Vorsilbe „eu-" stammt aus dem Griechischen und bedeutet „gut". Anm. d. Verlags] Sie sind der natürliche Zustand eines Geistes, der seines Selbst gewahr ist. Anfangs erscheinen sie hierarchisch unterteilt, doch jedes ist nur eine andere Nuance des Selbst im Geist, des einen, grundlegenden Eu-Gefühls. Die scheinbare Hierarchie beginnt mit Stille und entwickelt sich dann zu Frieden, Freude, Glückseligkeit, Ekstase und danach zum völligen Eintauchen in das Unbeschreibbare. Eu-Gefühle können Gefühle und Emotionen hervorrufen – diese Gefühle aber können keine Eu-Gefühle auslösen. Das grundlegende Eu-Gefühl und das Selbst sind gleichbedeutend.

Frieden – siehe Eu-Gefühl

Gefühle – Unsere üblichen Gefühle sind bedingte Gefühle, von bestimmten Umständen abhängig. Alle diese Gefühle gehen auf das Grundgefühl Angst zurück. Angst erzeugt Unsicherheit, die die entsprechenden Gefühle, Gedanken und Handlungen hervorruft. Gefühle sind mit dem psychologischen Phänomen Zeit assoziiert. Wenn Angst sich in der Vergangenheit zeigt, dann ruft sie Schuldgefühle, Rache, Selbstmitleid, Reue, Traurigkeit und Ähnliches hervor. Als Zukunft wahrgenommen, löst Angst Spannungen, Grauen, Sorge, Stolz usw. aus. Ärger ist der erste Ausdruck von Angst und er wird sowohl in der Zukunft als auch in der Vergangenheit ausgedrückt. Glücksgefühl, Erregung, Entzücken und sogar Liebe sind an Bedingungen geknüpfte Gefühle, die auf Angst basieren. Solche Gefühle können andere Gefühle auslösen, doch sie können keine Eu-Gefühle hervorrufen.

Gott – Die Definition von Gott ändert sich mit unserer Bewusstseinsstufe: Im Alltagsbewusstsein hat Gott Energie und Form. In der Selbst-Bewusstheit ist Gott der Schöpfer. Im Bewusstsein des reinen Bewusstseins existiert Gott nicht.

Hingabe – Hingabe bedeutet, wir lassen die Hoffnung fahren und warten nicht darauf, dass die Dinge in der Zukunft besser werden. Es ist nicht „aufgeben". Hingabe bedeutet, wir öffnen unser Bewusstsein für das Selbst und warten, welche Möglichkeiten aus diesem Zustand der unendlichen Möglichkeiten hervortreten. Hingabe erkennt das Selbst als die Antwort auf alle Probleme.

„Ich" [engl.: *„Me"*] – Alles, was einen Menschen zu einem Individuum und in diesem Sinne einzigartig macht, ist „Ich". Das „Ich" besteht aus Gedanken und Emotionen, Erfahrungen, Erinnerungen, Hoffnungen und Ängsten. Das „Ich" verändert sich im Laufe des Lebens. – Siehe auch: Selbst

Inneres Wissen [engl.: *Knowing*] – Wenn sich das Selbst seiner selbst bewusst wird, ist das inneres Wissen. Der Übergang vom gewöhnlichen Wissen [*knowing*] zum inneren Wissen [*Knowing*] ist Selbst-Bewusstheit. Das innere Wissen nährt, führt und schützt uns behutsam. Das bezeichnen wir als Intuition – die Intuition ist der liebevolle Ausdruck des Selbst, der sich im Verstand widerspiegelt. Intuition ist inneres Wissen ohne Analyse und Logik, sie bereichert und fördert aber beide. Intuition ist auch das innere Wissen, dass das Nichts alles unter Kontrolle hat.

Intuition – Der Ausdruck des Selbst in der Welt der Phänomene (gleichbedeutend mit „Weisheit".)

Kenntnis – Kenntnis entsteht durch das Sammeln von Informationen, die zu unserem Verständnis beitragen. Kenntnis ist eine Synthese aus Verständnis und Erfahrung. Sie ist relativ und ändert sich mit der Zeit und mit den Umständen. Kenntnis ist letztlich Unwissenheit [*ignorance*].

Nichts – Das Nichts kann man nicht verstehen. Das Nichts ist nicht leer. Das Nichts ist nicht von all dem getrennt, was aus ihm erschaffen ist – alles ist seine Schöpfung. Alles ist Nichts. Das Nichts erscheint uns nur in Gestalt der Welt der Phänomene. Das reine Bewusstsein ist Nichts. Wenn man sich des reinen Bewusstseins bewusst wird, kennt man das Nichts – was so viel wie Nicht-Wissen bedeutet. Man muss das Nichts kennen, um das Selbst zu kennen.

Nicht-Wissen – Nicht-Wissen ist das Gewahrsein von Nichts. Wenn das Selbst abfällt und nur reine Bewusstheit bleibt, ist das

Nicht-Wissen. Der Vorteil des Nicht-Wissenden ist der, dass er keine Bewegung und keinen anderen kennt. Keine Bewegung heißt, es ist zeitlos, und kein anderer heißt, es ist eins. Nicht-Wissen kann nirgendwo hin und hat nichts zu tun. Die Illusion des Gehens und Tuns wurde entblößt. Es ist frei, zu sein. Nicht-Wissen ist die Bewusstwerdung der vollkommenen Einheit.

Psychologische Zeit – Die psychologische Zeit ist die Ursache aller Probleme, vor denen die Menschheit steht. Der Geist, der sich der Gegenwart nicht bewusst ist, schwankt zwischen der Vergangenheit und Zukunft, die beide nicht existieren. Dieses Schwanken erzeugt die Illusion der Bewegung, die wir Zeit nennen. Probleme entstehen, wenn wir die Illusion mit der Wahrheit verwechseln. Der Geist, der fest in der Gegenwart ruht, durchbricht die Illusion der Bewegung und beseitigt die Ursache des Leidens.

Reines Bewusstsein – Gewahrsein des Nicht-Denkens, der Lücke zwischen den Gedanken

Reines Gewahrsein – Das höchste Wissen. Bewusstsein vom Unveränderlichen, das ohne Anfang oder Ende ist. Bewusstheit des Nichts. Wenn man der reinen Bewusstheit gewahr ist, erkennt man, dass die Schöpfung eine Illusion ist. Man weiß (ohne es zu „verstehen"), dass alles gleichzeitig existiert: Vergangenheit, Gegenwart und Zukunft. Man erkennt, dass es keine Bewegung gibt. Jedes erschaffene Ding ist die reglose, nicht-existierende Illusion der reinen Bewusstheit.

Reine Liebe – Reine Liebe ist reine Bewusstheit, widergespiegelt durch die klare Linse des Selbst. Gewahrsein, das alle Dinge gleichermaßen einschließt, sieht keine Gegensätze, hat keinen Standpunkt und erzeugt keine Disharmonie.

Reines Sein – Reines Sein ist reine Bewusstheit. Da reine Bewusstheit überall gleichzeitig ist, bewegt sie sich nicht und ist deshalb reines Sein.

Selbst – Das Selbst ist grenzenlos und jenseits der Zeit. Es ist bewusst ohne Bewegung. Das Selbst manifestiert sich auf dem stillen Meer des reinen Bewusstseins, wenn es etwas zu beobachten gibt. Wenn es sich seiner eigenen Existenz bewusst wird, wird es sich der reinen Liebe bewusst. Wenn sich das Alltagsbewusstsein des Selbst bewusst wird, ist das Anzeichen dafür innerer Frieden. Das Selbst ist der unveränderliche Teil von Ihnen, der in der Kindheit, der Jugend und im Erwachsenenalter da war bzw. ist, der *beobachtet*, sich aber nie einmischt, der unberührt ist, aber alles unterstützt, was Sie sind. Am Anfang ist es der stille Zeuge Ihres Lebens. Am Ende erkennt die Welle des Selbst, dass es nichts zu beobachten gibt außer dem Selbst, und lässt sich im Meer des reinen Bewusstseins nieder.

Selbst-Bewusstheit – Der Zustand des Denkens, Fühlens und Handelns, während man seines Selbst gewahr ist. Es gibt drei Bereiche von Selbst-Bewusstheit, die ineinander verschachtelt sind: Der innerste ist die Erfahrung des Beobachters oder des Zeugen, in der das Bewusstsein vom Denken, Fühlen und Handeln getrennt ist. Im zweiten Bereich beginnt der Zeuge seine Getrenntheit zu verlieren; dadurch lässt die Festigkeit der Gedanken und Dinge nach, sie werden weicher und freundlicher. Im letzten Bereich der Selbst-Bewusstheit ist die Getrenntheit des Zeugen nicht mehr vorhanden, weil die äußere und die innere Welt sich im reinen Gewahrsein verbinden. Selbst-Bewusstheit hat drei Vorteile: (1) Sie verringert negative Energie, (2) sie schwächt den Einfluss des Ego, (3) sie stärkt das Gewahrsein der reinen Bewusstheit.

Selbst-Bewusstheit lässt sich auch beschreiben als Bewusstheit des grenzenlosen, ewigen Aspekts des Lebens, aus dem Geist, Körper und Umgebung erschaffen sind. In ihrem einfachsten Zustand wird sie als Lücke zwischen den Gedanken erkannt.

Das vollständige Erkennen des Selbst kommt mit seiner Auflösung ins reine Gewahrsein. An diesem Punkt ist kein getrenntes Selbst mehr zu beobachten, weil alle Dinge in ihrem Ausdruck des reinen Gewahrseins gleich sind.

Spirituell – Mit diesem Eigenschaftswort benenne ich die Wahrnehmung des Selbst und das Vorgehen zum Gewahrwerden des Selbst.

Verlangen (Wunsch) – Verlangen ist eine vom Ego angetriebene Emotion. Es betrifft etwas, was Sie Ihrem Gefühl nach wollen oder brauchen, um einen Teil Ihrer selbst „vollständiger" zu machen. Wünsche entspringen unserer Erinnerung und bringen eine Menge sie unterstützender Gedanken und Emotionen mit sich. Sie lösen eine Handlung aus, die darauf abzielt, das jeweilige Verlangen zu stillen. Diese Handlung ruft nur noch mehr und intensivere Wünsche hervor.

Weisheit – Der Ausdruck des Selbst in der Welt der Phänomene; Intuition.

Zeuge – Der Zeuge ist sozusagen eine Tür, die das (Alltags-) Bewusstsein durchschreiten muss, um der reinen Bewusstheit gewahr zu werden. Der Zeuge ist das Selbst. Beim *leichten* „Zeugesein" (auf einer ersten Stufe) ist der Zeuge eindeutig getrennt von Objekten und Aktivitäten. In den Stadien *umfassenderen* Zeugeseins beginnt der Zeuge, die Stille des Selbst in Objekten und Aktivitäten zu erkennen. Schließlich verliert der Zeuge seine Individualität und verschmilzt mit der reinen Bewusstheit. Der Zeuge ist gleichbedeutend mit dem Beobachter.

Über den Autor

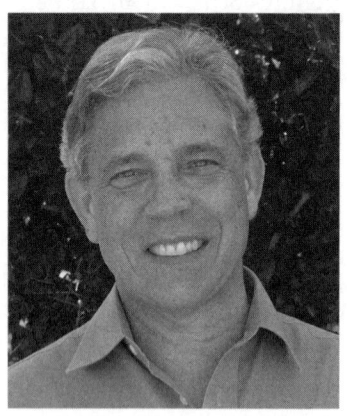

Dr. Frank Kinslow ist Chiropraktiker und arbeitet als Dozent an
der Everglades-Universität in
Sarasota, Florida. Dort betreibt er
auch seine private Praxis. Er hält
Vorträge und ist häufig zu Gast in
Radio- und TV-Sendungen. Seit
Erscheinen seines Buches *Quantenheilung* ist er im deutschsprachigen Raum ebenfalls ein
gefragter Referent. Er ist weltweit
der einzige Lehrer für die von
ihm begründete Methode *Quan-
tum Entrainment®* und unterrichtet sie regelmäßig auch in Deutschland. (Aktuelle Termine unter www.quantenheilung.info)

Bei VAK sind von Frank Kinslow ebenfalls erschienen: *Quantenheilung* (Taschenbuch), *Quantenheilung – das Hörbuch* (3 Audio-CDs),
Quantenheilung – Meditationen und Übungen (2 Audio-CDs), *Quantenheilung Taschenkalender 2011, Suche nichts – finde alles!* (Frank
Kinslows erstes amerikanisches Buch), *Quantenheilung im Alltag 1:
Übungen für Gesundheit, Freizeit und Beruf* (2 Audio-CDs), *Quantenheilung im Alltag 2: Übungen für Partnerschaft, Familie und Kommuni-
kation* (2 Audio-CDs)

Weitere Informationen:

- Die Website von Dr. Frank Kinslow in englischer Sprache:
  www.quantumentrainment.com
- Das offizielle deutschsprachige Forum für Quantenheilung / Quantum Entrainment®, autorisiert von Dr. Frank Kinslow:
  www.quantenheilung-forum.de
- Erfahrungsberichte, Interviews und Veranstaltungen im deutschsprachigen Raum mit Dr. Frank Kinslow:
  www.quantenheilung.info

Dr. Frank Kinslow:
Suche nichts – finde alles!
Wie Ihre tiefste Sehnsucht sich erfüllt
Leseprobe unter: www.vakverlag.de

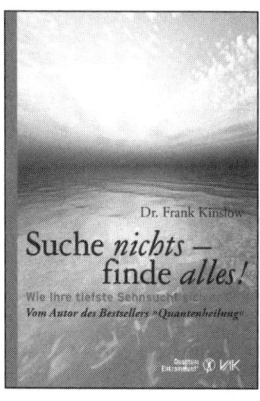

Innerer Friede, nicht flüchtiges Glücksgefühl, bringt uns die Erfüllung unserer tiefsten Sehnsüchte. Aus persönlichen Erlebnissen und humorvollen Geschichten, aus Reflexionen und Selbsterfahrungsübungen hat Frank Kinslow einen „Reiseführer" durch die Landschaft unseres Lebens zusammengestellt. Inneren Frieden zu finden, dazu bedarf es der Veränderung unserer Wahrnehmung: die Welt mit neuen Augen sehen und das, was ist, vollständig annehmen. Ein ebenso praktisch-konkreter wie philosophisch fundierter Wegweiser zu erfülltem Leben!

288 Seiten, Hardcover (15 x 21,5 cm)
ISBN 978-3-86731-073-4

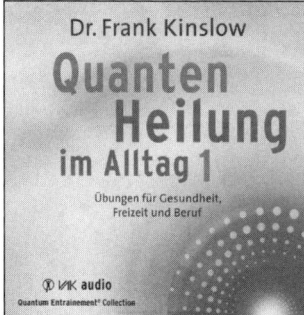

Dr. Frank Kinslow:
Quantenheilung im Alltag 1
Übungen für Gesundheit, Freizeit und Beruf

15 neue Übungen zu den Themen Gesundheit, Freizeit und Beruf, die das Erlernen und Vertiefen von Quantenheilung vereinfachen und beschleunigen. Thematisch passend zum Inhalt des zweiten Buches *Quantenheilung erleben*, holen sie die QE-Interessierten genau dort ab, wo sie stehen: Die in Echtzeit aufgenommenen Übungen mit komfortablen Pausen ermöglichen des den Anwendern, sofort in den Zustand reinen Gewahrseins zu gelangen und QE einfach in den Alltag zu integrieren.

2 Audio-CDs, Laufzeit: ca. 140 Minuten, Sprecher: Michael Schmitter, ca. 15 Übungen
ISBN 978-3-86731-080-2

Dr. Frank Kinslow:
Quantenheilung im Alltag 2
Meditationen und Übungen

So klappt das tägliche Miteinander: Egal, ob in Partnerschaft, Familie oder im Austausch mit unseren Mitmenschen – mit den neuen Übungsanleitungen gelangen Sie zu mehr Bewusstheit und Harmonie mit sich und Ihrer Umwelt. Alle Übungen in Echtzeit mit Pausen aufgenommen – so lässt sich QE ganz einfach in den Alltag integrieren. Die ideale Ergänzung zum Bestseller Quantenheilung erleben.

2 Audio-CDs, Laufzeit: ca. 140 Minuten, Sprecher: Michael Schmitter, ca. 15 Übungen
ISBN 978-3-86731-081-9

Abonnieren Sie unseren Newsletter (gratis) unter: www.vakverlag.de

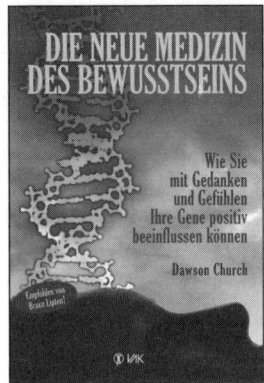

Dawson Church:
Die neue Medizin des Bewusstseins
Wie Sie mit Gedanken und Gefühlen
Ihre Gene positiv beeinflussen können
Leseprobe unter: www.vakverlag.de

Unsere Gene sind kein Schicksal, das berichtete im April 2007 das Magazin GEO. Jedes einzelne Gen verfügt über „Schalter", wodurch es „an- oder ausgeknipst" werden kann. Diese neue „Medizin des Bewusstseins" ist wissenschaftlich belegt. Nicht die Gene bestimmen Persönlichkeit und Krankheitsrisiken, sondern die „Schalter", die wir selbst positiv beeinflussen können: durch unser Denken, unsere Gefühle, unseren Lebensstil – von Affirmationen, über Beten und Meditieren bis hin zur Klopfakupressur.

352 Seiten, 110 Fotos und Abb., Hardcover (15 x 21,5 cm)
ISBN 978-3-86731-017-8

Hale Dwoskin:
Die Sedona-Methode®
Wie Sie sich von emotionalem Ballast befreien
und Ihre Wünsche verwirklichen
Leseprobe unter: www.vakverlag.de

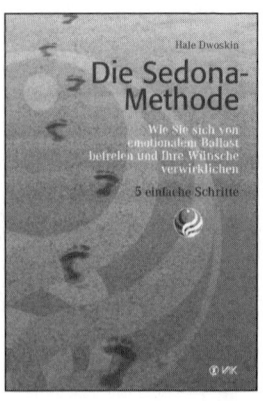

Bei der Suche nach Glück und Erfolg stehen wir uns meist selbst im Weg – mit negativen Denk- und Verhaltensmustern. Emotionen verzerren unsere Wahrnehmung. Die Sedona-Methode weist einen Weg aus dem Irrgarten der Gefühle: elegant in ihrer Einfachheit und unbegrenzt in den Anwendungsmöglichkeiten zeigt sie, wie wir Emotionen ganz einfach loslassen können. Wer sich darauf einlässt, fühlt sich befreit, erlebt erfülltere Beziehungen und navigiert mit Klarheit und Gelassenheit durchs Leben.

336 Seiten, 22 Abbildungen, Paperback (16,5 x 24 cm)
ISBN 978-3-935767-78-1

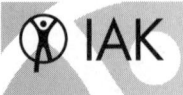 **Institut für Angewandte Kinesiologie GmbH**

Eschbachstraße 5 · D-79199 Kirchzarten
Tel. 0 76 61-98 71-0 · Fax 0 76 61-98 71-49
info@iak-freiburg.de · www.iak-freiburg.de

Das **IAK Institut für Angewandte Kinesiologie GmbH, Freiburg**, veranstaltet laufend **Kurse** in Edu-Kinestetik®, Brain-Gym®, Touch for Health, Three in One Concepts und vielen anderen Bereichen der Angewandten Kinesiologie. Wir haben uns im deutschsprachigen Raum in über 20jähriger Tätigkeit als die Plattform für kinesiologische **Ausbildungen** etabliert. Unsere Kinesiologie-**Kongresse** bieten willkommene Gelegenheit zu Austausch und Begegnung.

Außerdem bieten wir auch ein Forum für neue Methoden wie die *Quantenheilung* von **Dr. Frank Kinslow**, der beim IAK regelmäßig unterrichten wird.

Informationen zu unseren vielfältigen Veranstaltungen können Sie unserer Homepage entnehmen: **www.iak-freiburg.de**. Gerne schicken wir Ihnen auch unser Kursprogramm zu. (Bitte mit 2 € frankierten Rückumschlag beilegen.)

Bestellen Sie unsere kostenlosen Kataloge unter: www.vakverlag.de